UNA VIDA GENIAL

Una vida genial

Sana tu mente, fortalece tu cuerpo y vuélvete extraordinario

Max Lugavere

Traducción:
Laura Paz

Grijalbo*vital*

El papel utilizado para la impresión de este libro ha sido fabricado a partir de madera
procedente de bosques y plantaciones gestionadas con los más altos estándares ambientales,
garantizando una explotación de los recursos sostenible con el medio ambiente y beneficiosa para las personas.

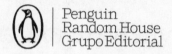

Penguin
Random House
Grupo Editorial

Una vida genial
Sana tu mente, fortalece tu cuerpo y vuélvete extraordinario

Título original: *The Genius Life. Heal Your Mind,
Strengthen Your Body, and Become Extraordinary*

Primera edición: septiembre, 2021

D. R. © 2020, Max Lugavere
Publicado por acuerdo con Harper Wave, un sello de HarperCollins Publishers

D. R. © 2021, derechos de edición mundiales en lengua castellana:
Penguin Random House Grupo Editorial, S. A. de C. V.
Blvd. Miguel de Cervantes Saavedra núm. 301, 1er piso,
colonia Granada, alcaldía Miguel Hidalgo, C. P. 11520,
Ciudad de México

penguinlibros.com

D. R. © 2021, Laura Paz Abasolo, por la traducción

ISBN: 978-607-380-394-6

Impreso en México – *Printed in Mexico*

Para mi mamá, Kathy. Te quiero y te extraño

Índice

Prefacio

A primera vista, mi mamá parecía cumplir con todos los requisitos para tener una larga vida y muy buena salud. No tenía sobrepeso, no bebía y nunca fumó. Comía muchas frutas y verduras, y siempre consumía productos de granos que fueran bajos en grasa, sin sal y "saludables para el corazón". Por eso fue un shock para mi familia cuando, en 2010, a la edad de 58 años, su cerebro empezó a fallar.

Fue muy sutil al principio, pero pronto se volvió notorio, cuando cocinábamos juntos —una de nuestras actividades favoritas—, que su capacidad para realizar tareas sencillas se había convertido en un esfuerzo mental. Le pedía que me pasara un cucharón, por ejemplo, y le tomaba unos cuantos segundos extra responder. Era extraño ver a mi mamá batallar de pronto, pero nadie en mi familia había tenido problemas cerebrales. Creí que sólo la estaba viendo envejecer.

Todo se volvió un poco más serio cuando le dijo a la familia que había visto a un médico en Nueva York, pero incluso entonces los detalles de su consulta eran difusos, se perdían entre el miedo y la confusión que probablemente estaba experimentando. En agosto de 2011 decidimos agendar un viaje a la Clínica Cleveland, en Ohio, y yo la iba a acompañar. Después de realizar una serie de pruebas esotéricas, el neurólogo levantó la mirada de sus notas y diagnosticó a mi mamá con una rara versión de la enfermedad de Parkinson. Nos entregó unas cuantas recetas y nos mandó a casa.

Esa noche hice lo que cualquier *millennial* con una conexión wifi haría, y consulté el oráculo de nuestro tiempo: Google. Me enteré de que a mi mamá no sólo le habían prescrito medicamentos para Parkinson, sino para enfermedad de Alzheimer. "*¿Por qué Alzheimer?*", me preguntaba. ¿Esto quería decir que mi mamá se iba a morir? ¿Se iba a olvidar de quién era yo?

Conforme estas preguntas comenzaban a circundar mi mente, sentimientos de miedo e impotencia borboteaban y se derramaban como agua hirviendo sobre un fuego muy alto. Me empezó a latir fuerte el corazón, el cuarto se oscureció y todo lo que podía escuchar era un zumbido en los oídos. Me estaba dando un ataque de pánico. ¿Cómo era posible que le estuviera pasando esto a la persona que más amaba, y justo bajo mis narices? ¿Qué podíamos hacer? ¿Cómo la podía salvar?

Al día siguiente volamos de vuelta a Nueva York y empecé a programar consultas con otros médicos. La acompañé a todas porque, si hay algo que una carrera en periodismo me ha enseñado, es cómo hacer preguntas. Desesperado por encontrar respuestas, lo que generalmente obteníamos era poco más de un "diagnóstico y adiós". Muchas veces un médico añadía otro nuevo medicamento al régimen de mi mamá o aumentaba la dosis de alguno que ya estuviera tomando.

Abatidos, pero aún con esperanza, seguimos buscando. Investigué más, programamos nuevas consultas, y mi mamá siempre tuvo una gran actitud. "Estoy contenta de haber llegado hasta aquí", decía.

En los años siguientes sus síntomas empeoraron, sobre todo en lo relacionado con el pensamiento. La enfermedad de Alzheimer vuelve efímeros los recuerdos de una persona, como gis sobre una banqueta. En el caso de mi mamá, se parecía más a un estrangulamiento pausado y debilitante de su capacidad cerebral. Perdió la habilidad de comunicarse con cualquier clase de profundidad o riqueza, y muchas veces perdía el hilo de sus pensamientos poco después de empezar a hablar.

Su visión también se vio afectada. La llegué a ver intentar agarrar objetos que no estaban ahí o "no alcanzar" lo que intentaba tomar. Leer era uno de sus pasatiempos favoritos (a mi mamá le encantaba coleccionar libros), pero ya no podía hacerlo. Tenía problemas con los hábitos más elementales de cuidado personal: se le "olvidaba" usar el inodoro, alimentarse y lavarse, y hasta contestar el teléfono. Hasta abrir puertas se volvió un reto. Por supuesto, ya no podía salir de la casa sola.

Luego empezaron los problemas de movimiento. Mi mamá se volvió gradualmente más y más inmóvil; padecía debilidad, entumecimiento e inestabilidad. Se apoyaba en mí, en sus cuidadores o en mis hermanos para sentarse, levantarse y cualquier cosa intermedia.

Yo tenía la tarea de llenar su pastillero, que en algún momento llegó a contener casi una docena de medicinas diferentes. Aunque se supone que debían ayudar, al parecer no lograban nada más que hacerla sentir peor. Varias veces me encontré mirando fijamente las pastillas de colores pastel, preguntándome cómo interactuaba cada una en un sistema progresivamente más frágil. Al darle las pastillas, en ocasiones sentía que la estaba engañando. Pero ¿qué otra opción tenía?

Fue el Día del Trabajo de 2018 cuando todo cambió de nuevo. Estaba trabajando en Los Ángeles cuando me llamó mi hermano.

—Mamá está en urgencias —me dijo.

—¿Por qué? —pregunté. Había estado con ella unos cuantos días antes y habíamos ido al doctor. Notamos un deterioro en su apetito y su cognición, pero la consulta médica fue, como siempre, frustrantemente insignificante.

—Se puso amarilla —dijo mi hermano. Confundidos y preocupados, la llevaron de emergencia.

—Bueno, ¿y qué pasa? —pregunté.

—No saben —contestó—. Creen que puede ser un cálculo biliar, pero…

Antes de que terminara colgué el teléfono y cambié mi vuelo para salir de inmediato. "¿Ahora qué?", pensé ansioso todo el camino.

Cuando llegué a la sala de urgencias al día siguiente, mi mamá hablaba de una manera ininteligible y estaba, en efecto, un poco amarilla. Los doctores acababan de hacerle una resonancia magnética de abdomen.

Un cálculo biliar sería la explicación perfecta para su inusual tonalidad, pero encontraron algo mucho peor: un tumor. Estaba en la cabeza de su páncreas, presionando el conducto biliar. Esto había hecho que la bilirrubina (el pigmento que les da su color a las heces) se regresara a la sangre, filtrándose a su piel y sus ojos. Y parecía que el cáncer ya se había diseminado.

Pusieron un *stent* en su ducto biliar y nos fuimos a casa. Pasaron uno o dos días antes de que su coloración volviera a la normalidad. Y su cognición mejoró de inmediato. Durante las siguientes 12 horas parecía ser ella misma de nuevo. Esa noche, con toda la familia reunida, pidió comida china y puso su banda favorita, los Rolling Stones, en la televisión.

Sin embargo, los subsecuentes tres meses fueron de dolor, pérdida de peso e intentos desesperados por encontrar un tratamiento para el cáncer que le brindara a mi mamá un poco de tiempo. Hubo muchos pleitos en la familia por decidir qué tan agresivo debía ser el tratamiento. Después de viajar a tres hospitales distintos quedó claro que los médicos no podían ofrecerle gran cosa, lo que me recordaba esas primeras visitas a los consultorios de los neurólogos. Y, al parecer, todo lo que mi mamá quería hacer era quedarse en casa.

Murió a las 11:00 a. m., el 6 de diciembre de 2018, a la edad de 66 años. Mis dos hermanos, Andrew y Benny, mi papá y yo estábamos con ella.

Mi esperanza para ti

La salud de mi mamá se vio muy afectada, y verla perder todo me rompió el corazón. ¿Hubo algo que pudimos haber hecho para prevenir su enfermedad? ¿Qué factores fueron los culpables de que se transformara de una persona aparentemente sana a alguien devastada por la enfermedad? ¿Qué puedo hacer yo para mejorar *mis* posibilidades de tener una larga vida, con un cuerpo y una mente sanos? Esta clase de preguntas se ha vuelto mi obsesión.

Aunque empezó en la desesperación de una crisis familiar, mi búsqueda de respuestas me ha enseñado más de lo que pude haber imaginado sobre salud humana, y en particular del cerebro. He tenido el privilegio de aprender de científicos en algunos de los principales institutos de investigación del mundo, y he podido colaborar con muchos también. Creé herramientas educativas para enseñar la práctica clínica de prevención de la demencia y fungí como coautor de un capítulo sobre el tema en un libro de texto de medicina.[1] Además, mis descubrimientos sobre la importante conexión entre lo que comemos y nuestro cerebro fueron el cimiento de mi primer libro, *Alimentos geniales*. Desde su publicación en 2018 recibí miles de mensajes de médicos, enfermeras, nutriólogos y dietólogos de todo el mundo, y varios lo han recomendado a sus pacientes.

Mi trabajo con *Alimentos geniales* cambió mi perspectiva sobre la dieta, pero la nutrición es una ciencia en constante evolución… y es sólo una parte del rompecabezas de la salud óptima. Así pues, a mediados de 2018 lancé un podcast llamado The Genius Life. Por medio de él tuve la posibilidad de aprender todavía más sobre la conexión entre el cuerpo y el cerebro de investigadores que laboran a la vanguardia de la nutrición y el ayuno, la biología circadiana (la cual examina la relación del cuerpo con el tiempo), la ciencia del sueño, la fisiología del ejercicio y más.

Durante mucho tiempo la gente creyó que los genes determinaban su destino. Y la genética sí importa, pero sigue en debate qué tanto podemos atribuirle nuestros problemas de salud. En Estados Unidos el gen de riesgo de Alzheimer mejor definido, presente en una de cada cuatro personas, incrementa la posibilidad de desarrollar enfermedad de Alzheimer entre dos y 14 veces. En otras partes del mundo ese mismo gen tiene poco impacto.[2] Se cree que el ambiente provoca muchos tipos de cáncer y cada vez son más comunes. El riesgo de una mujer de desarrollar cáncer de mama en algún momento de su vida, por ejemplo, era alrededor de una de cada 20 en 1960. Hoy es una de cada ocho.[3]

A lo largo de los últimos 70 años nuestros genes no han cambiado, pero el ambiente sí… y mucho. Todo el tiempo surgen nuevas investigaciones que señalan el papel clave de los factores medioambientales en la salud. Todo, desde la temperatura y la iluminación de nuestro hogar, hasta los utensilios que utilizamos para cocinar los alimentos y los químicos que se aplican para hacer tus muebles tienen un efecto profundo en tu salud y en cómo te sientes… y es probable *que ni siquiera estés consciente de ello.*

Lo cierto es que vivir en el mundo moderno no es bueno para nosotros. El cuerpo tiene defensas, pero no pueden contener todo. Para empezar, la comida que consumimos nos enferma, nos engorda y nos mantiene así. Tener sobrepeso es factor de casi 40% de los cánceres modernos, y tener una cintura de gran tamaño también se correlaciona con el envejecimiento cerebral acelerado.[4] En total, una de cada cinco muertes a nivel mundial sucede sólo a causa de la alimentación, de acuerdo con una investigación publicada en *The Lancet*.[5]

Pero la comida no es el único problema en nuestra lucha por tener cuerpos y cerebros más sanos. Las noches están ahora inundadas de luz que provoca confusión en nuestros sistemas internos para medir el tiempo. Nos vemos privados de aire limpio, luz solar (y la vitamina D que tanto necesita el cuerpo) y los múltiples beneficios asociados con estar en la naturaleza. El tiempo que pasamos haciendo ejercicio ha disminuido dramáticamente, mientras que el tiempo en trayectos en autos o trenes, o sentados frente a la televisión, ha despuntado. Nuestro hogar está saturado con químicos industriales que no han sido probados, los cuales provocan un caos en nuestro interior. Sufrimos una epidemia de estrés y muy pocos dormimos lo suficiente.

Estas fuerzas se conjuntan, abrumando el cuerpo y dejándonos ansiosos, deprimidos y mal. Lo que es peor, hemos llegado a creer que es normal estar cansados todo el tiempo; que el estrés crónico, la ansiedad, la depresión y la distracción son parte del trayecto; que sentirnos inflamados, gordos y débiles de alguna manera es como nos debemos sentir. No obstante, estas circunstancias no son naturales. Están acortando nuestro tiempo de vida y nos roban a nuestros seres queridos. Y cuando se vuelve lo suficientemente insoportable, nos automedicamos con alimentos, medicamentos, comportamientos imprudentes y, lo peor de todo, apatía. Pero no tiene por qué ser así.

La buena noticia es que muchos de los factores medioambientales que nos enferman están bajo nuestro control. Podemos restaurar nuestra salud reconstruyendo los hábitos y hábitats para que se asemejen a los ambientes en que los humanos evolucionaron para prosperar. Es lo que yo llamo vivir una vida genial, y está al alcance de todos.

En palabras de John F. Kennedy, el momento de reparar el techo es cuando el sol está brillando. Yo quedé impactado cuando me enteré de que la demencia muchas veces comienza en el cerebro *décadas* antes de que aparezca el primer síntoma. Incluso la enfermedad de Parkinson se muestra tarde: para cuando experimentas tu primer síntoma, al menos la mitad de las células cerebrales asociadas ya están muertas.[6] Lo cierto es que *ninguna* de las condiciones que más tememos —incluyendo el cáncer o la cardiopatía— se desarrolla de la noche a la mañana. Para tener oportunidad de vencerlas, *debes* ser proactivo respecto a tu salud. Escribí este libro para ayudarte a construir un cuerpo fuerte, sano y resistente, sentando las bases para tener una mejor salud hoy y en años venideros.

Introducción

¿Alguna vez has experimentado ansiedad, fatiga o niebla mental? ¿Qué hay de letargo, problemas de memoria o desesperanza? Hoy en día estas sensaciones son comunes, pero no tendría por qué ser así. Después de todo, vivimos en una época donde existe un entendimiento sin precedentes sobre el funcionamiento del cerebro humano, y se invierten millones de dólares al año para descubrir las verdades sobre nuestro órgano más poderoso. Sin embargo, este entendimiento en ocasiones pasa desapercibido, dejándonos sufrir en callada desesperación.

Este libro pretende cambiar eso. En los siguientes siete capítulos descubrirás poderosas estrategias que pueden ayudar a tu cerebro a funcionar como debe ser, no de la forma en que simplemente has aceptado que funcione. Esto significa menos letargo, ansiedad y depresión, más energía y mejor memoria. Si las sigues de manera rutinaria, estas estrategias incluso reducirán tu riesgo de desarrollar algunas de las condiciones humanas más temidas: Alzheimer, cáncer y cardiopatía, por nombrar algunas.

El portal hacia sanar tu cerebro es tu cuerpo. Una miríada de variables puede afectar tu cerebro y, como resultado, influir en tus pensamientos, comportamientos e incluso emociones. Investigaciones recientes, por ejemplo, muestran que los mismos pasos que producirán un corazón fuerte y resiliente también benefician el cerebro. Y que, al perder peso o ganar músculo, fortalecemos nuestra capacidad de sentirnos felices y recordar cosas. Estas relaciones se volverán cada vez más claras a lo largo de las siguientes páginas.

Otra interacción que debemos nutrir —y una que hemos descuidado terriblemente— es la de tu cuerpo con su ambiente. Heredamos un mundo muy diferente del de nuestros ancestros, donde el cuerpo y el cerebro estaban diseñados para prosperar. La vida en el siglo XXI y todos sus adornos, incluyendo alimentos de conveniencia fácilmente a la mano, interminables transmisiones de distractores digitales y ciertos químicos a los que se expone diario una persona común, imponen una pesada carga sobre el cuerpo, merman sus defensas y lo predisponen a la enfermedad, los malestares y hasta tiempos de vida más cortos.

Arreglar estas relaciones es crucial para tener una vida genial. Las siguientes páginas te darán un profundo entendimiento de lo que necesitas para estar sano, revelando pequeñas modificaciones que puedes hacer en tu rutina diaria y que tendrán un efecto inmenso en tu sentir cotidiano y tu salud más adelante. No importa qué edad tengas ni cuál sea tu experiencia, el tiempo de actuar es ahora y el plan está en tus manos.

La relación se puso fea

Durante casi un siglo los expertos creyeron que el cerebro estaba desconectado del resto del cuerpo. Si bien estaba conectado a una fuente de sangre, el cerebro parecía residir en una fortaleza de estricta soledad, guardado por un puesto de control de células conocido como la barrera hematoencefálica. Sin embargo, las investigaciones de las últimas décadas han desmantelado esa idea. Ahora surge una nueva imagen, la cual demuestra que el cerebro y el cuerpo se encuentran vinculados de incontables formas.

Tristemente, la vida moderna afecta el cuerpo. Muchas personas tienen sobrepeso y uno de cada dos adultos tiene diabetes tipo 2 o está en camino de padecerla. Cualquiera de estos escenarios afecta un proceso invisible llamado metabolismo, que es como nuestras células crean energía. Los problemas metabólicos son increíblemente comunes. De hecho, en la actualidad los investigadores tienen muchos problemas para encontrar personas con una salud metabólica ideal.[1] Y cuando el metabolismo se tambalea, el cerebro empieza a sufrir.

Si las células no pueden crear suficiente energía, sobreviene la inflamación, una señal de activación inmunológica. Esto también ocurre cuando estamos enfermos, así que no es de extrañar que muchos nos sintamos mal todo el tiempo. Los animales, por ejemplo, manifiestan cambios notables en su comportamiento cuando están inflamados. Pierden interés en el aseo y la socialización, y comer, uno de los instintos más poderosos que tiene una criatura, queda en segundo plano. Los seres humanos no difieren. Investigaciones recientes muestran que la ansiedad, la anhedonia (una disminución en la capacidad de sentir placer) y la fatiga mental pueden acompañar los marcadores sanguíneos de la inflamación.[2]

Incluso la depresión puede ser una respuesta inflamatoria. Tal vez te sorprenda escuchar que un tercio de las personas clínicamente deprimidas responde mal a los tratamientos tradicionales, pero reacciona bien a medicamentos antiinflamatorios,[3] los cuales, muchas veces prescritos para tratar el dolor corporal, parecen tratar el dolor emocional en un subgrupo de pacientes… todo un hallazgo revolucionario en el campo de la psiquiatría. Aunque la ciencia está evolucionando, algo parece claro: reducir la inflamación en el cuerpo conlleva cerebros más felices y más sanos.

La comida es un instrumento poderoso a nuestra disposición. Hoy en día nuestra dieta se encuentra saturada de productos empacados y ultraprocesados, los cuales ahora representan 60% de nuestro consumo energético diario. Retacados de calorías vacías y químicos inflamatorios, estos alimentos son difíciles de evitar —¡tan disponibles y deliciosos!—, pero debemos poner fin a la adicción si queremos que nuestro cerebro y cuerpo florezcan. En el capítulo 1 desarrollaré un plan para comer los alimentos correctos que te aporten densidad de nutrientes y saciedad, ayudándote a transformar tu cuerpo a un estado de mayor salud, sin olvidar el placer de comer.

Tener un cerebro y un cuerpo que funcionen a un nivel óptimo requiere más que sólo una nutrición adecuada. Para empezar, las investigaciones sugieren que el momento en que comes puede tener tanta importancia como lo que ingieres. Un sistema antiguo de medición del tiempo, integrado en nuestros genes, regula las principales fuerzas de defensa del cuerpo. La vida moderna ha provocado que este mecanismo se salga de sincronización, posiblemente un factor en condiciones como cardiopatía, cáncer e incluso demencia. El capítulo 2 explora el campo de la biología circadiana, en rápida evolución, el cual tiene mucho que enseñarnos sobre cómo establecer nuestros relojes para tener energía, concentración, claridad y digestión óptimas.

Nuestra desconexión del mundo natural es otra fuente de problemas. Tu médico quizá no lo diga, pero el sol tiene un valor medicinal, influye en cada órgano de tu cuerpo gracias a la vitamina D que nos ayuda a producir. Desafortunadamente la mayoría no tomamos suficiente sol. En el capítulo 3 te diré cómo obtener (y optimizar) tu vitamina D, las formas de minimizar el daño por la contaminación del aire y cómo tu temperatura ambiente puede modular la quema de grasa, la salud mental e incluso tu riesgo de enfermedad de Alzheimer y otras formas de demencia.

Nuestros pensamientos pueden dictar nuestros actos, pero el movimiento puede cambiar nuestra mente. Estar en forma es tan sólo uno de los mejores regalos que podemos darle al cerebro, fortaleciendo su capacidad de resistir la degeneración conforme envejecemos. Para nuestros ancestros premodernos el ejercicio era una parte de la vida diaria, pero la vida moderna ha eliminado casi por completo nuestra necesidad de agotamiento, aumentando el descontrol metabólico. En el capítulo 4 descubrirás cómo crear y fortalecer tu musculatura, acelerar tu metabolismo y limpiar hasta las telarañas más necias de tu mente, gracias al ejercicio. Incluiré guías específicas para principiantes y avanzados por igual.

Por desgracia, algunos aspectos de la vida moderna simplemente no se pueden evitar, y la exposición a los químicos industriales dañinos es uno de ellos. La historia está plagada de toxinas vendidas en los supermercados antes de que se hagan pruebas adecuadas. Algunos ejemplos incluyen los pesticidas que están destruyendo el medioambiente, las pinturas a base de plomo, el aislamiento de asbesto en los hogares y los antisépticos de jabones y pastas de dientes que revuelven las hormonas. Es posible que una minúscula fracción de estos venenos termine en el noticiero de la noche, pero por lo general es sólo después de provocar terribles consecuencias en la salud y en el ambiente.

Entre la sobreexposición a metales pesados y una miríada de toxinas ahora presentes en todo, desde contenedores de alimentos, hasta muebles, e incluso el hilo dental, tu cuerpo está bajo fuego. Encuentras algunos de estos químicos todos los días de tu vida; el Environmental Working Group identificó más de 287 contaminantes industriales en los vientres de futuras madres, incluyendo pesticidas, retardantes de llama y desechos de quema de carbono, gasolina y basura, cada uno claramente vinculado con la neurotoxicidad, problemas de desarrollo y también cáncer.

Prepárate para quedar alarmado con lo que leas en el capítulo 5, pero también empoderado al identificar y reducir drásticamente tu exposición a los químicos con un potencial dañino. Me asomaré a tu gabinete de medicinas para revelar qué medicamentos te pueden estar haciendo más mal que bien, y luego iré a tu cocina a examinar los peligros de aditivos alimentarios comunes, además de métodos de almacenamiento. Asimismo aprenderás sobre metales pesados, como plomo, cadmio y arsénico, y qué puedes hacer para disminuir tu exposición y desintoxicarte cuando ya se hayan acumulado.

Por último, el estrés. En ningún lugar se refleja con más poder el desgaste del cerebro entero que en nuestros niveles de estrés, los cuales se elevan hasta nuevas cúspides cada año, de acuerdo con la Asociación Psicológica Americana. En el capítulo 6 veremos distintas formas de desestresarnos, desde encontrar un trabajo significativo, hasta manejar la adicción a las redes sociales (oye, todos la tenemos), además de una técnica de meditación y patrones mentales para mejorar tu relación con las personas a tu alrededor... incluyéndote a ti mismo. También compartiré estrategias demostradas para ayudarte a tener el mejor y más rejuvenecedor sueño de tu vida, con regularidad.

Escribí este libro para que se leyera de principio a fin, pero siéntete libre de saltar de un capítulo a otro. Y si la información que presento te parece abrumadora, no temas; en el capítulo 7 expongo mi plan, donde reintroduciré muchos de los conceptos clave y los organizaré en tu rutina diaria.

Refresca, reinicia, reconstruye

Desde el inicio de la vida en la Tierra, hace 4000 millones de años aproximadamente, cada especie tuvo que enfrentar varias presiones de selección, permitiendo que sólo los más fuertes pasaran su material genético. Con el tiempo, cada generación se fortaleció gracias a su hábitat natural. Todos los organismos —desde la magnífica ballena azul, hasta los microbios en tu boca— se adaptan de una forma minuciosa para sobrevivir al ambiente en que han evolucionado. Tú no eres diferente.

Desafortunadamente, en los últimos cientos de años, el ambiente ha mutado muy rápido y lo sigue haciendo a un paso desenfrenado. No todos los cambios son malos: no tenemos que vivir en la oscuridad cuando el sol se oculta, la industrialización de nuestro abastecimiento de comida implica que la hambruna es cada vez menos amenazante de lo que era en el pasado y ¿quién le pondría peros al papel de baño? No obstante, los cambios son demasiado numerosos y ocurren con una velocidad tan grande que no permiten al cuerpo adaptarse y responder de manera efectiva. Como resultado, estamos gordos, estresados, cansados y enfermos. Pero no tiene por qué ser así.

Lo que ahora sabemos es que el cerebro recibe la influencia del cuerpo y, a su vez, éste se ve afectado por aspectos de nuestro medio ambiente sobre los que tenemos cierto control. Significa que seguir el protocolo delineado en este libro te dará una oportunidad de prevenir el desarrollo de problemas médicos considerables, como cáncer, demencia y autoinmunidad. A diferencia de la medicina tradicional, que se enfoca en ciertos químicos o ciertas secuencias biológicas, el método que planteo considera todo el sistema, fortaleciendo tu cuerpo en toda su milagrosa complejidad.

Mi meta al escribir este libro fue volver fácil y aplicable la ciencia de vivir mucho y con buena salud. Ya sea que se trate de tu relación con la comida, la naturaleza, la luz, el estrés, el sueño o incluso con esos horribles químicos industriales que mencioné antes; ahora tienes una guía metódica y sencilla para vivir tu mejor vida. Yo no puedo cambiar lo que le pasó a mi mamá. Pero gracias a ella, el resto de nosotros tenemos la oportunidad de optimizar nuestro bienestar físico y mental para una existencia más saludable y prolongada. Llevar una vida genial está al alcance de tus manos, y estoy muy emocionado de que emprendas este viaje conmigo.

1

No juegues con la comida

La verdad es singular; sus "versiones" son falsedades.
—David Mitchell, *El atlas de las nubes*

Tal vez no puedas elegir tus genes, pero lo que llevas hasta tus labios es una decisión que está en gran parte bajo tu control. Por tal motivo la comida es la primera línea de defensa contra las condiciones del envejecimiento y el fundamento de una vida genial. Los alimentos que consumes pueden alimentar o combatir el letargo, los malestares y tus tendencias a la enfermedad. La comida también determina la cantidad de grasa que cargas contigo en tus muslos y tu cintura.

Tiende a haber un grado de confusión sobre lo que deberíamos —y no deberíamos— comer. Mucho está justificado. Es más difícil hacer estudios de alimentación que de medicamentos, sin embargo, la nutrición no tiene tantos fondos. Incluso entre los científicamente doctos, encontrar respuestas puede ser como si dispararas a un blanco en movimiento... a oscuras. Nuestros proveedores de salud no están bien entrenados en estos temas, aunque los libros de salud, los documentales y las celebridades hacen un proselitismo público de sus versiones de la verdad como si fueran el evangelio. Luego están los medios, que muchas veces recurren a hipérboles sensacionalistas, tan confiables como un generador de tráfico en la era de las redes sociales, pero menos útil si realmente estás buscando guía. No es de extrañar que las personas se sientan perdidas.

Aun así, la verdad y la transparencia son más importantes que nunca. Los alimentos son más bastos de lo que jamás han sido, sólo que la mayoría de nosotros estamos desmesuradamente malnutridos. Las corporaciones lanzan con regularidad productos de comida al mercado, dirigidos a la ignorancia y la frágil fuerza de voluntad del consumidor promedio. Y las toxinas industriales están siempre presentes, desde los aceites que se usan para cocinar nuestros alimentos en los restaurantes, hasta los recibos que nos entregan a la salida (por inofensivos que parezcan, los recibos de las cajas suelen estar cubiertos de químicos alteradores de hormonas, los cuales penetran directamente la piel; más al respecto en el capítulo 5). Todos estos factores se combinan para sabotear nuestro estado mental y hacen que sentirse sano sea como caminar por un campo minado.

Puede parecer que las probabilidades están en tu contra, pero al final de este capítulo quedarás armado con tu propia artillería: el conocimiento para usar la comida y alcanzar tu mejor estado de salud hasta ahora, con lo que te sentirás genial y podrás manejar tu peso en el proceso. Hice lo mejor que pude para examinar y destilar la información nutricional más novedosa, para entregarte sólo los hallazgos más potentes y pertinentes que te puedan ayudar a erradicar las deficiencias nutricionales y tener el cuerpo que mereces. Lo más importante, podrás obtener un mapa sin privaciones para sanar tu relación con la comida.

NO JUEGUES CON LA COMIDA

El poder de la *hiperpalatibilidad*

Si existe una categoría alimentaria que ejemplifica la dieta estándar, son los alimentos procesados. Nacidos de granos refinados, aceites raros y desprovistos de nutrientes esenciales, estos alimentos aniquilan tu energía, socavan tu función cerebral y provocan que subas de peso. Eliminar esta clase de alimentos —que incluye la mayoría de los panes, pastas, barritas de granola, cereales y botanas y bebidas azucaradas— puede ser el paso más efectivo que puedas tomar para reducir tu cintura.[1]

Si te pareces a mí, cuando abres una bolsa de papas fritas o un bote de helado, o incluso si pruebas el pan medio decente de tu restaurante favorito, requieres un verdadero esfuerzo mental para dejar de comer. En lo personal, quiero comer hasta que el contenedor o la canasta del pan estén vacíos. Si te ha pasado, experimentaste de primera mano el poder de la *hiperpalatabilidad*. Estos alimentos son tan deliciosos, que es difícil, si no imposible, comerlos con moderación. La buena noticia es que podemos predecir los efectos que tienen estos alimentos en el comportamiento porque no sólo se aplican a ti. Se pueden equiparar a otro fenómeno moderno: la pornografía en internet.

A partir de una selección de ángulos de la cámara, fetiches fantásticos y cuerpos cuidados profesionalmente, la pornografía es muy excitante para el cerebro, y su ubicuidad actual ha hecho que algunos se vuelvan adictos. Para un cerebro vulnerable, la pornografía puede tener un efecto parecido al de la droga, escalando el deseo de un "toque" todavía más potente. Los adictos a la pornografía indican una "anulación de los mecanismos de saciedad", una "respuesta al placer entumecida" y una "erosión de la voluntad".[2] ¿Te suena familiar? Aunque la adicción a la pornografía es un área relativamente nueva de la psiquiatría, muchos de los fundamentos neurobiológicos son los mismos que los de la adicción a la comida.

¿Cuáles son los ingredientes que representan sensualidad y vuelven *pornográfico* un alimento, o lo convierten en hiperdelicioso? En la pornografía, es la combinación de fetiches prohibidos, cuerpos dispuestos y la facilidad con que se puede acceder a todo. En el caso de la comida, es la combinación de sabores y texturas, como azúcar, grasa y sal —por lo general los fabricantes añaden estos ingredientes con toda la intención—, para crear un producto delicioso que venda. Pero los componentes esenciales que ahora están libremente disponibles no estuvieron presentes durante casi toda la evolución de la humanidad. El resultado es que el cerebro humano los desea por su escasez histórica —y su potencial para salvar vidas—, la cual persistió hasta hace muy poco.

Encontrar el detonante de tu recompensa alimentaria

Para tener idea del poder de combinar alimentos, prueba este sencillo experimento en casa, el cual requiere sólo dos ingredientes: una papa y una barra de mantequilla con sal. Hornea la papa como lo harías normalmente. Sin añadir nada, rebánala a la mitad y, con un tenedor, saca un bocado y come (¡ten cuidado de no quemarte la boca!). Es probable que no comas mucho, pues, por sí mismos, los almidones puros, sin grasa, no son propensos a provocar sobreconsumo… o incluso un consumo regular. Ahora mezcla la mantequilla con sal y la papa, permite que la mantequilla se derrita y prueba la combinación. Lo que notarás es que la grasa y la sal de la mantequilla vuelven deliciosa la papa. Aunque es posible que hayas predicho este resultado, ilustra un poderoso punto: la mezcla de ciertos sabores y texturas ofrece una vía hacia la *hiperpalatabilidad* y, por ende, hacia un apetito insaciable. Al ser conscientes de este hecho, podemos tomar mejores decisiones en lo concerniente a nuestra salud y nuestro peso cuando estemos en el supermercado y en la cocina. Ahora, no desperdicies comida… disfruta tu papa.

La comida chatarra hiperdeliciosa está por todas partes en los pasillos del supermercado, termina en nuestro carrito y, con frecuencia, alrededor de nuestra cintura. El consejo de la industria alimentaria (muchas veces repetido por las autoridades sanitarias y los gurús del bienestar) es simplemente "comer menos y movernos más" para perder peso, pero esto ignora la realidad de cómo estos alimentos afectan nuestro comportamiento. Moderar tu consumo de alimentos procesados y empacados es como decirle a un adicto a la pornografía que modere la cantidad de películas que ve, o a un drogadicto que consuma menos. No funciona. Al final, te quedas con una sensación de fracaso porque simplemente *no puedes* comer menos.

En una revolucionaria investigación de los Institutos Nacionales de Salud de Estados Unidos, científicos vieron por sí mismos el efecto que tienen estos alimentos procesados en los hábitos de consumo de una persona cualquiera. Los investigadores tomaron un grupo de gente y, con el tiempo, lo expusieron a un abastecimiento de alimentos empacados —piensa en bagels con queso crema, papas fritas y jugo de fruta— o de alimentos frescos y perecederos. En cada fase, los sujetos podían comer todo lo que quisieran y documentaron sus elecciones de comida. Al consumir alimentos enteros, no procesados, como carnes y verduras (criadas y cultivadas adecuadamente), los sujetos comían hasta sentirse llenos y, sin embargo, experimentaban una pérdida de peso sin ningún esfuerzo. (Te daré muchísimas opciones de alimentos en mi lista de compras del capítulo 7).[3] Por otra parte, la dieta de alimentos procesados saciaba menos con la misma cantidad de calorías. *Creaba* un excedente energético diario de 508 calorías en promedio, sobre todo de grasa y carbohidratos. De manera sostenida, esto suma medio kilogramo de grasa almacenada ¡cada semana!

El aumento de peso se puede deber a que consumes más calorías de las que quemas todos los días, pero la comida chatarra hipersabrosa no sólo hace que sea ridículamente fácil comer en exceso, también influye en tu gasto diario de energía. Se debe a que la digestión misma quema calorías, y los alimentos enteros queman alrededor del doble que los alimentos procesados.[4] Integra eso con el hambre insaciable por estos alimentos adictivos y dile adiós a tu cintura.

Azúcar, azúcar por todas partes

La disponibilidad constante de azúcares refinados en la dieta humana es un fenómeno reciente. Hoy consumimos un total de 30 kilogramos de azúcar por persona al año. Pero en el pasado, el único alimento dulce disponible era la fruta madura, y su dulzura era una fracción de lo que es hoy. Cuando estaban en temporada, un cazador-recolector habría comido hasta el hartazgo las frutas que pudiera a fin de que no se echaran a perder o se las comiera otro animal; cualquier ambivalencia en ello habría implicado un riesgo mayor de morir de hambre. Nuestro gusto, entonces, se *diseñó* por selección natural, creando una preferencia por el azúcar que, muy probablemente, está tan arraigada como nuestro aprecio por el sexo; la primera para ayudar a un individuo a sobrevivir y la segunda para asegurar la supervivencia de la especie.

Al igual que la grasa y la proteína, el azúcar puede tomar muchas formas aunque, por las opciones que nos aporta la agricultura moderna, sólo tenemos la *ilusión* de variedad. Lo más probable es que la mayoría de los alimentos apilados en tu supermercado sean las permutaciones procesadas de tres plantas nada más: trigo, maíz y arroz. Estos granos, que no se parecen en nada al azúcar con que tu abuela solía hornear galletas, tienen un efecto igual de potente en tu glucosa cuando se pulverizan y se usan para hacer bagels, panes, pan molido, barritas de granola, panqués, galletas saladas y cereales comerciales que ahora denominamos "comida". *Cualquier* harina de grano en la actualidad, a menos de que la hayas molido tú mismo, debe ser motivo de preocupación, ya que empieza a degradarse y a liberar moléculas de azúcar en cuanto pasa por tus labios, lo que se añade al tsunami de azúcar que pasa por todo tu sistema circulatorio.

Cuídate de estos "alimentos". Ten en mente que, si bien se ven distintos en tu plato, su última forma es azúcar y su destino final es tu sangre.

NO HAY NADA FINO EN ESTOS PRODUCTOS DE GRANOS REFINADOS

Arroz	Galletas saladas
Bagels	Granola
Barritas energéticas	Gravy
Bizcochos	Hot cakes
Bollos	Pan
Burritos	Panqués
Cereales	Pasta
Croissants	Pasteles
Cupcakes	Pizza
Donas	Pretzels
Frituras	Bollos
Galletas dulces	Waffles

Cuando se eleva el azúcar en la sangre, sin importar de cuál de los alimentos anteriores provinò, tu páncreas libera una hormona llamada insulina, la cual transporta glucosa hacia las células del hígado y los músculos, disminuyendo su nivel hasta un punto normal. El pico ocasional de insulina puede ser beneficioso, como después de un entrenamiento pesado (consulta el capítulo 4). Pero hoy nuestros picos de insulina suceden muy seguido por todos los sándwiches de granos, los burritos, los panqués y las botanas que nos atracamos todo el día… sin mencionar las bebidas azucaradas, las frutas de cultivo moderno y los productos de fruta que consumimos con abandono.

Como puede suceder con cualquier otra sustancia, las células tienen la capacidad de volverse tolerantes a la insulina. En una persona resistente a la insulina existe una ineficiencia para limpiar el azúcar en la sangre, lo que provoca que permanezca elevada por lapsos extensos de tiempo. No hay nada dulce en este escenario, pues el azúcar no queda inerte dentro de tu cuerpo. La glucosa elevada de manera crónica crea un daño generalizado, que destruye poco a poco el cuerpo mientras inflama y daña a fin de cuentas tus vasos sanguíneos, desde los dedos de los pies hasta el cerebro. (La palabra *flama* en *inflamación* no es una coincidencia; la inflamación provocada por el azúcar puede quemar literalmente tus entrañas; me extenderé al respecto más adelante.)

Previa a la glucosa elevada, sin embargo, la insulina elevada de manera crónica, o hiperinsulinemia, puede provocar una horda de problemas. Como hormona de crecimiento, la insulina crea un ambiente favorable para la acumulación de grasa en el cuerpo. Y si bien esa llantita (o chaparreras o pancita) puede presentar un problema estético para algunos, la hiperinsulinemia se manifiesta visiblemente de otras maneras. Un patrón masculino de calvicie, la decoloración de la piel y las arrugas prematuras se asocian con niveles crónicamente elevados de insulina. Quizá la señal más tangible de esto sean las desagradables verrugas en la piel. Estos tumores benignos son la manifestación física del poderoso efecto de crecimiento de la insulina, a la vista de todos.[5]

Bajo en grasa, bajo en carbohidratos y la guerra de las dietas

Existen muchas vías hacia el cuerpo y la salud que deseas. La evidencia es la diversidad alimentaria en las Zonas Azules del mundo y en los cazadores-recolectores modernos que son longevos, están libres de enfermedades crónicas y cuyo cuerpo se podría describir como atlético. Algunos, como los okinawas, consumen dietas bajas en grasa enfocadas en pescado, arroz y tubérculos. A otros les va bien con dietas altas en grasa, como los masáis, que incorporan carne, leche y sangre de ganado. ¿Qué es lo que tienen en común? Sus alimentos son enteros y sin procesar, a excepción del limitado procesamiento que hacen a mano. La dieta baja en grasa de los okinawas, por ejemplo, no contiene los alimentos procesados vacíos, sin grasa o bajos en grasa que llenan los estantes de los supermercados; ellos consumen alimentos reales, naturalmente bajos en grasa.

Por este motivo, sospecho que será más fácil que las personas comunes que navegan el ambiente alimentario moderno se adhieran a un plan centrado en alimentos enteros que minimicen la variabilidad glucémica (es decir, los picos de glucosa) y maximicen la densidad de nutrientes. Disfruta de verduras fibrosas, frutas bajas en azúcar (aguacate, cítricos, moras), proteínas de crianza adecuada (pescados grasos, carne de libre pastoreo, cerdo de libre pastoreo, y pollo y huevos de libre pastoreo) y grasas mediterráneas, como aceite de oliva extra virgen, en cada comida. Evita los alimentos procesados: esto implica panes, pastas, granos y aceites de semillas, incluso los productos supuestamente "saludables", como la granola y las barritas de proteína. Te ayudará a asegurar una nutrición poderosa para tus células y una regulación más natural de tu hambre, *sin* la necesidad de contar calorías.

Tener la insulina elevada también implica que tu capacidad de quemar grasa está bloqueada.[6] La tendencia de los carbohidratos de prescindir de tus reservas de grasa es un acto de frugalidad que pretende conservarla, obtenida con tanto sacrificio durante los tiempos de abundancia, para que puedas sobrevivir el largo invierno. Pero la quema de grasa es un proceso saludable y beneficioso —no sólo para quienes son conscientes de su cuerpo—, y a muchos tejidos de tu cuerpo les encantaría usar la grasa como combustible si les dieras la oportunidad. Hoy en día la habilidad para quemar grasa permanece secuestrada por el influjo permanente de los carbohidratos baratos y fáciles de digerir en nuestra dieta.

A tu músculo cardiaco, por ejemplo, le encanta quemar grasa; está diseñado para derivar entre 40 y 70% de su energía de la grasa.[7] La grasa también puede proveer la mayoría de los requerimientos de energía para tu cerebro (hasta 60%), una vez que el hígado convierte los ácidos grasos en compuestos llamados cuerpos cetónicos o cetonas. Muchas veces se describen como un "supercombustible", ya que no son simplemente precursores pasivos de energía. Cuando se encuentran presentes en la circulación (un estado natural llamado *cetosis*), ayudan a incrementar el neurotransmisor GABA, lo que provoca un efecto calmante en el cerebro. Así es como, según empiezan a mostrar las investigaciones, se cree que las dietas cetogénicas pueden tratar en parte la epilepsia, y también podrían apoyar la memoria para los pacientes con Alzheimer.

Las cetonas también pueden incrementar la expresión de otros compuestos poderosos, como el factor neurotrófico derivado del cerebro (FNDC). Esta proteína fertilizante tiene propiedades antienvejecimiento para ayudarte a promover el crecimiento de nuevas células en el vulnerable centro de memoria en el cerebro, llamado hipocampo. Tal vez no nos extrañe que los niveles reducidos de FNDC estén asociados con enfermedades como el Alzheimer, al igual que con otras condiciones como la depresión (más al respecto en el capítulo 4). Al elevar los niveles de FNDC, las cetonas pueden apoyar la neuroplasticidad, lo que a su vez ayuda a tu cerebro a permanecer resiliente conforme envejece. Finalmente, se cree que las cetonas calman el daño por estrés oxidativo, característica de una vasta gama de condiciones neurológicas, entre ellas la enfermedad de Alzheimer, la enfermedad de Parkinson, autismo, epilepsia e incluso el envejecimiento mismo.

Preguntas frecuentes

P: ¿Debería estar en cetosis todo el tiempo?
R: Ciertas condiciones neurológicas podrían necesitar una cetosis constante. Sin embargo, para una persona común, la cetosis continua puede ser innecesaria y, de hecho, subóptima. Cuando estamos en ayuno o en un estado cetogénico, las células comienzan a limpiar la casa, empezando el proceso conocido como *autofagia*, donde se reciclan proteínas, organelos e inclusos células viejas y gastadas. Pero la fisiología del estado de alimentación también es importante: está asociada con la reparación, la protección y la reconstrucción. Para tener una salud óptima, debemos encontrar el equilibrio entre ambos día a día, cada semana e incluso por temporada. Minimizar tu consumo de azúcar y granos —en particular los refinados—, y combinarlo con ejercicio y grasas de cadena corta, las cuales explicaré en el siguiente capítulo, estimula la flexibilidad metabólica y permite una cetosis intermitente. No les tengas miedo a las verduras ni a las frutas de temporada. Incluso los almidones tienen su lugar; en el capítulo 4 revelaré cómo usarlos para estimular tus niveles de energía.

El genetista Sam Henderson, que estudia cetonas como un tratamiento potencial para condiciones como el Alzheimer, y cuya labor de vida también está motivada por la enfermedad de su madre, escribió: "La inhibición de [la producción de cetonas] por dietas altas en carbohidratos puede ser el aspecto más perjudicial de las dietas modernas".

No obstante, muchos de los beneficios de la producción de cetonas se vuelven disponibles cuando degradas el azúcar y los alimentos a base de granos a una indulgencia ocasional, lo que disminuirá la insulina, acabará con las reservas de azúcar de tu cuerpo y le permitirá encender la maquinaria quemagrasa y generadora de cetonas.

Échale grasa

El azúcar no es el único nutriente valioso históricamente. El cerebro humano también codicia la grasa; es evidente en nuestra preferencia por carnes marmoleadas y al añadir crema al café. La grasa aporta una cremosidad incuestionable a los alimentos y permite que sus sabores permanezcan más tiempo en nuestro paladar.

Hace unas cuantas décadas, donde había grasa, había nutrición. Huevos, nueces, frutos grasos y la carne y entrañas de animales de caza y pescados ofrecían una abundancia de vitaminas solubles en grasa, minerales y ácidos grasos esenciales, como omega-3 y omega-6. Se cree que tener acceso a estos nutrientes, junto con el advenimiento de la cocción, en realidad ayudó a suministrar la materia prima necesaria para crear el cerebro humano moderno. Como resultado, hemos desarrollado una apreciación desde hace eones por los alimentos con un contenido de grasa natural y deliciosa, un hecho que de nuevo explota el mundo contemporáneo para crear y vender comida chatarra a las masas.

Una fuente relevante de grasas para los humanos modernos son los animales y los productos animales, pero el ganado de hoy no aporta el mismo valor nutricional que el que cazaban nuestros ancestros. En primer lugar, son animales distintos. Como las vacas, descendientes de los toros salvajes, criadas intencionalmente y que datan de hace unos 10 000 años apenas (hemos sido anatómicamente modernos por los últimos 200 000 años). Sólo cuando se les cría en pastura y pueden comer su dieta preferida de pasto se parecen a los animales de caza en términos de contenido nutricional. Las dietas artificiales con que alimentan a la mayoría del ganado en la actualidad no sólo lo engordan con una proporción mayor de grasa saturada, sino que hace que guarden menos de los nutrientes necesarios para una buena salud.

¿Qué pasa con la grasa saturada?

Mientras las agencias oficiales estaban ocupadas difamando a las grasas saturadas en los últimos cincuenta y tantos años, al parecer se olvidaron de un hecho simple, aunque crucial, sobre ellas: la naturaleza ya había incluido grasas saturadas en cada alimento saludable con un contenido de grasa. Las nueces crudas, las semillas, el aceite de oliva extra virgen, el cacao, el aguacate e incluso la leche materna —sin duda el alimento más perfecto de la naturaleza— contienen cantidades significativas de grasa saturada. Algunas grasas saturadas han demostrado poseer cualidades saludables, como ácido esteárico, el cual mejora la función de las mitocondrias, las plantas generadoras de energía en nuestras células.[8] Por fortuna, el ácido esteárico se encuentra en abundancia en el chocolate amargo y la grasa de la carne de res de libre pastoreo.

Aun así, debemos decir que una dieta más saludable incluirá naturalmente menos de estas grasas, pues los productos de animales criados adecuadamente, como la carne de res de libre pastoreo y el salmón salvaje, contienen proporciones menores que sus contrapartes de granjas industriales. Asimismo, existe evidencia preliminar de que ciertos genes, como el alelo ApoE4, presente en una buena parte de la población, puede predisponer a los portadores a problemas de colesterol con más grasa saturada en su dieta.[9] Como regla general, tal vez no haya necesidad de limitar la grasa saturada *cuando se encuentra en alimentos enteros y no procesados*, como la carne de res de libre pastoreo y el salmón salvaje, pero la experimentación individual siempre es clave.

....

Dos víctimas del complejo alimentario industrial son las grasas omega-3 ácido docosahexaenoico (DHA) y ácido eicosapentaenoico (EPA), que normalmente se encuentran en pescados grasos, vacas de libre pastoreo y huevos de gallinas de libre pastoreo. Ya que comemos menos de estos alimentos, una persona común no obtiene suficiente grasa DHA y EPA. ¿Por qué es importante? El DHA es un componente relevante para tener membranas celulares sanas y permite que las células reciban energía y otras moléculas esenciales. En tu cerebro esto podría implicar un estado de ánimo más equilibrado y una memoria más nítida; para una célula muscular, un acceso más rápido al combustible. El EPA, que suele acompañar al DHA, apoya los sistemas cardiovascular e inmunológico, así como la habilidad de quemar grasa y construir musculatura.

Junto con el deterioro de los omega-3, también comemos más grasas omega-6 que nunca antes en toda la historia de la humanidad. Necesitamos estas grasas en cantidades comparables a las de omega-3, pero ahora las consumimos en exceso, al menos en un orden de magnitud, lo que puede traer consecuencias considerables, como verás en un momento. Son la grasa predominante en la carne de res alimentada con granos, los pescados de granja y los aceites hechos por el hombre, como el de canola, maíz, soya y el misterioso aceite "vegetal". Estos aceites ahora comprenden una porción significativa de nuestro consumo calórico, comparado con virtualmente 0% a inicios del siglo XX (en todo este tiempo, la industria de la soya ha disfrutado un incremento de 2 000% nada más en el consumo de aceite de soya). Aquí tienes una lista de los aceites que debes evitar:

LOS ACEITES OMINOSOS

Aceite "vegetal"
Aceite de arroz integral
Aceite de canola
Aceite de cártamo
Aceite de girasol

Aceite de maíz
Aceite de semilla de algodón
Aceite de semilla de uva
Aceite de soya

La idea de que estos aceites son una alternativa saludable para el corazón en lugar de las grasas tradicionales, como la mantequilla, la manteca e incluso el aceite de oliva extra virgen (que tiene aproximadamente 15% de grasa saturada), parte de la promoción de miles de millones de dólares de la industria, y mi familia se encuentra entre los incontables millones a los que engañaron. Ya que no contienen grasa saturada, suelen conducir a niveles menores de colesterol.[10] Pero al resolver el "problema" del colesterol alto, estos aceites han provocado muchísimos más, y es posible que estén en el asiento del conductor de muchos de los padecimientos modernos, incluyendo la demencia, el cáncer y, sí, la cardiopatía también.

¿Alguna vez te has preguntado por qué tus abuelos no cocinaban con aceite de canola? Porque hasta hace algunas pocas décadas no teníamos los laboratorios químicos que se requerían para crearlo. El aceite de canola, el aceite de maíz, el aceite de soya, todos estos aceites multifuncionales sin sabor son el resultado de duros procesos industriales, incluyendo el uso de solventes químicos cáusticos. La propia naturaleza de la producción lastima las grasas, las cuales ya no están protegidas por los antioxidantes que se encuentran en la forma entera del alimento. Al hacerlo, permiten que se dé una forma de daño químico llamado oxidación, proceso que progresa a lo largo del almacenamiento, el envío y la cocción de estos delicados aceites. Para cuando sirves la cena, es *The Walking Dead* en un plato.

Los estudios confirman que nos volvemos lo mismo que consumimos. Los niveles de ácido linoleico —el tipo de grasa omega-6 dentro de estos aceites— han aumentado en las células adiposas del humano adulto hasta en 136% nada más en los últimos 50 años.[11] Pero tu tejido adiposo no es el único lugar donde terminan estos aceites; se integran fácilmente a partículas de tu torrente sanguíneo llamadas lipoproteínas. Es posible que hayas escuchado de una, la LDL, muchas veces etiquetada como colesterol "malo". Cuando acarrean grasas dañinas, se vuelven vehículos involuntarios que crean problemas como arterosclerosis y el proceso conocido como inflamación. En realidad, estas partículas son buenas en sí mismas, por lo menos en un principio.

Para un cazador-recolector, la inflamación era una función de supervivencia del sistema inmunológico. Pretendía cuidarnos de la amenaza de patógenos (es decir, enfermedades infecciosas de bacterias "malas") o ayudarnos a promover la curación de una parte herida del cuerpo, y aún dependemos de ella para estar sanos. Es sólo que la inflamación nunca es una circunstancia favorable. Es una pelea en un parque público, y deja daños colaterales. Cuando la inflamación es temporal, hay una curación. Así es como nos recuperamos de cortadas, rasguños y moretones, o incluso de la infección ocasional. Hoy en día nuestro sistema inmunológico se encuentra activado crónicamente, no en respuesta a ninguna de las amenazas antes mencionadas, sino por lo que comemos.

En nuestras venas navegan grasas mutadas por procesos químicos que movilizan la fuerza policiaca del cuerpo —las células del sistema inmunológico— para entrar en acción, en una persecución de película, dejando un caos por todas partes, desde la pared de los vasos sanguíneos, hasta las neuronas, los ojos y el cerebro.[12] Con el tiempo, la respuesta inmunológica acelera el proceso de envejecimiento mientras sienta las bases para condiciones como la enfermedad de Alzheimer y la enfermedad coronaria. Y el caos no termina ahí: la inflamación puede hacer que se rompan las cadenas del material genético que conforma tu ADN, el código que opera el ciclo de vida de cada célula.[13] Este malévolo proceso (también provocado por la exposición a la radiación y la luz ultravioleta, entre otras cosas) está implicado como un evento temprano en el desarrollo de tumores.[14] Quizá no es ninguna sorpresa que al menos 25% de los cánceres en humanos se atribuya a la inflamación crónica.[15]

La buena noticia es que estamos equipados para reparar el ADN con la ayuda de enzimas que reconocen y corrigen el daño, pero hay una condición: necesitamos la nutrición adecuada para que estos químicos operativos hagan su trabajo. En la actualidad, por ejemplo, 90% de toda la población de Estados Unidos es deficiente de al menos una vitamina o un mineral, así que el cuerpo no siempre tiene lo que necesita para reparar el ADN dañado.

Magnesio para proteger y reparar el ADN

El magnesio es un mineral que debemos consumir en cantidades relativamente grandes para tener buena salud. Tiene una gran demanda en el cuerpo, donde funge como cofactor de cientos de procesos enzimáticos. Uno de sus papeles clave es la reparación del ADN: lo necesitan casi todas las —alrededor— de 50 enzimas de reparación del ADN.[16] En un estudio con casi 2500 personas, cuya información genética y alimentaria estaba disponible, consumir poco magnesio mostró una asociación con menos capacidad de reparación del ADN y un mayor riesgo de cáncer pulmonar.[17] Desafortunadamente, es posible que la mitad de la población no tenga un consumo adecuado de magnesio. Lo bueno es que es fácil de localizar. Entre las principales fuentes se encuentran verduras de hoja verde, como espinacas y acelgas, almendras, semillas y chocolate amargo.

Las grasas trans son otra clase de grasa que, en su forma más consumida, provocan un daño directo al cerebro y al cuerpo. Su fuente más famosa son los aceites parcialmente hidrogenados. Estos aceites mutantes se forman cuando los aceites de granos y semillas se alteran con un proceso químico para que permanezcan sólidos a temperatura ambiente. Durante muchos años se usaron aceites parcialmente hidrogenados para crear una textura cremosa y suave en productos comerciales, como mantequilla de cacahuate, quesos veganos untables, productos de panadería y helado. Pero estas grasas son tan amigables como un Jack Torrance en medio del inverno; son agresivamente proinflamatorias, lo que incrementa el riesgo de que sufras una muerte temprana, desarrollar cardiopatía y tener una peor función mnemónica. Las nuevas investigaciones incluso han vinculado los niveles altos de grasas trans circulantes con un riesgo incremental de demencia, así como de la enfermedad de Alzheimer.[18] Por fortuna, la Administración de Alimentos y Medicamentos de Estados Unidos (FDA) ya prohibió los aceites hidrogenados aunque, tristemente, las grasas trans siguen acechando en nuestros suministros de comida.

Los aceites de granos y semillas, entre ellos de canola, maíz, soya e incluso el misterioso aceite "vegetal", pasan por un proceso llamado desodorización, un paso clave en su producción, el cual asegura que carezcan de aroma y sabor. Es el equivalente en la industria alimentaria del Programa de Protección de Testigos, donde los aceites amargos y desagradables se vuelven tan insípidos como sea posible. A los fabricantes les encantan porque les permite usar el mismo aceite baratísimo para producir todo, desde aderezos para ensalada, hasta barritas de granola. Casi todos los restaurantes los utilizan para freír y saltear alimentos, y se emplean en la creación de "leches" cremosas y espesas a partir de cereales como avena y arroz. Ésta es una muestra de dónde los podemos encontrar:

ESCONDITES COMUNES DE ACEITES DE GRANOS Y SEMILLAS

Nueces tostadas con aceite
Aderezos comerciales para ensalada
Mayonesa
Cualquier cosa frita o salteada en un restaurante
Barras de comida caliente y ensaladas
Productos de granos
Platillos con pollo

"Mezclas" de aceite de oliva
Fruta seca
Productos de cereales
Barritas de cereales
Sustitutos de leche sin lácteos
Salsas
Gravy
Pizza
Platillos con pasta

El proceso que permite incorporar el mismo aceite insípido a todos estos alimentos —la desodorización— *crea* una pequeña, pero significativa, cantidad de grasas trans. Este hecho no se menciona en las etiquetas nutricionales, que sólo están obligadas a mostrar un contenido de grasas trans de 0.5 gramos o más *por porción*. A pesar de indicar que tienen cero grasas trans, "virtualmente todos los aceites vegetales [y los alimentos que lo incluyen] contienen pequeñas cantidades de grasa trans", escribió Guy Crosby, profesor asociado adjunto de nutrición en la Escuela de Salud Pública T. H. Chan de Harvard. Si la persona común consume aproximadamente 20 gramos de aceite de canola o de otro aceite vegetal al día, es considerable la cantidad de grasas trans que seguimos ingiriendo. No existe un nivel seguro de consumo de grasas trans hechas por el hombre.

Para asegurarte de que tus grasas sean seguras y saludables, consúmelas como dicta la naturaleza: de animales criados adecuadamente y sus productos, o de nueces, semillas y frutas grasas, como aceitunas y aguacates. El uso del aceite de oliva extra virgen —que los seres humanos llevan 8 000 años prensando y consumiendo— debe predominar en tu hogar, ya sea para cocinar o para rociarlo crudo sobre tu comida.[19] Tu carne de res debe ser 100 % de libre pastoreo, así como la de cerdo y los huevos (en el caso de los huevos, enriquecidos con omega-3 también están bien), tu pescado debe ser salvaje y tu pollo de libre pastoreo. Aunque sean versiones más caras, una forma de reducir el costo es comprarlas a granel, ya sea de manera local o en internet. Y recuerda: nada es tan caro como la enfermedad.

Preguntas frecuentes

P: Max, tus recomendaciones de alimentos son geniales. ¡Pero no las puedo costear!

R: Es una suposición común que la comida saludable es más cara, pero con un poco de planeación puede ser más barata. Un estudio del Centro de Alimentación y Estado de Ánimo de la Universidad de Deakin descubrió que, cuando las personas pasan de una dieta de alimentos procesados a una dieta basada en alimentos enteros, ahorran 19% de su costo de comida.[20] Te dejo algunos consejos:

√ *Sigue una lista más pequeña de no negociables.* Verduras y frutas frescas. Huevos. Nueces. Pollo de libre pastoreo. Carne de res de libre pastoreo. Aceite de oliva extra virgen. Elimina los alimentos empaquetados, las bebidas elaboradas, los productos de marca y cualquier otra cosa no esencial.

√ *Reduce los ingredientes.* En la deliciosa y saludable cocina mediterránea, menos es más. Elimina las salsas costosas y las mezclas de sazonadores, y llévate una botella de aceite de oliva extra virgen de alta calidad y algunas especias comunes, como sal, pimienta y ajo. Te sorprendería la variedad de platillos deliciosos que puedes preparar con estos cuatro elementos básicos. Te ofreceré más en la sección del plan.

√ *Compra carne de res y de cordero molida, 100% de libre pastoreo, en lugar de filetes.* La carne molida siempre es más barata y recibirás algo mejor por tu dinero, en términos de nutrición. Y ya que la dieta de una vaca influye principalmente en la calidad de su grasa, si queda por completo fuera de tu alcance comprar de libre pastoreo o es difícil que la encuentres, todavía puedes disfrutar un poco de carne de res: sólo compra cortes o molida más magros.

√ *Compra el pollo entero.* En Estados Unidos las pechugas de pollo precortadas pueden costar casi el doble por kilo que un pollo o pavo entero. Aprende a cortar un pollo para que puedas guardar las diversas partes como sea necesario. Cuando tengas prisa, compra muslos y patas, que también son baratas.

√ *¡Congelar está bien!* Las frutas y verduras congeladas son, en muchos aspectos, tan nutritivas como las frescas, aunque ciertos nutrientes, como el folato, se pierdan con el tiempo.[21] Intenta incorporar una mezcla de frescas y congeladas.

√ *Compra a granel.* Puedes comprar en supermercados mayoristas o hacer uso de las numerosas tiendas en línea que envían artículos congelados hasta tu hogar, desde carne de libre pastoreo, hasta pescado salvaje y verduras.

√ *Aprende cuándo importa que sea orgánico y cuándo no.* No hay necesidad de comprar todo orgánico, sólo cuando te comas la "piel". Por ejemplo, los aguacates y los cítricos pueden ser convencionales, pero siempre deberías intentar comprar moras, jitomates, manzanas, hojas verdes y pimientos morrones orgánicos (más al respecto en la página 188)

Ponle sal (no, en serio)

La sal es quizá el tercer ingrediente más agradable para el cerebro que se añade a los alimentos procesados y empaquetados, y el más polémico. Se requiere sodio, su mineral principal, en cantidades relativamente grandes para tener una buena salud. Es fundamental para una función cerebral sana, y los niveles bajos de sodio se han vinculado con el deterioro cognitivo entre personas mayores con buena salud en general.[22] De hecho, la deficiencia severa de sodio puede imitar la demencia en la forma de una condición tratable llamada hiponatremia. De igual manera, es el electrolito que perdemos con mayor facilidad a través del sudor y la orina, por lo que es importante reemplazarlo si consumes café o tiendes a hacer ejercicio vigoroso (como deberías; más al respecto en el capítulo 4).

Sin embargo, hay una guerra contra la sal. La Asociación Americana del Corazón recomienda un consumo que no sobrepase 1.5 gramos al día para gozar de buena salud. La dieta DASH, una dieta financiada por el gobierno para reducir la presión arterial alta, también recomienda limitar la sal. Y un viaje por los pasillos de cualquier supermercado revelará incontables alimentos procesados que exclaman con orgullo "¡Bajo en sodio!", como si de alguna manera eso compensara los granos refinados y los aceites no saludables que eligen incluir.

Considerables investigaciones recientes han cuestionado la noción de que la sal es mala para nosotros. En un estudio con 94 000 personas, quienes tenían el menor consumo de sodio en realidad tenían el riesgo *más elevado* de cardiopatía, sin un incremento en el riesgo para quienes consumían hasta cinco gramos al día (y el riesgo elevado simplemente desaparecía cuando los participantes ingerían más potasio, equilibrando el efecto del sodio en la presión sanguínea).[23] Los investigadores dijeron después, en una entrevista con la Fundación de Investigación Cardiovascular, que "entre 3 y 5 gramos [de sodio] al día parece ser el nivel óptimo asociado con un riesgo menor". (En los siguientes capítulos te daré otras formas efectivas de tener una presión sanguínea saludable, algo imperativo para mejorar la función cerebral).

Preguntas frecuentes

P: ¿Cuáles son algunos de los principales alimentos con potasio?
R: Aunque los plátanos son los más famosos por su contenido de potasio, de ninguna manera se llevan la corona del reino del potasio. Entre las principales fuentes se encuentran los aguacates, las calabazas de invierno, los camotes, las coles de Bruselas, los betabeles, las espinacas y el salmón (sí, salmón). Por ejemplo, una porción de 170 gramos de salmón contiene una y media veces la cantidad de potasio de un plátano mediano, mientras que un aguacate mediano entero contiene casi el doble que eso.

A decir verdad, una persona común ya obtiene suficiente sal, pero es porque la sal de la dieta moderna proviene de alimentos procesados y empaquetados. Incluso los alimentos que parecen más inocentes tienen niveles masivos de sodio. Si crees que las carnes curadas o las botanas saladas eran los principales villanos, piensa de nuevo; el pan y los bollos son la fuente número uno de sodio en la dieta común, de acuerdo con los Centros para el Control y la Prevención de Enfermedades de Estados Unidos. Dichos alimentos (incluidas opciones más saludables, como leguminosas y pescados enlatados) ahora suman 75% de nuestro consumo diario de sal, ya que se utilizan extractos puros de sodio como conservadores y para estimular su sabor.[24]

Pero el problema son los *alimentos* —no la sal que tienen nada más—, y cuando los eliminas de tu dieta ya no debería haber ninguna preocupación por añadir sal a tu comida. De hecho, uno de los principales beneficios de la sal es que puedes usarla en alimentos saludables, aunque ciertamente insípidos, como brócoli, coles de Bruselas y calabacitas, dándoles un mejor sabor para que los disfruten tus seres queridos y tú.

Preguntas frecuentes

P: ¿Cuál es la sal más saludable que puedo comprar?

R: Las sales de mesa modernas son destilaciones no naturales de cloruro de sodio puro (es decir, NaCl), por lo general combinado con yodo añadido, una pequeña cantidad de azúcar para estabilizar el yodo y agentes antiaglomerantes. Muchas personas en busca de una alternativa más natural han empezado a alejarse de estas sales procesadas priorizando la sal de mar pura, pero se ha visto que varias sales de mar comerciales están contaminadas con microplásticos de los océanos cada vez más contaminados (más sobre los peligros del plástico en el capítulo 5). Las mejores sales, entonces, son las que provienen de fuentes prístinas, con un mínimo de procesamiento. La sal rosa del Himalaya es una opción, ya que contiene más de 84 minerales y oligoelementos, incluyendo calcio, magnesio, potasio, cobre y hierro. Si te decides por ésta, sólo asegúrate de obtener una cantidad adecuada de yodo en tus alimentos (entre las mejores fuentes tenemos pavo, camarón y verduras del mar, como kelp). Visita mi página de recursos en <http://maxl.ug/TGLresources> para mejores opciones de sal.

Antes de la ubiquidad de los alimentos procesados, e incluso antes del advenimiento de la sal de mesa, obtener suficiente sodio era una preocupación real. Los animales y las verduras sí tienen sodio en sus tejidos, y lo absorbemos al comerlos, pero la concentración es baja. Como resultado, nuestros ancestros recolectores ingerían sólo un cuarto del sodio que nosotros. Era un privilegio valioso ya en tiempos de la antigua Roma, donde supuestamente les pagaban a los soldados con sal. Hasta hoy, "no valer ni tu sal" es un insulto terrible. Si alguna vez tuviste la curiosidad de dónde proviene la palabra *salario*, ahora sabes: de *sal*.

Dale prioridad a la proteína

En 1838 el químico neerlandés Gerhard Johannes Mulder notó una abundancia de compuestos similares, ricos en nitrógeno en todos los organismos. Describió estos componentes básicos (con la ayuda de su colega Jöns Jacob Berzelius) con la palabra griega *proteios*, o "la primera calidad". Se trataba de la estructura química fundamental que después conoceríamos como *proteína*.

La proteína funge como materia prima para construir la estructura de nuestro cuerpo, así como incontables químicos operativos (hormonas y enzimas, por ejemplo) que laboran en el interior. Se requiere para crear y conservar músculo magro que te da la fuerza y la solidez para vagar por el mundo. Es la columna vertebral de los mensajeros químicos vitales para el cerebro, neurotransmisores como la serotonina y la dopamina. Y sirven para transportar diversas grasas y otros nutrientes por todo el cuerpo en forma de lipoproteínas, como los portadores de colesterol HDL y LDL. Ambos son en esencia transportadores de grasa que dependen de la proteína para funcionar.

Las proteínas son una parte importante de nuestra dieta, las cuales, junto con las grasas y los carbohidratos, sirven como macronutrientes (*macro* significa grande). La proteína es vital, uno de los nutrientes que absolutamente necesitamos recibir de los alimentos. Por fortuna, es fácil encontrar alimentos como carne de res, pollo, pescado, huevos y leguminosas. Pero ¿qué tanto necesitamos consumir al día? El consumo diario recomendado (CDR) de proteína es 0.8 gramos por kilogramo de peso corporal (o 0.36 gramos por cada 450 gramos de peso corporal magro, que es tu peso menos esos kilos extra que estés cargando). Desafortunadamente el objetivo de este lineamiento es asegurar que no haya una deficiencia en la población, pero *no* está diseñado para promover la salud óptima y no ha cambiado en más de 70 años. Investigaciones recientes sugieren que puede ser tiempo de actualizarlo.[25]

La mayoría de los adultos en la actualidad consume poco más del CDR, por lo que algunos dicen que "comemos demasiada proteína". No obstante, en realidad puede ser ideal un consumo mayor de proteína, de acuerdo con un metaanálisis (un estudio de estudios) de pruebas controladas al azar que se hizo hace poco. La investigación, publicada en el *British Journal of Sports Medicine*, descubrió que los adultos de cualquier edad que hacen entrenamiento de fuerza y consumen el doble de CDR, o 1.6 gramos por kilogramo de masa magra (0.7 gramos por cada 450 gramos) diario mostraban un incremento de casi 10% de fuerza y 25% de masa muscular, en comparación con los grupos de control.[26]

No puedo mencionar lo suficiente los beneficios de tener más musculatura en el cuerpo. Más músculo nos ayuda a combatir la fragilidad. Provee un mecanismo de desecho para los carbohidratos que podamos consumir en exceso. Promueve un incremento en la movilidad, mejor equilibrio, huesos más fuertes, mayor sensibilidad a la insulina y menos inflamación. Estimula la confianza y nuestro estado de ánimo. Ayuda al cerebro a prevenir la neurodegeneración. Sin olvidar la pérdida de 3 a 5% de masa muscular que suele acompañar cada década de vida después de los 30, así que es importante cuidar estos preciados órganos comiendo suficiente proteína, lo que ayuda a facilitar su crecimiento y conservación. (También te daré un plan de entrenamiento en el capítulo 4.)

Alimentos con proteína

Alimento	Contenido de proteína
Huevo (1 huevo entero)	6 gramos
Pechuga de pollo (170 gramos, cocinada)	50 gramos
Carne de res molida, 80% magra (170 gramos, cocinada)	42 gramos
Salmón salvaje (170 gramos, cocinado)	42 gramos
Camarones (115 gramos, cocinados)	24 gramos
Lentejas (½ taza, cocidas)	9 gramos
Frijoles negros (½ taza, cocidos)	7.5 gramos

Para determinar cómo se vería tu consumo diario de proteína, empieza considerando tu peso corporal. Si tienes grasa extra, usa en cambio tu peso ideal. Multiplica cada kilogramo por 1.6 gramos (considera el cuadro de abajo para advertencias adicionales). Por ejemplo, para una persona relativamente magra que pese 61 kilogramos, sumaría un total de 95 gramos de proteína al día.

Cuándo (y por qué) limitar la proteína

Para las personas sanas, el sobreconsumo de proteína no es algo que deba preocuparles porque no sucede con frecuencia. Gracias a su elevada saciedad, los alimentos altos en proteína son autolimitantes. Piénsalo: ¿cuándo fue la última vez que te atascaste de pescado o pechuga de pollo? Si bien las dietas altas en proteína se han validado como seguras para personas con un funcionamiento renal normal, puede ser prudente limitar la proteína si padeces una enfermedad renal.[27] Además, la proteína incrementa ciertos factores de riesgo, así que siempre es una buena idea combinar las recomendaciones anteriores con entrenamiento de fuerza (que cubriré en el capítulo 4). Si no puedes entrenar fuerza, o estás buscando un mantenimiento general de tu salud, procura consumir entre 1.2 y 1.6 gramos por cada kilogramo de masa magra al día.[28]

Además de ayudarnos a fortalecer los músculos, darle prioridad a la proteína nos ayuda a estar delgados y sanos, pues controla el apetito. Cuando no comemos suficiente proteína, tendemos a comer más carbohidratos y grasa. Este fenómeno se explica por la hipótesis del apalancamiento de las proteínas, la cual postula que nos sentimos inclinados a consumir comida hasta que hayamos cubierto nuestros requerimientos mínimos de proteína.[29] Los estudios de alimentación han demostrado que la proteína es el macronutriente capaz de saciar más, suprimiendo mejor el consumo de alimentos, e incluso de calorías, que los carbohidratos y las grasas.[30] ¿Intentas contener el hambre? Podrías probar colaciones densas en proteína, como un yogurt griego entero, carne seca sin endulzar o pescados enlatados para poner en acción la hipótesis del apalancamiento.

Los alimentos que contienen proteína también te ayudan a eliminar la grasa corporal incrementando tu índice metabólico. Se conoce como el *efecto térmico de la alimentación*, o ETA. Dado que la digestión es un proceso de trabajo relativamente intenso, comer cualquier cosa se asocia con un incremento en el gasto calórico. Sin embargo, cada alimento tiene una capacidad distinta de avivar el fuego metabólico. Los alimentos procesados tienen el efecto térmico más pequeño, mientras que los alimentos ricos en proteína tienen el más grande; de hecho, sólo a causa de la digestión se quema entre 20 y 30% de las calorías que consumes en forma de proteína.[31] Esto, junto con su bien documentado efecto supresor del apetito, explica por qué incrementar simplemente el consumo de proteína suele conllevar una pérdida espontánea de peso.

Preguntas frecuentes

P: ¿No se vuelve azúcar el exceso de proteína?

R: El miedo de muchos entusiastas de las dietas bajas en carbohidratos o cetogénicas es que el exceso de proteína en la alimentación se convierta en azúcar. El cerebro necesita *un poco* de azúcar; recuerda que nada más puede cubrir 60% de sus requerimientos de energía con cetonas. Para el resto, ocurre un proceso llamado gluconeogénesis (que literalmente se traduce como "creación de nuevos azúcares"), donde las proteínas se pueden convertir en glucosa. Sin este proceso, una persona que siguiera una dieta cetogénica no podría sobrevivir. Por suerte, la gluconeogénesis es un proceso impulsado por la *demanda*: se da conforme se necesite, y estudios en sujetos sanos han demostrado que las comidas altas en proteína contribuyen muy poco a la elevación de glucosa.[32] Los beneficios de comer más proteína —mantenimiento de la masa magra, estimulación del metabolismo y supresión del apetito— son significativos y es muy probable que superen cualquier efecto negativo para la mayoría de las personas.

La proteína es capaz de proteger el órgano más sexy de todos: tu cerebro. En un estudio publicado en el *Journal of Alzheimer's Disease* los adultos que consumieron los mayores niveles de proteína tuvieron menos beta-amiloides en su cerebro y líquido cerebroespinal,[33] los cuales conforman la piedra angular de las placas que congestionan el cerebro en la enfermedad de Alzheimer. El estudio, el cual examinó a casi 1 000 adultos con buena salud cognitiva, mostró una clara respuesta inversa a la dosis: entre mayor consumo de proteína, menor probabilidad de amiloides elevados que agreden el cerebro. Ya sea que este efecto se deba a la proteína misma o al hecho de que un incremento en el consumo de proteínas pueda ayudarnos a eliminar los alimentos menos saludables y potencialmente proinflamatorios es todavía un misterio.

Cuando aumentes tu ingesta proteínica, ten en mente que no toda la proteína es igual. Hoy en día los carnívoros tienden a consumir sólo el tejido muscular del ganado y dejan de lado las partes con más colágeno del animal (muchas veces estas partes terminan en alimentos comerciales para perros y gatos). Algunas de estas piezas "de desecho" contienen nutrientes que nos ayudan a metabolizar otros, presentes en la carne del músculo. La relación entre la glicina y la metionina, dos aminoácidos en la proteína, lo ilustra perfectamente.

Preguntas frecuentes

P: ¿No puedo obtener toda la proteína que necesito de las plantas?

R: Si bien la proteína de fuentes animales se encuentra entre las proteínas más concentradas y de óptima calidad, es absolutamente posible tener suficiente proteína en una dieta vegetal…, pero tendrás que trabajar en ello. Dales prioridad a los frijoles y a las lentejas, e incorpora variedades. La soya fermentada, como el tempeh, también puede ser una opción, pero asegúrate de que sea orgánica, ya que la soya es un producto básico y su cosecha está sujeta al rocío intenso de agroquímicos industriales. Y ten en mente que algunos alimentos con cierto contenido de proteína, como las nueces, en realidad son mucho más elevados en grasa que proteína, lo que puede acarrear una inmensa carga calórica si los usas para alcanzar tus metas de proteína. Esto puede provocar que empieces a subir de peso inadvertidamente si no tienes cuidado.

La glicina suma hasta un tercio del colágeno, el cual se encuentra sobre todo en partes animales que no nos gusta comer, como la piel, el tejido conectivo y los ligamentos. Es antiinflamatorio y un apoyo para el descanso y la desintoxicación, entre otras cosas. La metionina se concentra en el tejido muscular de los animales, lo que consumimos casi exclusivamente en la actualidad. Necesitamos equilibrar ambos, pero la mayoría de los omnívoros de hoy tiende a consumir demasiada metionina y muy poca glicina, algo que puede tener consecuencias si tomamos en cuenta los estudios con animales. Las ratas que reciben mucha metionina, pero se les priva de glicina, tienen tiempos de vida más cortos; sin embargo, viven hasta una edad muy avanzada si se añaden pequeñas cantidades de glicina a sus dietas.[34] Y los ratones en dietas normales parecen vivir significativamente más —4 a 6%— cuando también reciben glicina.[35]

Entre más metionina ingerimos, más glicina necesitamos. Toma el ejemplo del consumidor quisquilloso que sólo come pechuga de pollo sin piel y sin hueso, rica en metionina. Esa persona —al consumir exclusivamente el tejido muscular magro— está elevando su necesidad de glicina, aunque recibe muy poca. En cambio, esa persona podría decidir comer todas las partes del pollo, lo que ofrecería niveles saludables de ambas. (Siempre puedes notar cuando la carne que comes es rica en colágeno con abundante glicina. Es pegajosa. Después de todo, a veces se dice que el colágeno es el pegamento que mantiene unido el cuerpo.)

¿Cuánta glicina necesita un omnívoro para gozar de buena salud? El cálculo de una investigación estima que debemos consumir alrededor de 15 gramos de glicina al día para que nuestro metabolismo funcione de manera adecuada, lo que representa alrededor de 45 gramos de colágeno.[36] Para dejar establecido un consumo de proteína que también sustente la longevidad y puedas olvidarte de ello, también incluye articulaciones ricas en colágeno (patas o muslos de pollo, por ejemplo), vísceras y caldo de huesos entre tus cortes usuales. ¡Y cómete la piel! Si te parece difícil, un suplemento básico de colágeno es una alternativa barata: carece de sabor y lo puedes revolver con tu café o té.

El poder antidepresivo de tu tenedor

Desde hace mucho se asocia la depresión con una mala alimentación, pero la dirección de la causalidad sigue siendo una incógnita. Estar deprimido puede provocar que busquemos consuelo en nuestra comida chatarra favorita, sin embargo, ¿esos alimentos en realidad atizan el fuego que nos hace buscarlos en primer lugar?

Uno de los estudios más alentadores se publicó en 2017, en la Universidad de Deakin. El estudio encontró que, para pacientes con una depresión severa, quitar la comida chatarra y enfocarse en verduras y frutas frescas, nueces crudas sin sal, huevos, aceite de oliva, pescado y carne de res de libre pastoreo mejoró los síntomas un promedio de 11 puntos en una escala de depresión de 60 puntos. Al final de la prueba, 32% de los pacientes obtuvo resultados tan bajos, ¡que ya no cumplían con el criterio de la depresión! Mientras tanto, las personas en el grupo sin modificaciones alimentarias sólo mejoraron cuatro puntos y 8% logró una remisión.

Desde esa prueba, un metaanálisis de 2019 de la pequeña, pero creciente, literatura al respecto confirmó que, incluso para las personas con depresión clínica, una dieta rica en nutrientes (en especial una que fomente un peso saludable) puede tener un efecto significativo para mejorar el estado de ánimo.[37] Eso, en combinación con el poder natural del ejercicio —detallado en el capítulo 4— ¡es juego, set y partido!

El ionoma que se fue

¿Alguna vez has visto una etiqueta de información nutricional y te has preguntado de *dónde* vas a obtener todas las vitaminas y minerales que necesitas todos los días? Yo sí. La realidad es que, incluso para las personas más conscientes respecto a su salud, recibir una nutrición adecuada hoy en día puede ser un trabajo de tiempo completo. En parte porque la comida se ha vuelto cada vez menos nutritiva con el tiempo. Es el equivalente alimentario de la serie de ciencia ficción *The Leftovers*, con la diferencia de que son los nutrientes los que se han ido.

No es ningún secreto que nuestras prácticas agrícolas modernas colocan el volumen como la prioridad absoluta. Desde la fertilización y la irrigación, hasta la modificación genética, estos métodos suelen implicar un bajo costo y aumentar la producción. Implica una ganancia y alimenta a la población hambrienta, pero el impacto que tiene en la nutrición de los alimentos —en su *ionoma*— sigue siendo un gran misterio. O lo fue hasta que Donald Davis, un bioquímico de la Universidad de Texas, buscó cuantificarlo.

El doctor Davis comparó datos de 43 diferentes frutas y verduras disponibles desde 1950 hasta 1999. En un mero periodo de 50 años notó "deterioros fehacientes" en numerosos nutrientes, incluyendo calcio, fósforo, hierro, riboflavina y vitamina C.[38] Las reducciones de algunos nutrientes fueron sustanciosas; en ciertos casos hubo una disminución de hasta 38%, como sucedió con la riboflavina. Ésta, mejor conocida como vitamina B_2, es importante para una función cognitiva y un estado de ánimo sanos, mientras que los niveles bajos se vinculan con una pobre utilización del hierro, problemas de piel, estrés oxidativo y presión alta, entre otras cosas.

Los métodos de cultivo no son lo único que ha cambiado. El dióxido de carbono (CO_2) se libera naturalmente hacia la atmósfera desde los océanos, el aliento cuando exhalamos y a través de cualquier cantidad de gases industriales y procesos de quema de carbono. Es además un nutriente necesario para que las plantas generen energía. En el pasado, la atmósfera proveía suficiente CO_2 a las plantas para un crecimiento medido y una máxima densidad de nutrientes. Desde la Revolución Industrial, el carbono atmosférico casi se ha duplicado, en una concentración mayor de lo que había sido en cualquier momento de los últimos 400 000 años. Sabemos que esto contribuyó a elevar el nivel del mar, pero ¿qué consecuencias podría acarrear para las frutas y verduras?

Si bien es difícil medir el impacto total, *somos* capaces de cuantificar el efecto de los niveles elevados de CO_2 en las cosechas de alimentos gracias a una técnica llamada enriquecimiento de dióxido de carbono en el aire libre (FACE, por sus siglas en inglés). Dicha técnica involucra impactar grandes extensiones de tierra con aire enriquecido con CO_2 para ver cómo se desarrollan las plantas que crecen en ese suelo. En el pasado, FACE se usó en una gran cantidad de cosechas individuales, pero no fue hasta que apareció un matemático y biólogo de la Universidad Bryan de Ciencias de la Salud, Irakli Loladze, que se midió el efecto neto de los niveles altos de CO_2 en una gran variedad de plantas.

En 2014 el doctor Loladze realizó un metaanálisis de la información de FACE disponible para varias cosechas, entre ellas espinacas, rábanos, pepinos, moras y diversos tipos de arroz. Descubrió que, con el tiempo, los niveles elevados de CO_2 reducen la concentración general de 25 minerales importantes —incluidos calcio, potasio, zinc y hierro— hasta en 8 % en promedio.[39] También descubrió que había aumentado la concentración de carbohidratos en relación con la proteína, diluyendo todavía más su valor nutricional con más almidones y azúcares. Al igual que los humanos, las plantas ahora enfrentan su propia forma de obesidad, ¡que a su vez puede estar contribuyendo a la nuestra!

"Las cosechas modernas que crecen más grandes y con mayor velocidad no necesariamente son capaces de adquirir los nutrientes con la misma rapidez, ya sea por síntesis o por adquisición a través del suelo", escribió Donald Davis, bioquímico de la Universidad de Texas, en una columna de la revista especializada *Food Technology*.[40] Como resultado, las plantas en nuestro plato se han vuelto más —no menos— importantes. "Nuestros hallazgos aportan otra razón para comer más verduras y frutas porque siguen siendo nuestros alimentos más densos para casi todos los nutrientes", continúa. Éstas son algunas formas probadas y comprobadas de maximizar la densidad nutricional de tu comida y evitar cualquier posible deficiencia.

Elige productos frescos orgánicos si es posible

No se trata sólo de vitaminas y minerales que se fueron sin permiso. Las plantas, sin la capacidad de pelear o huir de la depredación, producen una miríada de químicos para ahuyentar roedores, pestes e infecciones fúngicas. Se ha visto que muchos de estos compuestos, como los polifenoles, actúan en nuestro favor. Las plantas que crecen de manera orgánica porque no reciben apoyo de pesticidas sintéticos desarrollan niveles más elevados de dichos compuestos beneficiosos, hasta en 30 o 40 %, el equivalente de comer una o dos porciones más de frutas y verduras ¡al día![41] Si no puedes comprar orgánico o no está disponible en tu zona, no permitas que se vuelva un impedimento para que comas más verduras frescas, sin procesar, incluso si se cosechan convencionalmente. Sólo recuerda lavarlas bien antes de comer.

Cómo lavar tus productos frescos

Enjuagar frutas y verduras con agua limpia puede ayudar a disminuir los residuos de pesticidas en la superficie, pero estudios recién publicados han demostrado que podemos lavar con mayor efectividad si seguimos en sencillo truco. Al añadir una cucharadita de sal, vinagre o bicarbonato al agua de lavado mejoramos el proceso hasta cuatro veces. Para una reducción todavía mayor, podrías remojar tus frutas y verduras entre 10 y 20 minutos (el tiempo utilizado por los científicos en los estudios antes mencionados), pero seamos honestos: es probable que no sea práctico en la mayoría de las circunstancias. Por ende, un minuto o dos probablemente sea efectivo, pero si tienes prisa, simplemente enjuaga tus alimentos bajo el chorro de agua.[42]

Come una ensalada grande todos los días

¿Quieres tener un cerebro más sano? Procura consumir una ensalada grande cada día, una práctica asociada con la reducción del envejecimiento cerebral hasta en 11 años.[43] Llena la ensalada con verduras de hoja oscura, como espinacas, kale o arúgula, y siempre incluye una fuente de grasa, como un huevo, un trozo de pescado graso o una cucharada o dos de aceite de oliva extra virgen. Esto permite la absorción de carotenoides (pigmentos vegetales), como luteína y zeaxantina, encontrados en las verduras. Si bien el adulto promedio mayor de 50 años consume menos de dos miligramos de estos compuestos al día, seis miligramos diarios de una combinación de luteína y zeaxantina son esenciales para ayudar a evitar la degeneración macular relacionada con la edad, y 12 miligramos al día pueden mejorar tu memoria en parte apoyando la capacidad de tu cerebro de crear energía.[44]

Éstas son algunas fuentes de fácil acceso de luteína y zeaxantina:

Principales fuentes vegetales de luteína y zeaxantina (l+z)

Alimento (1 taza, cocinado)	Contenido de l+z combinadas
Kale	24 miligramos
Espinacas	20 miligramos
Acelgas	19 miligramos
Hojas de mostaza	15 miligramos
Col berza	12 miligramos
Chícharos verdes	4 miligramos
Coles de Bruselas	2 miligramos
Maíz dulce	2 miligramos
Brócoli	2 miligramos

Recuerda que para absorber estos poderosos compuestos estimulantes del cerebro y que tu cuerpo pueda utilizarlos, *debes* consumir una fuente de grasa junto con ellos. Es una de las razones por las que los aguacates son un alimento casi perfecto para el cerebro: además de ser un fruto bajo en azúcar, rico en potasio y fibra para la salud cardiaca, aporta luteína y zeaxantina, junto con una buena dosis de grasas saludables para asegurar que estos compuestos no se desperdicien.

Una vez que hayas llenado tu ensalada con verduras verdes, no olvides que no hay reglas. A mí me encanta añadir semillas de girasol (que ofrecen una poderosa dosis de vitamina E para nutrir el cerebro) y hierbas, como cilantro. Varía para que no te canses; hay posibilidades infinitas para asegurar que tu "ensalada con grasa" de todos los días ¡no sea aburrida!

Olvídate de la moderación, busca la consistencia

La gente que sigue el consejo de "comer todo con moderación" tiende a comer menos alimentos saludables, como verduras, y más alimentos no saludables, como carnes de animales alimentados con granos, postres y refrescos.[45] Quienes llevan las dietas más saludables comen una variedad relativamente pequeña de alimentos sanos. No te sientas culpable ni poco aventurero por comprar tus alimentos favoritos cada vez, considerando que entre ellos se encuentren algunos básicos, como huevos, pescados grasos, verduras de hoja verde, carne de res de libre pastoreo, verduras crucíferas y allium, como ajo y cebolla. Te daré otros elementos para tu lista del supermercado en el capítulo 7.

Incorpora una variedad de productos animales y plantas

La gente posee habilidades diversas y de una relevancia clínica para absorber nutrientes de las plantas o para sintetizar nutrientes esenciales de precursores con una base vegetal. Dos ejemplos incluyen el ácido alfalinolénico (ALA) —omega-3 de base vegetal— y el beta-caroteno. La conversión de ambos en sus formas útiles (grasa EPA y DHA, y vitamina A, respectivamente) recibe una influencia significativa de los genes, y muchas personas son malos conversores. Al consumir omega-3 preformado (dentro de carne de res de libre pastoreo y pescados grasos) y vitamina A real (presente en el hígado de res y también en pescados grasos), procura la seguridad de que tu cuerpo utilice en seguida estos nutrientes cruciales.

Hígado y moluscos:
los multivitamínicos de la naturaleza

El hígado, ya sea de res o de pollo, está retacado de enormes concentraciones de vitaminas y minerales, pero tres en particular hacen que valga la pena comerlo: vitamina B_{12}, colina y vitamina A. Cada uno de estos nutrientes es esencial para la función cerebral, y en ninguna otra parte del supermercado se encuentran en mayor concentración —y en una forma que tu cuerpo y tu cerebro puedan utilizar fácilmente— que en el hígado. La vitamina A, por ejemplo, se obtiene consumiendo verduras naranjas, las cuales contienen beta-caroteno, pero la gente tiene una capacidad muy diversa de hacerlo. En el hígado ya está listo para que tu cuerpo lo utilice en una forma inmediata. Busca hígado orgánico, de libre pastoreo o de animales de crianza libre.

Los moluscos también son un alimento muy importante para el cerebro, ya que contienen inmensas cantidades de vitamina B_{12} y zinc. Si es seguro asumir que no eres alérgico a los productos del mar, intenta incorporar almejas, ostiones y cangrejo a tu dieta. El zinc en particular es crucial para los procesos que sustentan la función cerebral y la salud mental, y se absorbe con facilidad en forma de moluscos. Las leguminosas también contienen zinc, pero hay una cuestión: tienen, asimismo, compuestos que inhiben la absorción de zinc.

Quédate con los alimentos de un solo ingrediente

Los alimentos reales no tienen una lista de ingredientes: ellos son el ingrediente. Como descubriste antes, los alimentos empaquetados tienden a ser hiperdeliciosos. Esto implica que, por lo general, se mezclan con sal, grasa, azúcar y granos refinados para inducir un hambre insaciable. Lo que es peor, se extraen los nutrientes esenciales de estos alimentos y se añaden más adelante, por lo general, formas sintéticas baratas (el ácido fólico, la forma del folato hecha por el hombre, es un ejemplo perfecto de ello, y muchas veces se añade a productos de trigo refinado). Enfócate en alimentos con un solo ingrediente, de temporada, y aprende técnicas de cocción sencillas que incorporen una gran variedad de hierbas, especias y sazonadores para asegurar la amplia gama de nutrición que ofrecen (te daré algunos puntos de partida en el capítulo 7).

Amargo es mejor

¿Recuerdas la primera vez que probaste el café, la cerveza o el vino? Es posible que no te gustaran mucho por lo amargo de su sabor, pero muchos compuestos de plantas amargas, desarrollados para ahuyentar pequeños insectos, son potentes estimulantes de la salud. Piensa en los polifenoles picantes del aceite de oliva extra virgen, que le dan su poder antiinflamatorio, o los secos taninos del café, el té y el vino, que pueden presumir sus efectos neuroprotectores y anticancerígenos. Quizá el tracto digestivo haya evolucionado con receptores especiales sólo para el sabor amargo, y activarlos puede otorgar beneficios, tales como menos inflamación y un mejor manejo de la glucosa.[46]

Desafortunadamente los sabores amargos (y sus compuestos beneficiosos) están saliendo de nuestros productos frescos con las formas de cultivo de hoy, ya que los agricultores las reemplazan con concentraciones cada vez más elevadas de azúcar y almidón, más apetitosos (esto además de la merma *involuntaria* por medio de las prácticas agrícolas convencionales que mencioné antes). Aun así, puedes buscar estos compuestos amargos para estimular tu salud en el supermercado; todo lo que tienes que hacer es incorporar con regularidad a tu dieta alimentos como jengibre, moras silvestres, arúgula, hojas de diente de león, cáscaras de cítricos, cúrcuma, aceite de oliva extra virgen, cacao, té y café.

Acabamos de cubrir *qué* comer, una combinación de productos vegetales frescos, densos en nutrientes, y productos animales adecuadamente criados en cada comida. Pero *cuándo* comer puede ser igual de crucial, y éste es el tema de mi siguiente capítulo.

Notas de campo

✓ La comida chatarra hipersuculenta (pornografía para la boca) secuestra tus centros cerebrales de recompensa, por lo que es difícil moderar su consumo, así que esfuérzate en evitarla.

✓ Mantener pulsátil la insulina (por ejemplo, al elegir alimentos altos en carbohidratos después de tus entrenamientos) no sólo puede ayudarte a conservar tu sensibilidad a la insulina, sino a promover una distribución más sana del azúcar.

✓ Evita los aceites de granos y semillas que contengan grasas trans, las cuales promueven la inflamación sistémica y el daño colateral a tus tejidos.

✓ No temas a la sal. Agrega sal a tus verduras, al gusto.

✓ Un consumo mayor de proteína (el doble del consumo diario recomendado) apuntala el crecimiento de masa magra y su conservación, lo que tiene numerosos papeles antienvejecimiento y promotores de la salud en el cuerpo.

✓ La proteína también te puede ayudar a perder peso, disminuyendo el hambre y aumentando el gasto calórico, por ejemplo, en cuanto al efecto térmico de la alimentación.

✓ Nuestra comida es cada vez menos nutritiva debido a las prácticas agrícolas, que buscan maximizar la productividad, y al incremento de CO_2 en la atmósfera. Es la razón de que sea particularmente importante basar tu dieta en alimentos densos en nutrientes.

2

El tiempo es todo

Brenda Chenowith: Creo que el tiempo es todo.
Nate Fisher: Creo que tienes razón.
—Seis pies bajo tierra

Desde que existe la humanidad hemos sentido reverencia por el mundo natural. Está enraizado en nuestros mitos más sagrados. Los teólogos han especulado que las grandes religiones del mundo son meras metáforas para elementos como el sol y las estaciones. Mucho antes del advenimiento de la luz artificial, celebrábamos la presencia del sol y temíamos su ausencia. La luz del día (o la carencia de ella) ha guiado todos nuestros actos, desde los ciclos de sueño y vigilia, hasta nuestros hábitos alimenticios e incluso nuestra conducta de apareamiento.

Desafortunadamente la industrialización humana ha ocasionado tensión en algunas de nuestras relaciones más importantes. En el capítulo anterior viste cómo la llegada de la agricultura intercambió el problema de la escasez de comida por una reserva alimentaria construida sobre los cimientos de alimentos preparados, baratos y de fácil acceso. Esto nos ha llevado hasta índices de obesidad y deficiencias nutricionales sin precedentes. Las siguientes páginas explorarán otra de las múltiples relaciones que ha cambiado: nuestra relación con el tiempo.

Las noches solían ser oscuras, pero hemos anulado la oscuridad con luz artificial. Considera el advenimiento de la tecnología móvil: hace menos de una década el teléfono celular promedio transmitía dos colores y era tan brillante como un foco tenue. Hoy los teléfonos emiten millones de colores y un resplandor que puede iluminar toda una habitación. Éste y otros factores han provocado que el mundo se vuelva el equivalente de un casino de Las Vegas, y deja al cuerpo y al cerebro perdidos en el tiempo. Pero la casa siempre gana, y nuestra salud es la deuda final que hemos pagado.

Este capítulo servirá para reorientarte en el tiempo. Como pronto descubrirás, estamos preparados evolutivamente para vivir siguiendo un ritmo diario antiguo. Examinaremos el poder de la luz y la comida, dos insumos con que el cuerpo cuenta desde hace milenios para saber qué hora del día es. Hoy, estas variables se han convertido en poco más que una idea pasajera, pero son cruciales para que el cuerpo calcule temporalmente —y optimice— sus procesos en concordancia. Prepárate para darle cuerda al reloj hacia una mejoría en el estado de ánimo, la digestión, el peso y una vida más longeva y sana.

Programar tu reloj

La música está en ti.
—New Radicals

Tan seguro como que el sol sale y se esconde todos los días, probablemente sigues una rutina diaria. Te despiertas, frotas tus ojos y quizá vas al baño. Entras a la cocina por un poco de agua; tal vez enciendes la cafetera. En algún momento te vas a trabajar y logras tener algunas horas de intenso enfoque antes de que tu estómago empiece a gruñir y almuerces. Si no estuvieras metido en la oficina, es probable que metieras un entrenamiento a media mañana o en la tarde. Al llegar la noche te relajas yendo al cine o platicando con un ser querido durante la cena. Día tras día realizamos ciertas tareas dependiendo de la hora.

De muchas maneras, trabajamos con el piloto automático, mostrando ciertas inclinaciones que han existido desde los albores de la humanidad. Para nuestros ancestros, las horas diurnas servían para establecer campamentos, buscar comida, explorar y cazar. En la noche buscaban refugio, agrupándose alrededor del fuego con sus seres queridos para comer, contar historias e irse a dormir. Incontables milenios después seguimos trabajando durante el día y nos entretenemos con historias (películas, teatro, libros y televisión) en la noche. Más que meros constructos culturales, estos comportamientos tienen cimientos biológicos innatos en nosotros, perfeccionados a lo largo de eones de vida sobre la Tierra.

El ritmo diario que sigue el cuerpo se llama ritmo *circadiano*, derivado de las palabras latinas para "sobre el día", o *circa diem*. Casi todos nuestros 23 000 genes están sujetos a la influencia circadiana. ¿Cuál es el mejor cronómetro para nuestro ritmo de 24 horas? Una pequeña zona del cerebro llamada *núcleo supraquiasmático* o NSQ. Con un tamaño de media chispa de chocolate e integrado por alrededor de 20 000 neuronas, el NSQ es el reloj central de tu cerebro. El cuerpo se encuentra inmensamente influido por él —como empiezan a mostrar las investigaciones—, más allá de sólo despertar y quedarte dormido.[1]

El NSQ descansa en lo profundo del hipotálamo, una región cerebral que controla algunos de nuestros impulsos más fundamentales, como el hambre, la sed y la necesidad de procrear. Funciona como el regulador metabólico maestro del cuerpo, al igual que su termostato, y vincula al cerebro con el resto del cuerpo a través de su influencia en la glándula hipófisis y su secreción hormonal. Es tan antiguo, que posiblemente existió en forma rudimentaria antes de la evolución del cerebro mismo. Todo esto para decir que el hipotálamo —y el NSQ que alberga— es elemental para la supervivencia.

El NSQ guía nuestras inclinaciones diarias al monitorear la luz que penetra a través de —¿dónde más?— los ojos. Hay numerosas proteínas sensibles a la luz en el ojo, muchas de las cuales comunican información visual al cerebro, creando las imágenes que vemos. Pero una proteína misteriosa llamada melanopsina se ha vuelto el centro de la investigación circadiana. La melanopsina, encontrada en sólo una pequeña cantidad de células oculares que se comunican directamente con el NSQ, no está involucrada en la visión y nada más es sensible a la luz azul brillante, que históricamente no vendría más que del sol. Parece tener un único propósito: programar el reloj interno del cuerpo.

Cuando se activa por la luz brillante del sol, la melanopsina ajusta, o *sincroniza*, el NSQ, anclándolo a la mañana y activando la alarma que prepara al cuerpo para las múltiples tareas del día. Esto incluye liberar diversas hormonas, como cortisol y testosterona, y activar la peristalsis o el movimiento del contenido a lo largo del sistema digestivo. (¿Alguna vez te has preguntado por qué la mayoría de la gente empieza el día evacuando? Ahora lo sabes.) Asimismo, acelera el motor metabólico, quemando los combustibles en reserva para aportar fuerza durante todo el día y permitir el almacenamiento temporal de cualquier caloría en exceso que puedas consumir.

¿No duermes como solías hacerlo?

Los cambios relacionados con la edad que ocurren en los ojos nos vuelven menos sensibles a la luz con el paso del tiempo. Para la edad de 45 años, una persona tiene más o menos la sensibilidad de carácter circadiano a la luz que tenía a los 10.[2] Puede explicar por qué los adultos de hoy, arrojados hacia el mismo mundo asincrónico y siempre encendido, tienen más problemas para dormir, y por qué la perturbación circadiana es tan común en condiciones relacionadas con la edad, como la enfermedad de Alzheimer y la de Parkinson. Para una persona de mediana edad o mayor será necesario tener más exposición a la luz del día para obtener el mismo beneficio de arraigo, pero hacerlo puede mejorar marcadamente su sueño nocturno.

Por fortuna, configurar tu reloj maestro es tan sencillo como exponer tus ojos a la luz brillante temprano en el día. Las investigaciones muestran que, para que la melanopsina —tu proteína sensible a la luz— sincronice tu reloj cerebral, el NSQ, es necesario que reciba alrededor de media hora de 1 000 luxes de luz (aproximadamente la luminosidad de un día nublado). Toma el tiempo de recibir la gloriosa luz del día cada mañana, ya sea caminando hacia el trabajo o parándote cerca de una ventana grande sin lentes de sol, y considera que la luz ambiental del sol siempre es suficiente para sincronizar adecuadamente tu ritmo circadiano.

Dale mantenimiento a tu reloj

Por fácil que parezca recibir suficiente luz en la mañana, la persona común pasa 93% de su tiempo en interiores.[3] No sólo hace que los problemas circadianos sean tan frecuentes, es la razón de que dar *mantenimiento* a su ritmo se haya convertido en uno de los principales retos de la vida moderna. Ya sea que no ilumine lo suficiente durante el día o ilumine demasiado en la noche, la luz artificial lanza al abismo el anhelo del cuerpo de tener equilibrio y rutina, provocando que vivamos en un estado perpetuo de *jet lag*.

¿Tienes una cirugía? Que sea después del mediodía

Sanar puede ser el último proceso del cuerpo que se ha vinculado con nuestro reloj de 24 horas. En un estudio de 600 personas que tuvieron

cirugía a corazón abierto, el riesgo de un evento cardiaco postopera-
torio se recortó a la mitad entre pacientes que entraron a cirugía en la
tarde, en comparación con los que entraron en la mañana. Además, los
pacientes que estuvieron en cirugía en la tarde tuvieron menos daño en
el tejido cardiaco. ¿Qué podría explicar esta impactante observación?
Los cirujanos mismos reciben la influencia de ritmos circadianos, y los
tiempos de reacción y la coordinación mano-ojo suelen ser mejores en
la tarde. Pero también hubo evidencia de que cientos de genes rítmi-
camente sincronizados se activaron en los pacientes, y algunos con un
papel potencial en la mayor probabilidad de daño tisular en la mañana.
"Como resultado, reprogramar una operación cardiaca a la tarde puede
ayudar a reducir el riesgo de daño al corazón después de la cirugía", dijo
David Montaigne, cardiólogo y autor principal del estudio.[4]

Cuando se pone el sol, el NSQ por lo general envía la señal a la glándula
pineal cercana para empezar a liberar melatonina, la hormona induc-
tora del sueño, casi como un último trago bioquímico antes de dormir.
Este proceso pocas veces se perturbaba en tiempos de nuestros ancestros, cuando las luces más brillantes en la noche eran las estrellas, el
fuego o la luna, ninguno lo suficientemente luminoso como para afectar la liberación de melatonina. Hoy en día los dispositivos que emiten
luz, como la televisión y los smartphones, pueden alcanzar fácilmente
una luminosidad capaz de activar nuestro NSQ, lo que provoca que el
cuerpo piense que es de día, cuando no lo es, y el cerebro suprima la
melatonina como consecuencia.

En seguida encontrarás algunos escenarios comunes y la intensidad
esperada de la luz. Considera que es muy fácil que la luz en un supermercado o una farmacia alcance la intensidad requerida para reajustar
tu reloj circadiano, así que, si piensas ir rápido por algo de comer muy
tarde en la noche, no olvides que puede afectar tu sueño.

Intensidades típicas de la luz

Luna llena, cielo nocturno despejado	25 lux
Luz tenue	5-50 lux
Luz de la sala	200 lux
Oficina	500 lux
Gimnasio	750 lux
Supermercado/farmacia	750-1 000 lux
Exteriores, día nublado	1 000-10 000 lux
Día soleado, sombra	50 000 lux
Sol brillante	100 000 lux

Intensidad mínima parala activación del circadiano = 1 000 lux

Aunque pueda ser reconocida sobre todo por ayudarnos en la relajación, la melatonina no es meramente una hormona del sueño, tiene un papel clave en los poderes limpiadores y curativos del sueño. Se demostraron algunos de sus efectos en la salud cuando los investigadores proporcionaron suplementos de melatonina a pacientes con diabetes tipo 2. En comparación con un placebo, tres meses de suplementación con 10 miligramos diarios de melatonina mejoraron los marcadores de inflamación, estrés oxidativo, control de glucosa y otros indicadores de riesgo patológico en los pacientes.[5]

Cómo la luz artificial te puede hacer engordar

La melatonina no sólo es clave para dormir mejor y estar más sano, también puede derretir esa necia grasa corporal. La melatonina incrementa y activa la grasa *parda*, un tipo raro y beneficioso de grasa —a diferencia de la grasa blanca que se acumula alrededor de la cintura y en otros lugares— que quema calorías y secreta poderosas hormonas para apoyar la salud metabólica.[6] Ya sabemos que la obesidad está vinculada con la falta de sueño y la mala salud; descuidar esta poderosa secuencia metabólica puede ofrecer otra explicación. Permitir la liberación de melatonina en la noche sin restricciones estimulará los niveles saludables de grasa parda y te ayudará a dormir mejor también. (Más sobre la grasa parda y otras formas de incrementarla en el siguiente capítulo.)

La melatonina también regula un proceso llamado *autofagia*. Es casi la versión biológica del método KonMari, donde se reciclan los componentes celulares viejos y dañados. ("¿Estas mitocondrias gastadas y viejas encienden la alegría? ¿No? Bueno, pues… *¡sayonara!*") Más que un mecanismo para despejar, la autofagia es vital para la salud y la longevidad celular. Pueden surgir ciertas condiciones cuando permanecen las proteínas disfuncionales que *deberían* eliminarse. La enfermedad de Alzheimer y la de Parkinson son dos ejemplos clásicos en los que las proteínas basura se acumulan en el cerebro. Y si bien no se ha establecido la perturbación circadiana como una fuerza causativa de ambas condiciones, no es de sorprender que tanto el Alzheimer como el Parkinson estén vinculados con relojes internos disfuncionales.

Ambas enfermedades comparten otro linaje común: ADN dañado, ya sea por mutaciones o rupturas de las cadenas de material genético que te hacen ser *tú*. Con el tiempo, lentamente ocurre cierto grado de daño al ADN, y por fortuna la melatonina promueve su reparación.[7] Interferir con esta hormona del sueño, sin embargo, obstaculiza su proceso. Al incrementar de manera simultánea la fuente clave del daño al ADN (el estrés oxidativo) y reducir la capacidad de tu cuerpo de defenderse a sí mismo, la alteración circadiana no sólo acelera el envejecimiento y la decadencia del cerebro, sino que promueve la formación de tumores. Lo que puede explicar por qué los trabajadores por turnos, que suman hasta 20% de la fuerza laboral en el mundo y soportan una alteración circadiana regular, parecen tener una mayor inclinación por ciertos cánceres.[8]

Menos mal que el cerebro produce toda la melatonina que necesitamos mientras no nos metamos en su camino. Al empezar todos los días con la luz natural brillante (idealmente del sol) y terminar con un respiro de ella, estimulas la liberación óptima de melatonina, lo que ayuda a contrarrestar los procesos que promueven inflamación, cáncer, autoinmunidad, cardiopatía y neurodegeneración.[9] Éstas son algunas otras formas de asegurar que tu ritmo circadiano (y la liberación natural de melatonina) marchen ininterrumpidamente:

✓ *Limita el consumo de cafeína en la tarde.* La cafeína afecta al cerebro de la misma manera que la luz brillante.[10] Muchos de nosotros poseemos diferencias genéticas que llevan a índices más lentos en el metabolismo de la cafeína, lo que justifica la advertencia para quienes nos gusta consumirlo después de las 2:00 p.m. Deja las 4:00 p.m. como tu corte absoluto.

✓ *Usa lentes para bloquear la luz azul antes de dormir.* ¿Estás trabajando hasta tarde? Usar lentes ámbar dos o tres horas antes de acostarte ha demostrado reducir la supresión de melatonina por luz hasta en 58%.[11] Puedes visitar <http://maxl.ug/TGLresources> para consultar sugerencias.

✓ *Utiliza* Night Shift *o una aplicación similar para bloquear la luz azul de tu teléfono y otros dispositivos.* Añaden calidez al color de tus pantallas y eliminan los tonos azules más fríos. Configúrala para que active automáticamente su tono más cálido al atardecer.

✓ *Disminuye el brillo de tu televisión y otros dispositivos.* La mayoría de las televisiones, computadoras y smartphones te permiten alterar el brillo. Mantenlos en el nivel más bajo que sea cómodo para ti durante la noche.

✓ *Usa lámparas de noche de color ámbar en tu hogar.* Puedes colocar estas luces baratas en tu baño, cocina y otras zonas de la casa que visites con frecuencia para reducir tu dependencia a las luces brillantes durante la noche.

✓ *Consume alimentos ricos en luteína y zeaxantina.* En un estudio controlado con placebo, estos dos pigmentos vegetales solubles en grasa demostraron reducir la fatiga y la tensión ocular, así como los dolores de cabeza provocados por el uso de pantallas.[12] También mejoró significativamente la calidad del sueño. Entre los alimentos ricos en luteína y zeaxantina se encuentran el kale, las espinacas, el aguacate y las yemas de huevo de libre pastoreo.

✓ *Consume alimentos ricos en vitamina A.* La melanopsina, tu cronómetro maestro, es una proteína con una base de vitamina A. Intenta consumir vitamina A de fuentes animales primero, como hígado, salmón, trucha, huevos y caballa, seguido de verduras de color naranja, como zanahoria y camote.

✓ *Evita el ejercicio en la noche.* Entrena cuando puedas, pero si puedes elegir un horario, evita hacer ejercicio extenuante dos horas antes de acostarte. Estimula el sistema nervioso y puede adelantar tu ritmo circadiano y ello provocaría que te encuentres menos alerta al día siguiente.[13]

✓ *Consume grasa* DHA *adecuada.* La grasa DHA es un ácido graso omega-3 muy importante que se encuentra en el salmón salvaje, la hueva de salmón, los huevos de libre pastoreo o enriquecidos con omega-3, y la carne de res de libre pastoreo. También puedes tomar un suplemento de aceite de pescado o de alga de alta calidad. Las ratas deficientes de DHA tuvieron una supresión en la secreción de melatonina, la cual se normalizó al suplementar con DHA.[14]

Hay otros trucos para optimizar tu sueño de manera más general en la página 205.

La cocina está cerrada

El NSQ influye en todos los órganos del cuerpo cuando indica a las glándulas cercanas que liberen hormonas, esos mensajeros químicos de amplio rango, hacia el torrente sanguíneo. Pero cada uno de nuestros órganos internos tiene su propio reloj más pequeño, el cual funciona con su propio cronómetro de 24 horas. Lo ideal sería tener todos estos relojes sincronizados, pero como sucede con muestro reloj maestro, los periféricos no reciben ninguna clase de respeto del mundo moderno. ¿La razón? La disponibilidad casi constante de comida.

Una persona común come todo el día, por lo general tres comidas grandes, mientras consume colaciones y bebidas azucaradas, repletas de calorías, entre cada una. La mayoría de nosotros estamos digiriendo y metabolizando comida todo el periodo de 16 horas que estamos despiertos. Incluso las autoridades nutricionales recomiendan mantener tu glucosa "equilibrada" haciendo muchas comidas pequeñas a lo largo del día. No obstante, este patrón de alimentación no sólo está asociado con niveles más elevados de hambre y un mayor índice de masa corporal (una medida de la obesidad), puede ser el pilar sobre el que se sostenga la epidemia moderna de diabetes tipo 2 y otras enfermedades crónicas asociadas.[15]

Cuando el sol comienza a ponerse, el NSQ empieza a relajarse de los procesos que apoyan las actividades asociadas con la luz de día, incluidos comer y hacer ejercicio. Con la melatonina ahora elevándose, y con el cortisol, la hormona para despertar tu cuerpo, llegando a su nadir en el día, el metabolismo —tu maquinaria generadora de energía— se desacelera. Comer dentro de esta ventana provoca asincronía entre tus relojes periféricos y el NSQ. Si esto pasara de vez en cuando, no sería un problema. Pero comer justo antes de acostarte regularmente puede provocar aumento de peso y mala salud.

Comer algo a medianoche tiene un efecto más inmediato en la digestión. Conforme progresa la noche, cierra la "cocina" del cuerpo. Se producen menos jugos gástricos y las contracciones que empujan la comida a través del tracto digestivo (peristalsis) empiezan a disminuir. El tránsito lento de una comida o una colación nocturna implica que la comida pasa mucho más tiempo en el intestino delgado, lo que puede ocasionar una fermentación excesiva por las bacterias residentes. Las consecuencias son muchas: gases dolorosos (normalmente no se producen gases en un grado significativo dentro del intestino delgado), inflamación, constipación e incluso sobrecrecimiento bacteriano del intestino delgado, o SBID.

Conforme termina el día el cuerpo también se vuelve menos efectivo para procesar carbohidratos y azúcar, un fenómeno que a veces se denomina "diabetes de la tarde".[16] Esto no debería sorprendernos: las horas de la noche están destinadas a la reparación y la liberación, no al resguardo y el crecimiento, aunque esto último sea justo lo que los carbohidratos y azúcares promuevan a partir de su estimulación de la hormona insulina, la cual se vuelve menos efectiva de noche, lo que afecta negativamente la forma en que el cuerpo maneja el azúcar.

Preguntas frecuentes

P: ¿Comer en la noche me engorda?

R: El equilibrio calórico en general determinará tu peso, pero si bien las calorías no cuentan más en la noche, los atracones a media noche pueden afectar negativamente las hormonas que regulan el hambre y el gasto energético. Podría provocar que consumas más calorías mientras quemas menos, estimulando así la acumulación de grasa con el tiempo.[17] Asimismo, hay otros inconvenientes de comer tarde. Conforme progresa el día, también nos volvemos menos sensibles a la insulina. Esto implica que cenar algo rico en carbohidratos puede hacer que tu glucosa permanezca elevada durante más tiempo que si hubieras consumido la misma cantidad de carbohidratos en el día. Como mencioné en el capítulo 1, la glucosa elevada de manera crónica deja un caos en tus entrañas… entre las que se encuentran los vasos sanguíneos que van hacia tu cerebro. Una incursión nocturna ocasional a tu refrigerador está bien (oye, todos lo hacemos), en particular si duermes bien, te desestresas y haces ejercicio con regularidad. Pero no lo vuelvas un hábito.

¿Cuántas comidas a medianoche se requieren para empezar a padecer las consecuencias metabólicas? No muchas. Tres días de desajuste pueden provocar resistencia a la insulina, el sello distintivo de la diabetes tipo 2; y, es más, una sola comida tarde en la noche (consumo a las 11:00 p. m., en comparación con las 6:00 p. m.) puede volvernos peores para manejar la glucosa al día siguiente. Si intentas mantener en orden tus niveles diurnos de hambre y energía (y evitar el riesgo para tu cerebro y tu sistema cardiovascular), considera cenar temprano la noche anterior.

Aparte de fomentar un caos metabólico, los niveles elevados de insulina en la noche —que se logran con facilidad con postres y colaciones almidonadas— también pueden socavar el mejor esfuerzo de tu cuerpo por permanecer joven. La hormona de crecimiento (HC) se eleva bruscamente en la noche. Se ha pregonado el potencial anti-envejecimiento de la HC en adultos, pues ayuda a construir colágeno (importante para la salud de la piel y las articulaciones) y conservar la masa magra. También apoya una función cognitiva saludable y tiene un papel en el aspecto rejuvenecedor del sueño de buena calidad. Desafortunadamente la HC y la insulina tienen efectos opuestos, y los niveles elevados de insulina suprimen la liberación de la HC.

Para dejarlo claro, la investigación sobre el tiempo circadiano nutricional es reciente y está evolucionando, pero experimentos tanto en animales como en humanos validan la noción de que el momento en el que comes puede ser tan importante como lo que comes. Un líder en el centro de esta investigación es Satchidananda "Satchin" Panda, del Instituto Salk de Ciencias Biológicas, en La Jolla, California. El doctor Panda estudia cómo los relojes celulares trabajan unos con otros por todo el cuerpo. Destaca su participación en el equipo que descubrió la proteína sensible a la luz melanopsina, y su laboratorio (el cual tuve el placer de visitar en 2018) ahora observa cómo los numerosos relojes del cuerpo trabajan juntos para influir en la reserva de grasa, la enfermedad y el envejecimiento mismo.

Similar a nosotros, los ratones suelen comer durante cierta mitad del día, lo que vuelve su especie una buena candidata para la investigación circadiana. El doctor Panda quería saber qué pasaría si interrumpiera sus ritmos diarios para simular las experiencias humanas modernas en forma regular. Su equipo y él tomaron dos grupos de ratones y les dieron dietas idénticas, pretendiendo imitar la dieta común promotora de la obesidad. La única diferencia entre ambos grupos era *cuándo* tenían acceso a la comida.

Algunos ratones tenían acceso todo el tiempo, mientras que otros sólo durante la noche (cuando los ratones normalmente salen para alimentarse). Los resultados del experimento fueron asombrosos. Mientras que los ratones que comían todo el día se volvieron obesos y poco saludables, el grupo que sólo tuvo acceso a la comida en una ventana de ocho a 12 horas durante la noche terminó delgado y saludable. Ambos grupos consumieron la misma cantidad de calorías (y la misma mezcla de grasas y azúcares no saludables), pero los ratones que se alimentaron nada más en la noche pesaron 28% menos y tuvieron 70% menos grasa corporal después de 18 semanas. Independientemente de lo que estuvieran comiendo, seguir su tiempo natural de alimentación nocturna los protegió contra la obesidad y dio un estímulo a su salud.[18]

Ahora bien, los humanos no son ratones, pero hay señales que indican una dirección similar para las personas que practican una alimentación con restricción de tiempo. Una serie de pequeños estudios demostró que sólo cenar temprano puede mejorar tu presión sanguínea y tu glucosa, independientemente de una pérdida de peso.[19] Puede ayudar a combatir el cáncer. Un estudio de España que involucró a más de 4000 personas descubrió que cenar temprano (antes de las 9:00 p.m. o al menos dos horas antes de acostarse) disminuía 20% el riesgo de cáncer de mama y de próstata.[20] Un estudio de la Universidad de California en San Diego arrojó hallazgos igual de prometedores, esta vez por la recurrencia del cáncer. El estudio involucró a 2400 mujeres con cáncer de mama en la primera etapa y descubrió que un ayuno nocturno de menos de 13 horas se asociaba con un riesgo 36% más elevado de recurrencia, en comparación con abstenerse 13 o más horas por la noche.[21] También hubo una tendencia hacia el incremento de mortalidad para quienes comían más tarde en la noche.

Si bien se necesitan más investigaciones para clarificar quién se beneficia más de una alimentación con restricciones de tiempo, es muy alentador pensar que las personas con un acceso limitado a la comida saludable pueden ser capaces de mejorar su salud con honrar el ritmo innato de su cuerpo. No obstante, comer todo el día es un fenómeno nuevo para *todos* nosotros, debido a la abundancia de alimentos que habría sido inconcebible para nuestros ancestros cazadores-recolectores. Por fortuna, la solución es simple, si puedes evitarlo, no comas dos o tres horas antes de acostarte. Por supuesto, agua y tés herbales sin endulzar están bien.

Rompe con el desayuno equivocado

La sección anterior se trató de los peligros de comer tarde en la noche, lo que puede provocar que tus relojes periféricos crean que es de día cuando no. Esto envía mensajes contradictorios al NSQ, el reloj maestro del cuerpo. Las consecuencias pueden ser una mala digestión, incremento de grasa, envejecimiento acelerado y quizá incluso ciertos tipos de cánceres. Pero ¿qué se puede decir de nuestra comida de la mañana, la comida más *importante* del día, si fuera cierto lo que dicen los fabricantes de cereales?

Así como lo hace en la segunda mitad del día, el NSQ tiene planes para la mañana. La melatonina circulante debe ser mínima al despertar, aunque si usas una alarma para levantarte, es probable que la hormona, la cual llega a su cúspide a medio sueño, siga elevada. Esta melatonina residual en la mañana puede impedir el control de glucosa en cualquier momento del día, cuando debería estar en su mejor momento. (Los científicos lo demostraron cuando dieron un suplemento de melatonina en la mañana a un pequeño grupo de sujetos. La glucosa se elevó y permaneció así por más tiempo después de hacer un análisis oral de tolerancia a la glucosa, en comparación con el placebo.)[22] Por este motivo, es tal vez preferible esperar una hora después de levantarte para tomar tu primera comida, sobre todo si dependes de una alarma para despertar.

El cortisol es otra hormona con un vínculo cercano a nuestro ritmo de 24 horas. Aunque comúnmente se le llama la hormona del estrés, también es la hormona "despertadora" del organismo y promueve la energía y la atención. Se empieza a elevar justo antes de que despiertes, y llega a su máximo alrededor de 45 minutos después de abrir los ojos, y después empieza un descenso que prosigue a lo largo del día. Para impulsar tu mañana, el cortisol ayuda a desdoblar y volver disponibles varios combustibles. Tiene este efecto en todos los tejidos del cuerpo, sin embargo, y en parte gracias al ambiente bajo en insulina que existe en la mañana, el cortisol trabaja primero sobre tu grasa.[23] Esto crea una oportunidad de quema de grasa que cualquier actividad física matutina va a acelerar.[24]

Tristemente, cuando nos vamos sobre alimentos almidonados o azucarados, como ese tazón de avena o el vaso de jugo de naranja inmediatamente después de despertar, metemos el freno a la liberación de la grasa, permitiendo que el cortisol siga ejerciendo sus efectos demoledores en todas partes, *menos* en el tejido adiposo. Por tanto, un entorno hormonal de colesterol alto e insulina alta tiene el desafortunado efecto de ayudar a redistribuir tu peso de músculo a grasa.

Cómo el estrés crónico te vuelve un "gordo flaco"

Las personas que siempre están estresadas tienden a desarrollar un torso en forma de manzana. Sucede por lo siguiente: el estrés crónico hace que el cortisol, una hormona de estrés, se eleve de manera crónica. Cuando estamos estresados también tendemos a buscar carbohidratos que se digieran rápido para calmarnos. El exceso de cortisol, en combinación con la insulina elevada de los carbohidratos, se come tu masa magra y provoca que guardemos grasa. Es la razón de que la gente crónicamente estresada tienda a ser "gorda flaca". Aunque el término pueda ser de risa, no es nada gracioso; la grasa que te hace guardar el estrés crónico es principalmente grasa visceral peligrosa que se acumula en el vientre (creando esa forma de manzana). Esta grasa inflamatoria envuelve nuestros órganos vitales y aumenta tu riesgo de diabetes, cardiopatía y encogimiento cerebral.

La ventana de quema de grasa matutina es también la razón de que muchas personas despierten en un estado leve de cetosis. Los cuerpos cetónicos, un subproducto del metabolismo de la grasa, son una fuente útil de combustible para el cerebro, como mencioné en la página 36. La disponibilidad de cetonas temprano en el día puede explicar en parte por qué tendemos a gozar de claridad en la mañana, pero la producción de cetonas se detiene abruptamente tan pronto como se consume el desayuno en su forma más común (cereales de granos, panqués y otros pastelillos que puedes calentar en el tostador, por ejemplo).

Si te gusta desayunar, siéntete libre de hacerlo, pero considera que no hay una necesidad biológica para comer temprano en la mañana. Así como cenar tarde, el desayuno es un constructo moderno, y los fabricantes de comida chatarra implementaron en parte su estatus de "la comida más importante del día" en la mente moderna. Estás en libertad de establecer tu propio horario y disfrutar tu primera comida del día una o dos horas (o tres) después de despertar. Te ayudará a maximizar la quema de grasa entre otras cosas positivas.

Antes de seguir: una vez que tengas una rutina que te funcione, cíñete a ella. Un estudio publicado en la revista *Obesity* descubrió que saltarse el desayuno provocaba niveles de hambre más elevados y menor eficiencia para manejar la glucosa (incluyendo niveles altos de insulina), pero *sólo* para quienes desayunaban regularmente.[25] Así que, si bien no tenemos una necesidad biológica de ese alimento temprano, es posible que sí necesitemos regularidad en nuestras comidas. Elige abundante proteína (los huevos son un gran ejemplo) y verduras fibrosas, o una ensalada grande con grasa, lo que garantiza tu saciedad y provee energía para todo el día sin un desplome. Y recuerda, la constancia derriba montañas.

Estación de rejuvenecimiento

Cuando se trata de desacelerar el reloj, extender la vida sí es posible. ¿Cuál es el problema? Hay dos: involucra una restricción calórica, y sólo se ha demostrado exitosamente en animales de laboratorio. Estudiar la longevidad en humanos es un poco más difícil. No dormimos en laboratorios, vivimos mucho más y nos gusta comer. (Corrección: *amamos* comer.) Así pues, la mayoría de nosotros elegiríamos felizmente un incremento de 40% de nuestro tiempo de vida, como parecen lograr las ratas de laboratorio privadas de comida, pero necesitamos una mejor rutina para lograrlo.[26]

Por suerte, los investigadores de longevidad han empezado a buscar una *mímesis* de restricción calórica: compuestos o estrategias que puedan *imitar* los efectos beneficiosos de la restricción calórica prolongada sin la miseria que conlleva. Algunos candidatos a base de alimentos que han surgido incluyen el *resveratrol*, el antioxidante que se encuentra en el vino tinto; la *fisetina*, encontrada en fresas y pepinos, y la *curcumina*, encontrada en la cúrcuma. Sin embargo, la más prometedora puede derivar de una práctica tan antigua como la humanidad misma: el ayuno.

Para la mayoría de los animales, el ayuno periódico ocurre de manera natural como consecuencia de un abastecimiento impredecible de comida. Durante casi toda la historia de la humanidad, era lo mismo para nosotros. Antes de la Revolución Agrícola nuestra siguiente comida era siempre una gran interrogación. Como resultado, los cuerpos de nuestros ancestros cazadores-recolectores (y lo que heredamos) se han adaptado para permanecer fuertes y resistentes ante la escasez de alimento. Si nos adelantamos a la relativa abundancia del mundo postagrícola, casi todas las religiones principales han apoyado el ayuno como un medio para limpiar el espíritu y alcanzar nuestro yo más elevado. Con lo que no contaban era que inadvertidamente estuviéramos dando también una limpieza profunda a nuestras células y órganos.

Pero ¿cómo saben las células del cuerpo cuándo decidimos ayunar? Responder esa pregunta ha sido una misión vital para los investigadores de la longevidad. ¿Por qué? Porque si somos capaces de encontrar la señal que les dice a las células "no hay comida", quizá podamos activarlas bajo petición y cosechar la miríada de beneficios celulares que eso conlleva. Además, lo podríamos hacer *sin* comprometernos a una vida entera de hambre.

El principal sensor de nutrientes que el cuerpo usa para determinar si nos encontramos en un estado privado de calorías o no es la proteína quinasa monofosfato de adenosina —todo un trabalenguas—, o simplemente AMPK, por sus siglas en inglés. La AMPK percibe la disponibilidad de energía (es decir, calorías) en general. Es posible que hayas escuchado hablar del trifosfato de adenosina, o ATP, la divisa básica de energía de las células. Bajo circunstancias normales, es posible generar ATP para cubrir las demandas de nuestra actividad, pero cuando los ATP no se reabastecen con suficiente velocidad, como durante una restricción calórica o un ejercicio de alta intensidad, el monofosfato de adenosina (AMP) se acumula en la célula. El AMP es una versión agotada de energía del ATP, y demasiado AMP promueve la activación de la AMPK.

Ésta se encuentra a cargo de coordinar la respuesta corporal a la repentina falta de energía. Promueve el incremento en la quema de grasa, se encarga de un mejor manejo de la glucosa, refuerza la sensibilidad a la insulina y reduce la inflamación. También *disminuye* la síntesis de grasas, como colesterol y triglicéridos, en el hígado.[27] Dado que los deberes de la AMPK incluyen asegurarse de que nuestras células estén mejor preparadas para la siguiente ocasión, fomenta la creación de nuevas y sanas mitocondrias generadoras de energía (la disfunción de estas pequeñas plantas de energía está asociada con el envejecimiento y numerosas enfermedades relacionadas con la edad). Por ello, activar la

AMPK se considera un instrumento poderoso para las propiedades de la restricción calórica que prolongan la vida.

OTROS ACTIVADORES POTENCIALES DE LA AMPK

Aceite de oliva extra virgen

Astaxantina (en el aceite de krill y el salmón salvaje)

Berberina

Café

Calor (por ejemplo, saunas)

Curcumina (en la cúrcuma)

Exposición al frío

Hongos reishi

Metformina (un medicamento para la diabetes tipo 2)

Quercetina (en alcaparras y cebollas)

Resveratrol

Sulforafano (en verduras crucíferas)

Té verde

Vinagre

¿Qué puedes hacer para ayudar a la activación de la AMPK? Restringir calorías, por supuesto. Fuera de ello, el entrenamiento en intervalos de alta intensidad, el cual describiré a detalle a partir de la página 135, es un activador potente, sobre todo porque crea un estado temporal de privación de energía. Una nueva investigación sugiere que algunas horas de ayuno diario también pueden activar esta secuencia. Con sólo comer con menos frecuencia permitimos que se active la AMPK, mientras que comer todo el tiempo la mantiene atenuada a perpetuidad. Evita comer durante una o dos horas (o tres) después de despertar y dos o tres horas antes de acostarte. (A conveniencia, son exactamente las mismas recomendaciones que di antes para tus tiempos circadianos nutricionales.)

Desacelerar el reloj

Para un animal, no tener suficiente energía disponible se encuentra entre sus preocupaciones más fuertes, y cómo responde el cuerpo podría ser la diferencia entre la supervivencia y la inanición. Así pues, cuando se activa la AMPK, envía la batiseñal para alertar otras secuencias involucradas en ayudarte a sobrevivir. Hoy en día describimos estos efectos como "antienvejecimiento", pero durante la mayor parte de la historia humana las precauciones eran meramente para mantenernos con vida.

Una secuencia que estimula la AMPK es la familia FoxO de proteínas. Una de ellas, FoxO3, se ha propuesto como una proteína de la longevidad. Estimula la resistencia al estrés (relevante si quieres vivir mucho tiempo) y puede ayudar a prevenir enfermedades relacionadas con la edad, como enfermedades cardiovasculares, diabetes tipo 2, cáncer y enfermedades neurodegenerativas. Algunas personas afortunadas poseen genes que vuelven más activa su FoxO3 y tienen probabilidades marcadamente más elevadas de vivir hasta los 100 años. Genes o no, tú puedes activar tu FoxO3 con la misma facilidad.

Para que esto suceda necesita una señal, y la AMPK es justo eso. Mientras que comer todo el tiempo mantiene crónicamente desactivada la AMPK, ceñir tu ventana de alimentación entre ocho y 12 horas todos los días estimula su incremento —y como consecuencia el de la FoxO3—. (La FoxO3 también es sensible a la insulina, por lo que actúa como un nutriente sensor de disponibilidad de glucosa, como se comenta en la página 33. Al mantener la insulina dentro de un rango normal con una dieta baja en carbohidratos, entre otras cosas, permitimos que la FoxO3 salga de su madriguera.)

Por último tenemos la mTOR, que bien puede ser la proteína antienvejecimiento más potente de todas. Se descubrió hace décadas mientras científicos investigaban cómo un extraño compuesto bacteriano encontrado en la Isla de Pascua parecía exhibir poderosos efectos anticancerígenos. Parecía funcionar inhibiendo una proteína en el cuerpo involucrada en la proliferación celular, la cual se incrementa en el cáncer. El compuesto se llamó rapamicina, por Rapa Nui, el nombre polinesio de la isla en la que se descubrió, y su objetivo, la proteína anticancerígena, se conoció como mTOR, o blanco de rapamicina en mamíferos.[28]

La mTOR promueve la reserva y el crecimiento. Como sucede con la insulina, puede ser muy beneficioso cuando ese crecimiento ocurre en tu tejido muscular, que la mTOR ayuda a alcanzar. También es un elemento importante en la formación de sinapsis —las conexiones entre células cerebrales— y la neuroplasticidad, la capacidad del cerebro de cambiar con el tiempo. Todos estos procesos requieren un crecimiento regulado por la mTOR, pero ésta también tiene un lado oscuro.

Se ha vinculado el exceso de actividad de mTOR con el autismo, las convulsiones y ciertos cánceres.[29] Incluso puede acelerar el envejecimiento. Cuando se activa, es el guardián principal del proceso de limpieza doméstica llamado autofagia, la cual elimina componentes celulares viejos y dañados, como mitocondrias viejas (los generadores de energía de tus células), liberando espacio para la creación de nuevas plantas de energía. Pero al estar atorado en un estado siempre encendido se bloquea este proceso rejuvenecedor. Podemos apreciarlo en ratones, cuyas vidas se extienden hasta en 60% al inhibir la mTOR con rapamicina.[30] No obstante, la rapamicina no es una comida gratis, y su uso crónico se asocia con numerosos efectos secundarios potenciales, como resistencia a la insulina, la característica principal de la diabetes tipo 2. Esto plantea la pregunta: ¿hay una forma más sana de inhibir la mTOR?

Tus principales sensores de nutrientes

Sensor	Papel	Efecto del ayuno	Beneficios
Insulina	Responde a los carbohidratos, y a la proteína en menor grado	↓	Libera la grasa en reserva para que los órganos la utilicen, como el corazón, los ojos y los músculos. Permite la generación de cetonas para que el cerebro las utilice.
mTOR	Responde a la proteína alimentaria y a la energía general	↓	Acelera la autofagia; se reciclan proteínas, células y organelos gastados o dañados.
AMPK	Responde a la disponibilidad de energía general (grasa y carbohidratos), o a la falta de ella	↑	Incrementa la sensibilidad a la insulina, estimula la creación de nuevas mitocondrias, quema la reserva de grasa y azúcar, activa la secuencia de longevidad FoxO3.

La mTOR es sensible a dos cosas: proteína alimentaria y disponibilidad de energía. Cuando hay abundante proteína y la energía fluye, la mTOR se acelera. Cuando falta energía y hay restricción de proteínas, se inhibe. Al limitar nuestro consumo de alimentos a ocho horas al día —efectivamente la mitad del tiempo que pasa una persona común comiendo—, podemos lograr ambas cosas fácilmente y pasar más tiempo en un estado inhibidor de mTOR. Y aunque se siga escribiendo la historia sobre ayuno y longevidad, se ha propuesto un método con investigaciones clínicas para respaldarlo.

Preguntas frecuentes

P: ¿Puedo beber café durante mi ventana de ayuno?

R: Está bien tomarlo durante tu ayuno. Si es café, o con un poco de crema o la grasa de tu elección, el café no elevará la insulina ni activará la mTOR. De hecho, algunas investigaciones sugieren que el café puede inhibir la mTOR mientras estimula la AMPK, el sensor de energía de las células que imparte una serie de beneficios, como mejorar la quema de grasa y la creación de nuevas mitocondrias sanas. Por tanto, el café no debería perturbar ninguno de los beneficios previstos por el ayuno, y de hecho puede estimularlos.

La dieta que imita el ayuno

Fue patente la fuerza bruta de activar la AMPK y de manera simultánea inhibir la mTOR en los resultados de un protocolo de ayuno diseñado por científicos de la Universidad del Sur de California, liderados por el gerontólogo Valter Longo. La investigación sugiere que una dieta periódica muy baja en calorías no sólo podía extender potencialmente la vida y la salud, sino hasta *tratar* condiciones como esclerosis múltiple y diabetes tipo 1. Se conoce como la dieta que imita el ayuno.

Cuando la probaron por primera vez en ratones, el doctor Longo y compañía atestiguaron en esencia un "restablecimiento" del sistema inmunológico. La dieta de energía restringida destruyó las células autoinmunes viejas y disfuncionales, las cuales se recrearon entonces en un estado no autoinmune durante el proceso de realimentación.[31] El rejuvenecimiento del sistema inmunológico imitaba lo que el doctor Longo llama "un programa parecido al embrionario", que provoca un incremento de nuevas células madre sanas, parecidas a las que se aprecian en el desarrollo. No siempre tenemos la oportunidad de volver a empezar de cero, pero parece que eso hizo el ayuno para el sistema inmunológico de estos roedores.

Al pasar a organismos de mayor nivel, la versión humana de la dieta que imita el ayuno involucró cinco días consecutivos de un consumo calórico muy bajo. ¿Qué tan bajo? Alrededor de la mitad del consumo calórico normal de los participantes. Se pretendía específicamente que las calorías provinieran sobre todo de verduras y grasas mediterráneas saludables, como el aceite de oliva extra virgen. Se repitió mensualmente, para un total de tres meses. Al final, los sujetos habían disminuido sus factores de riesgo y sus marcadores de envejecimiento, diabetes y enfermedad neurodegenerativa y cardiovascular, sin efectos adversos mayores y con unos cuantos días de restricción al mes.*

Si bien esta investigación es prometedora para cualquier persona que quiera vivir una vida extensa y sana, los descubrimientos del doctor Longo también incluyen implicaciones impactantes en lo referente al cáncer. En la rama de roedores del estudio, los factores de crecimiento (la clase que alimenta el crecimiento tumoral) también se redujeron drásticamente, al grado de que órganos enteros se *encogieron* y se regeneraron durante el proceso de ayuno y realimentación.[32]

---

* La dieta también era deliberadamente baja en proteína, pero es difícil saber si los beneficios se vieron por la restricción de proteínas o por la restricción calórica en general. Independientemente de la restricción calórica, limitar la proteína no ha demostrado beneficios para humanos —al contrario, en realidad—, pues quizá se trata de una receta para subir de peso y perder músculo, en especial a largo plazo.

Para los pacientes con cáncer, esta investigación también sugiere que ayunar puede ser útil para sensibilizar las células cancerígenas a la quimioterapia mientras minimizan el daño colateral a las células normales. Es un logro singular cuando una sola modalidad puede beneficiar múltiples sistemas con un potencial dañino mínimo... exactamente lo que parece hacer el ayuno.

Cuándo no ayunar

El ayuno es un campo de investigación emocionante, con implicaciones impactantes para el cáncer y otras condiciones. Sólo ten en mente que cada persona es diferente. No todos querrán hacerlo ni obtendrán un beneficio de ello. En primer lugar, un cáncer avanzado conlleva una dramática pérdida de peso, llamada caquexia. En los últimos meses de vida de mi madre lo último que quería hacer era privarla de algo; de hecho, visitaba regularmente Veniero's, una de las mejores panaderías de Nueva York, para llevarle sus postres favoritos: pay de limón y pastel de fresa. Siempre habla con tu oncólogo sobre una posible intervención alimentaria.

Finalmente, cualquier persona embarazada, propensa a trastornos alimentarios o con una condición médica debería tener cuidado al ayunar. Algunas mujeres que intentaron un ayuno extenso experimentaron perturbaciones hormonales y metabólicas, fenómeno validado hasta ahora en investigaciones con animales nada más.[33] Como siempre, tu kilometraje puede variar, empieza lento y pon mucha atención a las señales de tu cuerpo.

La conclusión es que, aparte de estar atento a los tiempos de tus comidas, llevar una dieta ocasionalmente baja en calorías puede ser útil para disfrutar de una vida prolongada y sana. Tiene sentido desde un punto de vista evolutivo que el cuerpo sepa qué hacer cuando escasea la comida, ya que es poco probable que las cacerías de nuestros ancestros fueran exitosas todo el año.

Hemos cubierto mucho terreno en este capítulo, pero la recomendación fundamental es simple: el tiempo es importante. Desde la información que reciben los ojos cada mañana, hasta nuestras tendencias para botanear a lo largo del día, el cuerpo es una máquina rítmica. Si honramos este hecho, se nos abrirán las puertas del bienestar, desligándonos de la mala salud que azota al mundo moderno. A continuación un aspecto del mundo natural que todos hemos dejado de lado, provocando estrés, descontrol inmunitario y caos metabólico.

Notas de campo

√ Honra el ritmo circadiano del cuerpo. Recibe suficiente luz solar durante el día y aléjate de las luces brillantes durante la noche.

√ Evita comer una o dos horas (o tres) después de despertar, y si puedes, dos o tres horas antes de acostarte.

√ Seguir estos lineamientos generales ayudará a sincronizar los relojes periféricos del cuerpo con tu núcleo supraquiasmático, o NSQ.

√ La alimentación con tiempo restringido, es decir, ayuno intermitente, es una posible imitación de restricción calórica con numerosos efectos promotores de la salud y la longevidad.

√ La AMPK, la mTOR y la insulina son los sensores de nutrientes más importantes del cuerpo, y al comprender cómo operan podemos manipularlos para nuestro beneficio.

3

El detonante de tu fuerza

No entraste a este mundo. Saliste de él, como una ola del océano. Ya no eres un extraño aquí.

—Alan Watts

El arte de la curación viene de la naturaleza, no del médico.

—Paracelso

Yo crecí en la ciudad de Nueva York. Aunque disfruté mi crianza urbana, mis años de adolescente trajeron la conciencia de que la agitada vida de ciudad probablemente no le hacía ningún favor a mi salud mental. La poca exposición a la naturaleza siempre me hizo sentir un poco desconectado, y los largos meses de inverno contribuían a una clase de tristeza llamada trastorno afectivo estacional.

Tuve la fortuna de tener padres que valoraban el tiempo que pasábamos fuera de la ciudad. Desde mi niñez, mis papás compraron una casa en la punta este de Long Island, en un pueblito llamado Remsenburg. Esto permitió que mi familia y yo pasáramos casi todos los fines de semana entre los pinos de Long Island. Sí, todavía tenía la cantidad obligatoria de angustia adolescente, pero también noté que cada fin de semana lejos de la ciudad hacía maravillas con mi estado de ánimo. Y aunque todo lo que necesitaba en aquel entonces eran mis propias observaciones, la ciencia ahora empieza a validar la exposición a la naturaleza como un aspecto fundamental de la salud holística, *incluyendo* la salud mental.

La exposición a exteriores es más que una mera recreación; es clave para disfrutar una vida genial. Vasta e impredecible, la naturaleza les permite al cerebro y cuerpo experimentar el mundo más allá de su zona de confort. Aun una excursión rápida a la naturaleza puede estimular el sistema inmunológico, reducir el estrés, fortalecer el metabolismo y volvernos más felices y menos ansiosos. También puede ayudarnos a perder grasa y hasta cuidarnos del paso del tiempo. Así que, mientras nos obsesionamos con frecuencia sobre lo que ponemos en nuestro cuerpo, *dónde* lo ponemos puede ser igual de importante.

No te quedes tieso

¿De qué sirve un hermoso día / si no puedes ver la luz?
—"Sun", ED KOWALCZYK (declamado en vivo)

El sol, el glorioso sol. En el capítulo anterior descubriste cómo la luz del día ancla el reloj maestro del cuerpo, iniciando una cascada de procesos que sustentan la mejor vida que puedes tener. Pero tu dependencia al sol no termina ahí. La luz solar tiene otro papel de vital importancia en la forma como funciona tu cuerpo: hace que tu piel genere vitamina D.

Uno asumiría que es fácil obtener suficiente vitamina D, pero la vida moderna ha provocado, por ejemplo, que 42% de la población de Estados Unidos sea deficiente. Algunas de las razones son obvias, como el uso excesivo de bloqueador solar y el hecho de que ahora pasamos 93% de nuestro tiempo en interiores, de acuerdo con la Agencia de Protección Medioambiental de Estados Unidos. Pero, asimismo, existen otros contribuidores no tan obvios, como la obesidad, el envejecimiento y las deficiencias de *otros* nutrientes, como el magnesio (comentaré más en las siguientes páginas). Cualquiera o todos estos factores pueden converger para afectar profundamente tu salud, ya que la vitamina D afecta tu cerebro, tu corazón, tu sistema inmunológico e incluso el ritmo al que envejeces.

Una vez presente en tu sangre, la vitamina D actúa sobre los receptores de las células de todo tu cuerpo. Éstos influyen en la expresión de alrededor de 1 000 genes, un impresionante 5% de tu genoma. Tales genes están involucrados en casi todos los aspectos de tu salud y bienestar, desde la protección contra el cáncer y la cardiopatía, hasta ayudar a tu sistema inmunológico para que funcione correctamente. No abordarías un avión con 5% de su motor en condiciones no funcionales, y tampoco deberías permitir que *tu* motor trabaje en un estado tan comprometido.

En el interior de tu cerebro residen muchos receptores de vitamina D, donde ésta modula los niveles de antioxidantes, ayudándote a desintoxicar y calmar el estrés oxidativo. Reduce la sobreestimulación de neuronas, lo cual sucede tanto en el Alzheimer como en la esclerosis lateral amiotrófica (ELA). La vitamina D también puede estimular las células inmunológicas para limpiar la proteína amiloide que se acumula en forma de placas, asociadas con la enfermedad de Alzheimer.[1] Un metaanálisis reciente identificó la baja vitamina D como el principal factor de riesgo medioambiental para desarrollar esta condición.[2] Tener niveles saludables de vitamina D implica una mejor cognición e índices menores de deterioro (de dos a tres veces) en personas sanas conforme envejecen.[3] Además, aunque se requiere más investigación, un estudio pequeño controlado por placebo descubrió que los pacientes con Alzheimer que tenían niveles inferiores de vitamina D parecían ser capaces de detener la progresión de la enfermedad en el transcurso de 12 meses con un mero suplemento de 800 UI al día.[4]

¿La vitamina D puede ayudar a prevenir la depresión?

Un estudio amplio de casi 4 000 adultos encontró que la deficiencia de vitamina D se asocia con un incremento de 75% del riesgo de desarrollar depresión en el transcurso de cuatro años.[5] Si bien la correlación no es causalidad, la conexión con la vitamina D siguió siendo sólida incluso después de que los investigadores controlaran otros factores relevantes, incluidos el tratamiento farmacéutico para la depresión, otras enfermedades crónicas y la actividad física. La vitamina D ayuda a crear y regular ciertos neurotransmisores, como la serotonina, cuya ausencia está ligada a la depresión. Muchos medicamentos antidepresivos suben los niveles de serotonina, pero tienen efectos secundarios, puede ser difícil dejarlos y tienden a prescribirse en exceso, además de que información reciente sugiere que son más efectivos para la depresión severa. Si estás deprimido, tal vez vale la pena tomar más el sol.

Una forma en que la vitamina D puede ayudar a tu cerebro a permanecer joven es gracias a su efecto en tu sistema cardiovascular. Alrededor y a través de tu cerebro corre una red de vasos sanguíneos tan pequeños que, si se alinearan uno tras otro, se extenderían un estimado de 645 kilómetros de longitud. Es un puerto que facilita el transporte de nutrientes hacia el cerebro (a la vez que saca los productos de desecho), pues se trata de un sitio de temprana disfunción en el proceso de deterioro cognitivo.[6] Por fortuna, puedes cuidar de muchas formas esos vasos sanguíneos: comer regularmente alimentos enteros y densos en nutrientes; evitar aceites proinflamatorios de semillas y granos, como canola, maíz y soya, como se dijo en el capítulo 1, y hacer ejercicio rutinariamente. Pero la vitamina D, sintetizada en la piel a través de los rayos del sol, también tiene un papel en esto.[7]

Las arterias que transportan la sangre y los nutrientes a lo largo del cuerpo y hasta tu cerebro deben ser elásticas, no tiesas. Les permite dilatarse y constreñirse de acuerdo con las necesidades de tu ambiente siempre cambiante. Los vasos sanguíneos tiesos pueden ser un desastre para tu salud. La dureza arterial puede ponerte en riesgo de ataque cardiaco y muerte temprana, además de reducir el volumen del cerebro y el desempeño cognitivo.[8] Asimismo, es capaz de provocar una reducción en el flujo de sangre al cerebro, lo que puede ser particularmente cierto en personas con un riesgo genético mayor de Alzheimer (es decir, los portadores del alelo ApoE4).[9]

Se considera que la vitamina D, ya sea del sol o en forma de un suplemento, combate la dureza arterial en dos frentes cruciales, en especial si uno tiene deficiencia: reduce la presión sanguínea y puede apagar la inflamación crónica. Aquí, en Occidente, la inflamación crónica y la presión alta son extremadamente comunes, pero no son aspectos naturales ni inevitables del envejecimiento.[10] Las personas con poca exposición a la modernización tienden a presentar una presión arterial más baja y tener arterias más flexibles.[11] Si bien una miríada de variables puede explicar estas diferencias, no descartes el tiempo que pasas bajo el sol. En el mundo industrializado, la gente con niveles menores de vitamina D tiende a padecer rigidez arterial.[12]

¿Cuál es la dosis óptima de vitamina D?

Para responder esta pregunta primero debemos definir un rango sanguíneo óptimo y por desgracia no existe uno aceptado universalmente. En 2014 un amplio metaanálisis de 32 estudios descubrió que el riesgo más bajo de muerte temprana por cualquier causa (incluidos cáncer y cardiopatía) se lograba con niveles de entre 40 y 60 ng/ml de 25(OH)D, y llegar a 50 ng/ml podría proveer beneficios cognitivos también.[13] En cuanto a la dosis, entre 2 000 y 5 000 UI de vitamina D al día debería ser suficiente para que la mayoría de la gente entre en este rango, y siempre elige vitamina D_3 (en lugar de D_2), químicamente idéntica a la que creamos en la piel.[14] Si tienes sobrepeso u obesidad, es posible que requieras una dosis más alta (lo explicaré más adelante).[15] Sólo recuerda: en la biología *siempre* puedes tener demasiado de algo bueno. Demasiada vitamina D puede hacer que se acumule calcio en el cuerpo. Si vas a suplementar, asegúrate de que tu médico revise tus niveles con regularidad, lo que se puede hacer a través de un sencillo análisis de sangre.

Si presentas una deficiencia, los suplementos de vitamina D te pueden ayudar a promover el funcionamiento sano de los vasos sanguíneos, incluyendo la flexibilidad arterial.[16] Pero reducir los beneficios de la exposición al sol a un suplemento quizá sea inútil. Por lo siguiente: los rayos UVA del sol, rayos que no producen vitamina D, también pueden ser beneficiosos, pues te ayudan a crear óxido nítrico, un gas que permite la expansión de los vasos sanguíneos y mantiene una presión sanguínea sana. Un estudio pequeño de la Universidad de Edimburgo descubrió que los voluntarios expuestos al equivalente de 30 minutos de sol en el verano tuvieron un incremento medible de óxido nítrico, lo que coincidió con una reducción de su presión.[17] La presión alta se asocia muchas veces con cardiopatía, la cual cobra 100 veces más vidas que el cáncer de piel cada año. En otras palabras, el sol podría salvarte la vida.

Combatir la autoinmunidad con vitamina D

La diabetes tipo 2, el cáncer, la enfermedad de Alzheimer y la cardiopatía son condiciones que solían ser raras en la antigüedad y ahora afectan a cientos de miles de personas alrededor del mundo (y representan las principales causas de muerte a nivel global, de acuerdo con la Organización Mundial de la Salud). Si bien se trata de condiciones *multifactoriales*, es decir, que difícilmente tienen un solo origen, nuestra deficiencia colectiva de vitamina D puede tener un papel por medio de su efecto sobre la inflamación.

En el capítulo 1 descubriste cómo la comida puede promover (o disminuir) la inflamación. Recordarás que el daño colateral de la inflamación no conoce límites; con el tiempo, puede quemar tus vasos sanguíneos y dañar tu ADN. Pero lo que comemos es nada más una parte de la historia: las mismas células que inician y llevan a cabo esa cascada inflamatoria contienen receptores de vitamina D. El papel del receptor de vitamina D sigue sin esclarecerse, pero la deficiencia de vitamina D puede permitir que el sistema inmunológico corra desenfrenado como un Hulk furioso.[18] Mantener tus niveles de vitamina D dentro de un rango saludable puede reducir entonces tu riesgo de padecer estas condiciones inflamatorias.[19]

La nutrición en las noticias

La ciencia de la nutrición puede ser confusa, y los medios, aunque sean bienintencionados, rara vez apoyan su causa. Por ello es fundamental mirar más allá de los encabezados o la cobertura de medios para encontrar la verdad nutricional. Uno de mis ejemplos favoritos de confusión sobre información nutricional proviene de un sitio importante de medios que publicó un artículo con este encabezado: "Millones de estadounidenses toman vitamina D. La mayoría debería parar". El artículo comentaba un amplio estudio controlado al azar que se publicó en el *New England Journal of Medicine*, el cual descubrió que la vitamina D no disminuía la incidencia de cáncer invasivo. Pero el cáncer se desarrolla a lo largo de muchos años, y después de que los investigadores excluyeron los dos primeros años de seguimiento, vieron que la suplementación con vitamina D *sí* resultaba en una reducción de 25% del riesgo de muerte por cáncer.[20] El cáncer también se "alimenta" con lo que motiva la obesidad; los cánceres asociados con el sobrepeso y la obesidad —incluido el pancreático, de mama y de colon— suman 40 % de los cánceres diagnosticados en Estados Unidos, de acuerdo con los CDC (Centros para el Control y la Prevención de Enfermedades). Estamos muy lejos de descubrir qué causa cada cáncer para cada persona, pero en este estudio los participantes en general tenían sobrepeso. Esto recalca otro punto importante: ¡no puedes suplementar de más cuando la dieta y el estilo de vida son deficientes!

Otro tipo de trastorno del sistema inmunológico se ha vuelto extremadamente común: la autoinmunidad. Para los millones a nivel mundial que sufren condiciones autoinmunes, como esclerosis múltiple (EM), enfermedad inflamatoria intestinal y artritis reumatoide, el sistema inmunológico se resiente tanto, que ataca a su propio huésped. ¡Hablando de morder la mano que te da de comer! Nadie sabe exactamente por qué se desarrolla la autoinmunidad, pero viendo cómo esta clase de condiciones se encuentra en aumento en las sociedades occidentalizadas y sigue siendo rara en las sociedades de cazadores-recolectores, el dedo señala de nueva cuenta hacia nuestro hábitat moderno.[21]

Conceptos recientes sobre los orígenes de la autoinmunidad se centran alrededor de la falta de interacción del sistema inmunológico con bacterias del suelo en los primeros años de vida. Estos gérmenes olvidados, muchas veces llamados "viejos amigos", pueden ser necesarios para desarrollar una función inmunológica sana. Pero otro aspecto de la naturaleza también ha atraído un interés significativo: la falta de exposición sana al sol.[22] Muchos de los que padecen autoinmunidad tienen niveles inferiores de vitamina D, y si bien una deficiencia de vitamina D puede ser consecuencia de los mismos factores que llevan a la autoinmunidad, otros creen que lo contrario es cierto: la vitamina D baja contribuye a un autosabotaje inmunológico, el cual comienza posiblemente desde antes de nacer.

La esclerosis múltiple (EM) es una de las condiciones autoinmunes más comunes, y se ha vinculado mucho con una disminución de vitamina D. En la EM, el sistema inmunológico ataca las vainas de grasa que rodean las células cerebrales, provocando fatiga y discapacidad. En el hemisferio norte, los niños que nacen después del verano tienen un riesgo menor de desarrollar EM de adultos que los niños nacidos después del invierno.[23] Las madres transfieren su vitamina D a sus hijos a través de la sangre y la leche, lo que sugiere que poca vitamina D puede preceder la enfermedad por décadas. (Para quienes padecen EM, también se trata de la única vitamina con suficiente evidencia para sustentar una suplementación de rutina, como se publicó recientemente en *JAMA Neurology*.)[24]

Una forma en que la vitamina D puede ayudar a prevenir o incluso tratar la autoinmunidad es incrementando un tipo de células inmunológicas llamadas células T reguladoras.[25] Las "Treg" se han vuelto el centro de atención de los investigadores que intentan comprender por qué se desarrolla la autoinmunidad, en parte porque integran el equipo de los paramédicos inmunológicos que ayudan a determinar si algo en el interior del cuerpo es un invasor extraño o simplemente una parte herida de sí mismo. Casi todo el tiempo las Treg garantizan una respuesta inflamatoria sana y adecuada al suprimir las respuestas de otras células inmunológicas, incluidas las promotoras de inflamación y autoinmunidad.

Aunque es necesario hacer más investigaciones antes de poder dar cualquier declaración definitiva sobre la vitamina D y la autoinmunidad, existe la promesa de que, para algunas condiciones, puede ofrecer una forma de tratamiento o, al menos, una desaceleración de la progresión. Para los pacientes con enfermedad de Crohn, donde el sistema inmunológico inflama la pared del tracto digestivo, 2 000 UI de vitamina D al día llevaron a una remisión y al mejoramiento de la calidad de vida para una cifra significativa de pacientes, en comparación con el placebo.[26] Otras condiciones en que la vitamina D puede tener una influencia útil incluyen la diabetes tipo 1, el lupus y la artritis reumatoide. Incluso el vitiligo, una condición estigmatizada en que el sistema inmunológico destruye las células de la piel que producen pigmento, puede ceder ante la vitamina D. Un pequeño estudio abierto encontró que un tratamiento con altas dosis de vitamina D durante seis meses no sólo detenía la destrucción, sino que generaba entre 25 y 75% de repigmentación.[27]

Al ver que casi todos toleran bien la vitamina D, claramente vale la pena asegurarte de que la tuya esté dentro del rango saludable. Como beneficio, quizá pueda desacelerar el ritmo de tu envejecimiento.

Envejecimiento inflamatorio

Nadie sabe exactamente qué promueve el envejecimiento, pero la inflamación excesiva se encuentra a la cabeza de las teorías. Los investigadores han empleado el término envejecimiento inflamatorio (*inflammaging*) para describir la relación cercana entre la inflamación y el envejecimiento. Un estudio observacional, por ejemplo, encontró que poca inflamación era el predictor principal de una buena cognición, independencia y larga vida entre los centenarios y semisupercentenarios (personas que llegaron a la edad de 105) japoneses.[28] Pero hay muchas variables ligadas a la poca inflamación: profundos vínculos sociales, dietas sin alimentos procesados, actividad física diaria y un propósito en la vida, por nombrar algunos.[29] ¿Qué evidencia hay de que la vitamina D puede servir de arma en nuestro arsenal contra el paso del tiempo?

En un estudio revelador, investigadores británicos y estadounidenses observaron los niveles de vitamina D y los marcadores de inflamación de 2 160 mujeres gemelas, y encontraron que las gemelas con niveles inferiores de vitamina D tenían niveles superiores de inflamación.[30] Los investigadores también notaron una marcada diferencia en estructuras llamadas telómeros entre los pares de gemelas. Los telómeros se han vuelto famosos como uno de los pocos biomarcadores propuestos para el envejecimiento. Se localizan en las puntas de tus cromosomas, donde funcionan como una clase de herrete de agujeta, que te ayuda a proteger tus cromosomas del daño (donde los herretes se desgastan con el tiempo, los telómeros se acortan). Las gemelas con los niveles más bajos de vitamina D tenían telómeros más cortos, equivalentes a cinco años de envejecimiento acelerado, en comparación con aquellas que tenían niveles más altos. En otras palabras, la poca vitamina D se asocia con el envejecimiento avanzado, incluso en adultos de la misma edad, con el mismo ADN.

Desde luego, es difícil estudiar el envejecimiento en humanos. El número de variables que convergen en una vida humana promedio hace que adjudicar causalidad a cualquiera sea imposible. El estudio de gemelas anterior no *demuestra* que la vitamina D detenga el envejecimiento: las gemelas con niveles superiores de vitamina D también podían estar más tiempo en exteriores, lo que sugiere niveles más elevados de actividad física. Desafortunadamente, la mayoría de la información que tenemos sobre el envejecimiento exitoso en humanos proviene de evidencia observacional, como la mencionada, *no* de experimentación. Si un científico quisiera ver cómo afectan variables aisladas como la vitamina D el tiempo de vida de un organismo, debería encontrar una criatura con una vida lo suficientemente corta y razonablemente similar a la de los humanos.

El nemátodo es tal criatura. Crece hasta un milímetro de longitud, vive alrededor de dos semanas y es transparente. ¿No es el sustituto bellísimo que esperabas? Sorprendentemente, el nemátodo (también llamado *C. elegans*) tiene suficiente en común con nosotros para que sea un espécimen perfecto en la investigación del envejecimiento: comparte muchos procesos y genes relacionados con la longevidad, y también sintetiza vitamina D. Los investigadores del Instituto Buck querían ver qué podría hacer la vitamina de la luz solar en un nemátodo envejecido, y lo que encontraron fue impresionante. A los nemátodos que dieron vitamina D durante su edad adulta tuvieron una extensión de 33 % de vida.[31] La vitamina D también activó genes beneficiosos de la respuesta al estrés y promovió el mantenimiento de la proteína corporal, algo importante, considerando que muchas de las enfermedades relacionadas con la edad también tienen un vínculo con la proteína (me extenderé más adelante).

Necesitas estos nutrientes para tener una vitamina D sana

El hígado debe convertir la vitamina D que produce la piel en 25(OH)D_3, que es usualmente lo que se mide cuando tu médico analiza tus niveles de vitamina D. Luego los riñones la convierten en calcitriol, la forma hormonal activa de la vitamina. Desconocido por muchos, las enzimas que realizan ambas conversiones dependen del magnesio, y en Estados Unidos, por ejemplo, 50 % de la gente no consume cantidades adecuadas de magnesio, lo que puede hacer que la vitamina D permanezca inactiva y en reserva en una gran parte de la población. Por suerte, el magnesio se encuentra en alimentos como hojas verdes oscuras, almendras, semillas de calabaza, yogurt entero y chocolate amargo.

La vitamina K_2 es otro nutriente esencial que se encuentra agotado en el suministro alimentario moderno. La vitamina K_2, encontrada sobre todo en la grasa de la carne de res de libre pastoreo y los lácteos, y en un producto japonés de soya fermentada llamado natto, ayuda a guiar el depósito de calcio en el cuerpo. Es importante, pues la vitamina D incrementa la absorción de calcio de los alimentos. La vitamina K_2 ayuda a mantener el calcio donde lo queremos, como los huesos y los dientes, y fuera de lugares indeseables, como arterias, riñones y otros tejidos blandos.

Obtén tu D

En el capítulo anterior comenté el ciclo natural de 24 horas. Pero el ciclo diario del sol no es el único ritmo al que nos hemos adaptado: también nos conectamos con un ritmo anual. Durante los meses de verano, cuando los rayos UVB del sol pueden llegar fácilmente a la piel, es muy sencillo producir vitamina D. Pero el verano no dura para siempre y, dependiendo de tu latitud, el invierno puede implicar meses sin acceso directo a los rayos productores de vitamina D. Entonces, ¿cómo hacían nuestros ancestros para atravesar los oscuros meses de invierno sin arriesgar una severa deficiencia?

Por fortuna la vitamina D se almacena en el tejido adiposo del cuerpo para protegernos contra la variabilidad natural de las estaciones. También ocurre con las demás vitaminas solubles en grasa: A, E y K. Pero, así como acumular grasa era clave para la supervivencia de los humanos primitivos y ahora facilita la crisis de obesidad, nuestra capacidad de guardar vitamina D se ha convertido en un arma de doble filo. El tejido adiposo puede secuestrar la vitamina D, haciendo que las personas con sobrepeso estén en riesgo de deficiencia *incluso si se exponen con regularidad al sol*.[32] Esto también significa que si tienes sobrepeso y tomas un suplemento de vitamina D, podrías necesitar dos o tres veces lo que una persona delgada requiere para llegar a niveles sanos de vitamina D.[33]

El color de la piel también es relevante en lo que concierne a la producción de vitamina D. Las personas con una tez más oscura tienen más melanina en su piel. Se trata del protector solar de la naturaleza, y aunque puedes disfrutar de una reducción en el envejecimiento de la piel, también te vuelve más propenso a la insuficiencia de vitamina D (las deficiencias se disparan hasta 82% para los afroamericanos y 70% para los hispanos, casi el *doble* del promedio nacional en Estados Unidos). En el verano, 10 minutos de exposición para alguien con piel clara puede ser suficiente, pero alguien con una tez más oscura podría necesitar hasta dos horas.

Preguntas frecuentes

P: ¿Debería usar bloqueador?

R: Una gran cantidad de metaanálisis hechos a lo largo de las últimas décadas ha cuestionado el efecto del bloqueador contra el melanoma, el tipo de cáncer de piel más peligroso.[34] Además, la mayoría de los bloqueadores a base de químicos que se venden en farmacias se absorben hacia el torrente sanguíneo en niveles probablemente inseguros (más al respecto en la página 180). Aun así, eso no significa que sea astuto quemarse. Sé sensato sobre tu exposición al sol y, si es necesario, usa un bloqueador mineral seguro (por ejemplo, óxido de zinc) para evitar el daño. Recuerda, en la biología, ¡demasiado de algo bueno se puede volver algo malo!

La capacidad del cuerpo de crear vitamina D también disminuye con la edad, al grado de que la piel de una persona de 70 años crea la mitad de la vitamina D que la piel de una persona de 18 en el mismo lapso bajo el sol.[35] Encima de eso, con el tiempo, los riñones, que normalmente "activan" la vitamina D, van perdiendo su capacidad de hacerlo.[36] La conclusión es que, conforme envejeces, tus necesidades de exposición solar (o suplementación) se incrementan.

A continuación encontrarás un *continuum* de cuánto tiempo podrías necesitar en el sol para lograr niveles adecuados de vitamina D. Sólo cuida de no quemarte, lo que puede provocar un daño innecesario al ADN. ¡Y nadie tiene tiempo para eso!

Exposición solar para tener niveles sanos de vitamina D

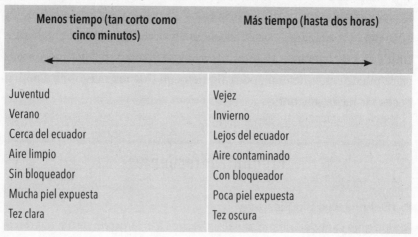

Menos tiempo (tan corto como cinco minutos)	Más tiempo (hasta dos horas)
Juventud	Vejez
Verano	Invierno
Cerca del ecuador	Lejos del ecuador
Aire limpio	Aire contaminado
Sin bloqueador	Con bloqueador
Mucha piel expuesta	Poca piel expuesta
Tez clara	Tez oscura

El sol es la forma ideal de incrementar la vitamina D porque su luz, más allá de sustentar las secuencias naturales que crean esta vitamina, provee otros beneficios, como la producción de óxido nítrico y el ajuste de tu reloj interno. También desaparece el riesgo de "suplementar en exceso", ya que tu piel sintetiza tanta vitamina D como necesita y degrada cualquier excedente.[37] No obstante, si eliges un suplemento, opta por la vitamina D_3, idéntica a la que crea la piel, y recuerda que ninguna clase de suplementación ¡jamás va a compensar las deficiencias de una dieta y un estilo de vida pobres! Revisa el cuadro en la página 95 para dosis específicas recomendadas.

Estrés bueno

En la página 58 descubriste una razón por la que los productos frescos cultivados de manera orgánica son más beneficiosos para la salud humana. Cuando minimizas la carga de estrés de una planta con herbicidas y pesticidas sintéticos, obtienes una planta con menos vigor, equivalente a menos químicos beneficiosos presentes en su estructura. De igual manera, los humanos necesitamos estrés para ser fuertes y resistentes, y en ningún lugar es más abundante esa clase de estrés que en el mundo natural.

Probablemente ya sabes de la respuesta adaptativa del cuerpo a un tipo de estrés: el ejercicio físico. Te fortalece. Pero más que sólo un medio para mantener un peso corporal sano, la fuerza que obtienes en el gimnasio puede extenderse hacia otras áreas insospechadas de tu vida, incluyendo tu salud mental. Tal vez sea la razón de que el ejercicio regular se asocie con una tolerancia mayor a los estímulos *psicológicamente* estresantes.[38] Este efecto, donde un tipo de estrés te protege de otro, se llama *adaptación cruzada*.

Cuando el estrés bueno se vuelve malo

Sucede cuando tu cuerpo pierde su equilibrio bajo cualquier clase de estrés —sea por el trabajo o un entrenamiento—, y los pasos colectivos que debe tomar para recuperarlo se llaman *carga alostática*. Pero apila el estrés, y de pronto tu carga se vuelve una sobrecarga. ¿Cómo encontrar tu límite? Piensa en un vaso vacío, ésa es tu tolerancia total al estrés. Bajo circunstancias normales quieres que el vaso esté vacío para que puedas añadir cosas, como estrés térmico, ejercicio de alta intensidad e incluso cafeína, que puede estimular las secuencias de estrés del cuerpo. Pero si ya estás bajo mucho estrés —y no te permites el tiempo adecuado para recuperarte— es posible que tu vaso esté lleno, haciendo que se derrame con cualquier estresor adicional (y potencialmente beneficioso). La *sobrecarga* alostática no sólo te deja desgastado y con una pésima sensación, también te vuelve vulnerable a infecciones y enfermedades.[39] Siempre ten en mente tu carga total de estrés y elimina las fuentes de estrés crónico primero para que tu punto de partida sea un vaso vacío, y no uno que ya esté lleno. De tal manera puedes seguir disfrutando del ejercicio, del calor o el frío, y sí, del café. En la página 148 me adentro en la recuperación y la relajación, y ambas te pueden ayudar a reducir tu carga alostática.

Comparado con el ejercicio, sus beneficios pueden notarse a un paso menos inmediato en el espejo, pero tu cuerpo se adapta al estrés *térmico* de una manera similar. Haga frío o calor, la respuesta de tu cuerpo a las variaciones de temperatura ocurren con un objetivo en mente: no morir, porque el cuerpo está diseñado para operar a cierta temperatura, alrededor de 37 grados. Ante un desafío se convoca una cascada de poderosos cambios adaptativos, los cuales trataré en las siguientes páginas como umbral hacia una mejor salud y quizá el cuerpo que siempre has deseado.

Hielo, por favor

Antes de la relativa seguridad del mundo moderno los cambios dramáticos de temperatura implicaban frecuentemente una amenaza física. Imagina pescar para tu familia en un lago congelado como cazador-recolector. Un día pasas sobre hielo delgado, lo atraviesas y te caes al agua helada. En cuestión de segundos pasaste de disfrutar un día de rutina en el hielo a enfrentar una posible —si no es que probable— muerte. Tu cuerpo entra en acción: tus músculos se contraen, aferrándose a lo que queda del hielo y saltando fuera del agua con lo que pareciera una fuerza sobrehumana.

Aunque te gustaría darle el crédito de tu capacidad de supervivencia a tu fuerza muscular, tu cerebro tuvo un papel igual de crucial. Esa noche, cuando comentas tu hazaña, mencionas sentir que la experiencia ocurría en cámara lenta, aunque todo sucedió en un instante. Es común durante eventos estresantes que los sentidos se intensifiquen y se acelere el tiempo de respuesta. Tu cerebro también toma la precaución de evitar que vuelva a suceder, registrando la minuta del evento con la precisión clarísima de una cámara de alta velocidad. Compartes detalles que casi no hubieras notado en otro momento: la locación, el sonido del hielo al romperse, la hora del día, el clima y más, observado con una precisión cristalina.

Muchos de estos efectos cognitivos se pueden rastrear hacia un mensajero químico en el cerebro llamado norepinefrina, la cual se dispara repentinamente durante un evento estresante. Se conoce por mantener un enfoque y una atención de láser, además de un resguardo detallado en la memoria, y un nivel bajo se relaciona con el TDAH, la sensación de letargo y la falta de enfoque y concentración. Pero el neurotransmisor también tiene un papel en la depresión; muchos antidepresivos buscan estimularlo. Canalizar el poder de la norepinefrina puede entonces ofrecer un medio hacia una mayor vigilancia mental y un estado de ánimo más positivo, incluso si implica salir de tu zona de confort y soportar un resfriado ocasional.

Norepinefrina y enfermedad de Alzheimer

El locus cerúleo —el centro de liberación de norepinefrina en el cerebro— está señalado como el "epicentro" potencial para la enfermedad de Alzheimer, un trastorno mnemónico devastador que afecta a la mitad de la gente mayor de 85 años. En esta condición se pierde casi 70 % de las células productoras de norepinefrina en el locus cerúleo, y la disminución de norepinefrina se correlaciona de manera cercana con la progresión de la demencia. Los pacientes experimentan una pérdida devastadora de funcionalidad, lo que quizá no nos sorprenda dado el papel de la norepinefrina en el enfoque, la atención y la reserva de recuerdos, pero estudios con roedores han revelado que la norepinefrina también posee facultades antiinflamatorias y puede ayudar al cerebro a limpiar mejor las proteínas tóxicas que se acumulan y forman las placas asociadas con la enfermedad de Alzheimer.[40] Se desconoce si la norepinefrina sola pueda prevenir el Alzheimer, pero tal vez no se trate de una coincidencia que las actividades conocidas por estimular la norepinefrina (por ejemplo, el ejercicio y el uso de saunas, que comentaremos en breve) también estén ligadas a un efecto protector contra la enfermedad.

Para probar esta teoría con un experimento, investigadores polacos administraron crioterapia a un grupo de pacientes que se estaban tratando por trastornos de ansiedad y estado de ánimo. La crioterapia (o simplemente "crio") involucra estar de pie en una cámara enfriada por gas entre dos o tres minutos cada vez, y se prescribió a los pacientes un régimen de tres semanas de exposición diaria entre semana. Después de una ardua examinación, un tercio de los participantes crio experimentó una disminución de los síntomas de depresión de al menos 50 %, en comparación con el 3 % de los controles que recibieron un tratamiento estándar.[41] Casi la mitad del grupo crio experimentó además una reducción en la ansiedad de al menos 50 %; los controles no vieron una mejora en su ansiedad.

La crioterapia tiene sus riesgos, y aunque el tratamiento está ganando popularidad en las grandes ciudades, todavía es costoso. Por fortuna, podemos explotar el frío para tener un mejor ánimo y aumentar nuestro poder cerebral sin el riesgo de lastimarnos ni quedar en bancarrota. Han aparecido numerosas anécdotas, incluyendo un estudio académico de caso (publicado en el *British Medical Journal Case Reports*), de personas que tratan por sí mismas su depresión severa con baños de hielo, nadando en aguas abiertas y, sí, con duchas frías.[42] Incluso a temperaturas moderadas, la química cerebral cambia determinantemente. Un estudio descubrió que los hombres que se sumergían hasta el cuello en agua a 14 °C —fría, pero muy lejos del punto de congelación— aumentaban sus niveles de norepinefrina más de cinco veces después de una hora.[43] El frío también reduce los niveles de cortisol, una hormona asociada con el estrés.

Para integrar la inmersión a frío en tu día, empieza en la regadera. Baja la temperatura de manera gradual, empezando con alrededor de 15 segundos y extendiendo progresivamente el tiempo. Sólo ten en mente que el shock frío puede provocar una aceleración del ritmo cardiaco y la respiración… Finalmente, activa una respuesta de estrés. Así pues, debes practicarlo con cuidado. Por otra parte, no se conocen efectos secundarios a largo plazo ni síntomas de abstinencia si eliges usar terapia de agua fría para combatir la depresión o mejorar tu estado de ánimo, ¡algo que no muchas farmacéuticas pueden afirmar!

Confesión de un nerd

Tengo la suerte de que mi departamento en Nueva York cuenta con una terraza, y en el invierno muchas veces me quedo afuera durante unos minutos con el torso descubierto —o incluso en ropa interior— para usar ese "crio gratis". Estimula decididamente mi claridad mental y mi estado de ánimo, y me permite estar delgado al activar la grasa parda de mi cuerpo para quemar calorías, de lo que hablaré a continuación. ¿El único inconveniente? Las miradas extrañadas de mis vecinos y mi gato.

Nuestro horno quemagrasa interno

Por impresionantes que sean los beneficios de la exposición intermitente al frío, no se limitan a la mente. De la misma manera que tu termostato en la pared enciende la calefacción cuando la temperatura en el ambiente desciende hasta cierto nivel, tu cuerpo tiene su propio horno, el cual se activa bajo condiciones similares. El horno en tu cuerpo constituye un grupo de células adiposas especializadas que se reúnen alrededor de tu cuello, clavículas, axilas y columna. Conforman tu *grasa parda*, la cual funciona un poco diferente que las comunes y corrientes células de grasa blanca que acumulamos en la cintura y la cadera. A diferencia de ésas, las células de grasa parda están llenas de mitocondrias —los generadores celulares de energía— y queman calorías para mantenernos calientes, como un cojín eléctrico interno.

En los humanos, la exposición a temperaturas moderadamente frías impulsa a las células de grasa parda a entrar en acción para quemar calorías, un proceso llamado *termogénesis sin temblor* (termogénesis significa "creación de calor"). A la grasa parda le gusta tanto generar calor, que la termogénesis sin temblor es responsable de hasta 30% de tu índice metabólico.[44] Pero baja todavía más la temperatura, y el cuerpo entra en sobremarcha, incinerando calorías para que tus órganos internos no se congelen. Un experimento humano mostró que la inmersión en agua a 20 °C casi duplicaba el índice metabólico de los sujetos, mientras que la inmersión a 14 °C lo incrementaba hasta tres veces.[45] Si bien el aumento en el gasto energético puede ser temporal, otros efectos positivos en la salud son duraderos.

En un experimento, los investigadores sometieron a pacientes con diabetes tipo 2 a un ambiente frío normal. La diabetes tipo 2 se define por la insensibilidad a la insulina, que promueve la glucosa elevada de manera crónica. Por ende, si la sensibilidad a la insulina mejora, implica un avance positivo contra la enfermedad. Con sólo shorts y playeras, los sujetos pasaron seis horas al día en una habitación a 20 °C, por 10 días. Sin hacer ningún otro cambio a su dieta ni a su estilo de vida, la sensibilidad a la insulina en los pacientes aumentó hasta un impactante 40%, ¡un avance tan bueno como el que se puede esperar con el ejercicio a largo plazo![46] Esto hace que la grasa parda sea una poderosa arma en la pelea contra la obesidad, el envejecimiento y las enfermedades degenerativas.

Toma una pastilla de naturaleza para combatir el estrés

¿Tú crees que estás ocupado? En Japón los empleados de oficina trabajan largas horas, *muchas* más que sus contrapartes en Estados Unidos. El estrés corre desenfrenado, y existe incluso una palabra para trabajar hasta morir: *karoshi*, una tragedia prevenible que cobra una pequeña pero creciente cantidad de vidas al año. Quizá por ello (y el hecho de que 93% de la población vive en ciudades) Japón se ha vuelto el epicentro de una forma particular de terapia llamada baño de bosque. En otras partes del mundo los científicos se han dado cuenta de que un pequeño viaje a la naturaleza hace maravillas para la salud mental.

Una de las maneras en que la naturaleza puede mantenernos fuertes mentalmente es a través de su influencia en una zona del cerebro llamada la corteza prefrontal subgenual. Se cree que esta minúscula región procesa la tristeza, la culpa, el remordimiento y el diálogo interno negativo. Después de que los sujetos pasaran 90 minutos en un ambiente natural, no sólo se subyugó más marcadamente el área (evidente en escáneres cerebrales), sino que los participantes mostraban menos cavilaciones negativas, comparados con los controles. La gente que suele enfrascarse en diálogos negativos se perdona menos, y su exceso muchas veces puede predecir la depresión y hasta los pensamientos suicidas.[47]

Otros mecanismos podrían explicar por qué la naturaleza es un bálsamo tan potente para el alma. Ofrece la oportunidad de bañarte en la brillante luz del sol, lo que estimula la producción de vitamina D y ancla el cuerpo al ciclo de 24 horas. Nos enfriamos (o calentamos) en un ambiente natural, disparando los sistemas antiguos de termorregulación corporal, junto con una serie de cambios cerebrales beneficiosos.

Además, respiramos el aroma de la naturaleza misma, transportado por el aire gracias a diversos químicos vegetales que pueden estimular la inmunidad y el factor de crecimiento neuroprotector del cerebro, FCNC.[48]

¿Con qué "dosis" empezamos a cosechar los beneficios de la naturaleza? Publicado en *Frontiers in Psychology*, un estudio encontró que una inmersión en la naturaleza reduce significativamente los niveles de cortisol, la hormona asociada con el estrés crónico, después de sólo 20 minutos.[49] No importa si eliges la "dosis de mínimo efecto" sugerida por este estudio o te inclinas por un fin de semana entero en exteriores, un poco de naturaleza sirve de mucho. No te escondas en una prisión, ¡sal y date un baño de naturaleza!

Pardo o blanco, el tejido adiposo no es meramente un sitio inerte de almacenamiento; es un órgano que secreta una serie de hormonas importantes. Una de ellas es la adiponectina, la cual aumenta durante la exposición prolongada a temperaturas más bajas.[50] Promueve la sensibilidad a la insulina, la absorción de glucosa en los músculos (ayudando así a disminuirla en la sangre) y la quema de grasa. Asimismo, reduce la inflamación y, como consecuencia, puede ayudar a prevenir condiciones inflamatorias, como cardiopatía, cáncer y Alzheimer.[51] En cuanto a esta última, la adiponectina también puede mejorar la señalización de insulina en el cerebro.[52] Es considerable, pues la enfermedad de Alzheimer, a veces llamada "diabetes tipo 3", coincide con una señalización disfuncional de insulina en el cerebro.

La grasa parda es una grasa buena, y entre más tengas en tu cuerpo, mayor será el beneficio de activarla. Por suerte, generar más es fácil: abraza las bajas temperaturas. Para demostrarlo, los investigadores convencieron a sujetos sanos de dormir en un centro de prueba con temperatura controlada durante cuatro meses. En el primer mes todas las habitaciones estaban a 24 °C, una temperatura en la que el cuerpo no trabaja para producir grasa. En el segundo mes la temperatura bajó a 19 °C. En el tercero volvieron a la temperatura original y en el cuarto subieron a 27 °C. Los análisis metabólicos revelaron que los niveles de grasa parda se incrementaron durante el mes a 19 °C en un impactante 30 o 40%. Una advertencia: la grasa parda se disipó durante los meses más cálidos, lo que sugiere que la exposición rutinaria a temperaturas más bajas es más beneficioso que el método de "una vez y listo".

Se está poniendo caliente, caliente

Al igual que el frío, la exposición al calor extremo fue un lugar común durante nuestro considerable tiempo como cazadores-recolectores. Considera la caza por persistencia, una de las estrategias más antiguas empleadas por los humanos para cazar una presa esquiva. Tales esfuerzos requerirían una combinación de resistencia física y una prolongada exposición a los elementos. Así como debemos calentarnos, han evolucionado numerosos mecanismos para mantenernos fríos y evitar el daño que podría suscitar un sobrecalentamiento. Seguro estás muy familiarizado con la sudoración, útil para mantener una temperatura corporal saludable, ya que la transpiración se evapora en la piel.

Hoy en día nuestros sistemas termorreguladores están prácticamente dormidos, salvo por actividades de ocio, como hacer ejercicio, Bikram yoga o baños de sauna. Permitir que estos sistemas se empolven puede minar la oportunidad de crecer más fuerte y resistente, oportunidad que nuestros ancestros perfeccionaron a partir de las dificultades a las que debieron enfrentarse. La terapia de sauna en particular —donde uno se sienta en un cuarto calentado por carbón o bobinas eléctricas— ha sido muy útil para aislar y estudiar los efectos del calor en la salud. Gran parte de la investigación al respecto proviene de Finlandia, la capital mundial del sauna, donde "tomar un sauna" es tan común como bañarse.

Jari Laukkanen es un cardiólogo de la Universidad del Este de Finlandia y renombrado experto en los efectos del sauna en la salud. Al tomar datos de un estudio en curso sobre cardiopatía en la población finlandesa, descubrió que el tiempo en un sauna se asocia con una salud dramáticamente mejor, incluyendo el riesgo reducido de enfermedad cardiovascular, demencia y mortandad temprana. Y entre más lo haga uno, mayor será la reducción del riesgo (esto se conoce como una dosis-respuesta y por lo general es señal de un vínculo causal). En el caso de la enfermedad de Alzheimer, por ejemplo, usar un sauna cuatro a siete veces a la semana se asocia con una extraordinaria reducción del riesgo de 65% por más de 20 años.[53]

Reducciones de riesgo gracias al sauna

	Veces a la semana		
	0-1	2-3	4-7
Presión alta	0%	24%	46%
Infarto	0%	14%	61%
Demencia	0%	22%	66%
Alzheimer	0%	20%	65%
Mortandad temprana	0%	24%	40%

Fuente: Laukkanen et al.

Por impactantes que sean estas cifras, el hallazgo no *demuestra* que el sauna sea directamente responsable; simplemente podrían reflejar los beneficios de salud de más tiempo de relajación. No obstante, el trabajo del doctor Laukkanen y otros sugiere que, como sucede con el frío, el calor extremo sí acelera la respuesta de estrés del cuerpo de una manera beneficiosa.

La próxima vez que te encuentres en un sauna o un vapor intenta colocar dos dedos sobre la arteria radial de tu muñeca. Es posible que notes una elevación del ritmo cardiaco, similar al de una caminata rápida o trote en la caminadora. La razón es que el estrés por calor puede agotar el cuerpo de un modo similar al ejercicio, actuando en muchas formas como *imitador* del ejercicio aeróbico. El calor también incrementa el óxido nítrico, un gas que dilata tus vasos sanguíneos y aumenta el flujo de sangre a lo largo del cuerpo (lo puedes sentir cuando aplicas compresas calientes sobre una articulación adolorida). El efecto neto es una disminución del ritmo cardiaco y la presión, y una mejora de la elasticidad arterial, lo que, en conjunto, incrementa la condición física y reduce los mecanismos subyacentes del envejecimiento y el deterioro.

Preguntas frecuentes

P: ¿Los baños calientes/vapores/saunas infrarrojos funcionan igual que los saunas?

R: Es razonable pensar que los baños calientes, los vapores y los saunas infrarrojos impartirían beneficios similares al sauna. Un estudio con jóvenes sanos descubrió que ocho semanas de un baño caliente regular también mejoraba la dureza vascular, disminuía el engrosamiento arterial y bajaba la presión, así como se espera del sauna.[54] Aun así, la investigación prospectiva más sólida se hizo en Finlandia con un sauna en seco, lo cual hace que sea la apuesta más confiable para extraer los beneficios del estrés cotidiano por calor.

Los efectos en tu sistema vascular podrían ser suficientes para explicar por qué los usuarios constantes son menos propensos a desarrollar enfermedad de Alzheimer, una condición incurable muchas veces precedida por la disfunción de los vasos sanguíneos que abastecen el cerebro. Pero los saunas parecen fortalecer tu salud de otras maneras relevantes. Parecido al ejercicio, provocan un aumento momentáneo en los marcadores sanguíneos de inflamación. Pero no te alarmes. Este "pico" temporal en la inflamación es clave para aclimatarte, evocando el equivalente corporal de una fuerza antiterrorista. Por eso, los niveles de inflamación de quienes toman saunas seguido tienden a ser menores.[55] En el caso del sauna, este problema inflamatorio parece beneficioso. También ayuda a mantener limpio tu cerebro.

Las proteínas son importantes: constituyen tus células, tejidos, órganos y los incontables químicos operativos que mantienen a tu cuerpo funcionando sin contratiempos. Para ello, las proteínas deben doblarse en estructuras intrincadas, cual origami, pero el estrés de la vida moderna (incluyendo la inflamación crónica) puede hacer que se doblen mal y se vuelvan pegajosas. Es una advertencia para el cerebro, el cual tiende a acumular placas a base de proteína con el tiempo. La enfermedad de Alzheimer, por ejemplo, se define en parte como la acumulación de placas formadas con proteína beta-amiloide, junto con "nudos" de otra proteína llamada tau. Los nudos de tau se denominan así por su apariencia enredada y mal doblada.

Por fortuna, las proteínas no necesitan competir con el estrés sin protección. Cualquier estrés significativo activa las moléculas guardianas llamadas proteínas de shock térmico. Aunque son proteínas, actúan como los contrafuertes en la muralla de un castillo, para evitar que otras proteínas se doblen mal, con lo que ayudan a prevenir que el cerebro se vuelva un tiradero de placa. Los saunas enlistan una fuerte activación de proteínas de shock térmico, al grado de que, en un estudio, dos intervalos de 15 minutos en una sauna a 98 °C ocasionaron que prácticamente se triplicaran los genes codificadores de la proteína de shock térmico.[56] Y el uso repetido (o tener mejor condición en general) puede atenuar el "golpe" proinflamatorio inducido por el calor, mientras continúa aportando los beneficios de la activación de la proteína de shock térmico.

Cuando el sauna y otras actividades a partir de calor se vuelven una parte cotidiana de tu estilo de vida, los factores convergen para crear una vida más longeva y sana, libre de enfermedades, como enfermedad coronaria y Alzheimer. Son buenas noticias, en particular para quienes no gozan de una buena salud o para cualquiera que considere difícil hacer ejercicio vigoroso.

Sentirte cálido y tierno

Así como sucede con el ejercicio, los saunas también mejoran tu estado de ánimo, y podrás notarlo desde la primera sesión. Muchos de los efectos de la respuesta del cuerpo al estrés se conservan para todos los estresores; ya sea que se trate de estrés por frío, por calor o por ejercicio moderado, los efectos muchas veces son similares. El disparo de norepinefrina (el mensajero químico involucrado en el enfoque, la atención y el estado de ánimo) que puedes experimentar al remojarte en un baño de hielo también se da después de una sesión de sauna. Pero más allá de la norepinefrina, los saunas tienen bajo esa sudorosa manga un mecanismo todavía más poderoso para mejorar tu estado de ánimo: una influencia en el sistema opioide de tu cerebro.

Probablemente has escuchado hablar de ciertos químicos que te hacen sentir bien, llamados endorfinas, y de su asociación con el ejercicio prolongado. Son lo que subyace como "droga del corredor" que tanto les gusta a los maratonistas y otros atletas de fondo, gracias a su afinidad por los receptores opioides del cerebro. Numerosos analgésicos de prescripción y otras drogas ilegales se van directamente sobre estos receptores, y son sustancias que engloban algunos de los compuestos más adictivos y peligrosos de la Tierra. Por suerte, el uso regular del sauna provoca una liberación masiva de estas proteínas, impartiendo muchos de los efectos eufóricos sin los considerables inconvenientes.

¿Se pueden usar los saunas para tratar la depresión? En un estudio pionero, el doctor Charles Raison, de la Universidad de Wisconsin-Madison, estudió el efecto de la hipotermia en cuerpo entero sobre los síntomas de una depresión severa. Cuando se comparó con el tratamiento placebo, una sola sesión de sauna de 30 minutos mejoró significativamente los síntomas en personas con una depresión profunda. El efecto tampoco fue pequeño; el doctor Raison observó que el efecto antidepresivo era casi 2.5 veces más fuerte que el tratamiento farmacéutico estándar. Es más, los beneficios se mantuvieron durante seis semanas.

En tándem con la liberación de endorfinas, los saunas también invitan al hijastro malvado de la familia de las endorfinas, la dinorfina. A diferencia de la endorfina, que es principalmente euforizante, la dinorfina puede inducir un efecto disfórico, evocando sensaciones que a veces acompañan la abstinencia de drogas. Es la razón de que demasiado ejercicio o un tiempo prolongado en el sauna te puedan hacer sentir mareado. Por desagradable que suene, la dinorfina finalmente actúa en nuestro beneficio: un incremento temporal de la dinorfina ayuda a incrementar los receptores de endorfinas, sensibilizándote a los efectos satisfactorios del ejercicio o el sauna.[57] La implicación es que, para extraer todo el beneficio del sauna (o del ejercicio), quizá debas alcanzar un punto de incomodidad primero. El efecto antidepresivo puede ser más fuerte y volverse más pronunciado con el tiempo.

Aire limpio, mejores cuidados

La pieza final del rompecabezas natural puede parecer obvia: respirar aire limpio. Desafortunadamente el aire contaminado te pone en riesgo de muerte prematura, desempeño cognitivo reducido y otros efectos graves. Ha sido una gran preocupación para mí, ya que pasé mucho tiempo en grandes ciudades, respirando un aire de dudosa calidad, y no soy el único. En Estados Unidos, por ejemplo, más de 166 millones de personas —52% de toda la población— están expuestos a niveles no saludables de contaminación en exteriores. Puede ser tu caso.

Hay dos tipos principales de contaminación: uno es el ozono y el otro es la materia en suspensión. Este último hace referencia a las partículas en el aire, que tienen la capacidad de entrar a tus pulmones y circular. Los tipos más peligrosos de partículas trasportadas por el aire son las que miden 2.5 micrómetros o menos (en forma abreviada, µm2.5). Las partículas, con una medida de alrededor de 3% del diámetro de un cabello humano, son invisibles al ojo. Provienen de plantas eléctricas, procesos industriales, escapes de auto, estufas de madera e incendios forestales.

Una minúscula partícula µm2.5 se llama magnetita, y está hecha de hierro. Se encuentra comúnmente en el aire de las grandes ciudades. Cuando la inhalamos a través de la nariz, puede entrar al cuerpo y viajar hasta el cerebro. Ahí tiene la oportunidad de "infectar" múltiples regiones, incluido el hipocampo procesador de memoria, entre las primeras estructuras dañadas en la enfermedad de Alzheimer. Lo increíble es que estas nanopartículas se han descubierto en el cerebro de niños de hasta tres años de edad, la cuales provocan inflamación y entorpeciendo su función cognitiva.

Una vez dentro de ti, las pequeñas partículas extranjeras (entre las que se encuentra la magnetita) contribuyen a la disfunción de los vasos sanguíneos. En un estudio, la gente sana expuesta a concentraciones muy elevadas de µm2.5 tuvo un deterioro pronunciado en la variabilidad de su ritmo cardiaco (una medida importante de la salud del corazón) y un incremento en el ritmo. Este tipo de disfunción vascular contribuye a la cardiopatía, pero también tiene un papel importante en el desarrollo temprano de enfermedad de Alzheimer y otras formas de demencia, en parte por su efecto en la barrera hematoencefálica.

La barrera es una membrana selectiva que salvaguarda tu cerebro de químicos potencialmente dañinos en la sangre, mientras permite el transporte de nutrientes vitales y combustibles como la glucosa. Es una red vascular con la que no te quieres meter, ya que una perturbación de la barrera hematoencefálica está vinculada con el Alzheimer, el autismo, la esclerosis múltiple, la epilepsia y el Parkinson. Desafortunadamente se ha visto que las µm2.5 provocan disfunción en la barrera en jóvenes y hasta promueven la aparición de dos características principales del Alzheimer: la placa amiloide y los nudos de proteína tau, mucho antes de que la enfermedad por lo general asome su horrenda cabeza.[58]

¿La contaminación del aire podría volverte menos inteligente? Es una pregunta que ha estado aquejando a los investigadores chinos porque la rápida industrialización del país y sus políticas medioambientales rezagadas han provocado que la contaminación del aire se convierta en una amenaza considerable para la salud pública. En un estudio que involucró a más de 25000 personas que viven por toda China, la exposición a niveles más elevados de contaminación quedó vinculada con resultados más bajos en pruebas verbales (y de matemáticas en menos grado).[59] El estudio también observó el índice de cambio con el tiempo, y una exposición más prolongada se correlacionó con caídas mayores en el desempeño. Uno de los autores, un profesor de política y economía de la salud de la Escuela de Salud Pública de Yale, dijo a National Public Radio (NPR) que una regulación más estricta para la calidad del aire podría llevar a una ganancia cognitiva equivalente a un año de educación extra para toda la población.

Muchas de las ciudades de China luchan con una contaminación mucho peor de la que se encuentra en Estados Unidos, pero no somos inmunes en el mundo occidental. Lejos de ello. Un estudio que tuvo lugar a lo largo de 48 estados descubrió que una alta exposición a contaminantes en el aire incrementaba el riesgo de deterioro cognitivo en mujeres en hasta 81% y de Alzheimer en 92%, comparado con las personas que vivían en zonas con menos exposición.[60] Lo más aterrador es que los investigadores sugirieron una vulnerabilidad particular en portadores del gen de riesgo para Alzheimer, ApoE4. Plantearon que uno de cada cinco casos de Alzheimer puede ser ocasionado sólo por contaminación en el aire.

No vivir en un área contaminada puede ser la forma más obvia de evitar la exposición a contaminantes potencialmente dañinos pero, seamos honestos, no siempre es práctico. Además, hay muchas cosas a favor de vivir en las grandes ciudades del mundo. Por tanto, éstas son algunas medidas adicionales que podemos tomar para protegernos:

✓ *Come tus vitaminas B o considera tomar un suplemento.* En un pequeño estudio, muchas personas expuestas a altos niveles de μm2.5 durante dos horas experimentaron disfunción vascular e inflamación.[61] Más adelante tomaron un complejo B diario durante cuatro semanas (el cual contenía 2.5 mg de folato, 50 mg de vitamina B_6 y 1 mg de vitamina B_{12}), lo que pareció protegerlas por completo cuando se repitió la exposición.

✓ *Come alimentos ricos en omega-3 o considera un suplemento de aceite de pescado.* Los omega-3 previenen y tratan la inflamación y el estrés oxidativo provocado por la contaminación del aire en ratones expuestos a µm2.5, sumando entre 30 y 50% de reducción del daño.[62] Un estudio que involucraba personas mayores reportó resultados similares.[63]

✓ *Come tus crucíferas, en particular germen de brócoli.* Las verduras crucíferas crudas, sobre todo el germen de brócoli, producen sulforafano, un potente activador de las enzimas de la fase 2 de desintoxicación del hígado, las cuales te ayudan a excretar toxinas medioambientales. En un estudio, el sulforafano (una taza y media de brócoli crudo al día durante cuatro días antes de la exposición) anuló los efectos inflamatorios del escape de diésel estimulando estas enzimas antioxidantes.[64] En otro, el sulforafano incrementó significativamente el metabolismo y la excreción del benceno y la acroleína, ambos gases carcinógenos.[65]

✓ *Cárgate de alimentos ricos en antioxidantes.* Seis meses de suplementación con vitamina E y C (800 mg y 500 mg, respectivamente) disminuyó de manera efectiva los marcadores de lípidos y daño a proteínas, y mejoró las defensas antioxidantes para personas expuestas con regularidad a la quema de carbón.[66] Entre los alimentos altos en vitamina C se encuentra el kale, las moras, el brócoli y los cítricos. Los alimentos altos en vitamina E incluyen almendras, aguacate y aceite de oliva extra virgen.

✓ *Descubre cuál es tu estatus sobre el alelo ApoE4.* Cualquier análisis genético te lo puede decir. (Visita htttp://maxl.ug/TGLresources para recomendaciones específicas.) Los portadores de una o dos copias podrían elegir pasar menos tiempo en áreas contaminadas.

Es claro que la contaminación del aire en exteriores puede ser peligrosa, pero ¿cuándo fue la última vez que consideraste la calidad del aire en tu hogar? Te podría sorprender saber que el aire en el interior puede estar hasta 10 veces más contaminado que el ambiente de afuera. En el capítulo 5 comentaré la sorprendente razón detrás de ello y lo que puedes hacer para protegerte.

Todos somos parte de una red natural vasta e interconectada, y lo hemos sido durante mucho tiempo. Aunque nuestra protección contra las fuerzas de la naturaleza puede ser una evolución bienvenida en un mundo a veces frío y violento, tiene un precio. La exposición al sol, las variaciones naturales de temperatura y el aire limpio y fresco son clave para tener una vida larga, sana y libre de enfermedades. Ya sea que vivas en una gran ciudad o en un pueblo pequeño, dale prioridad a la naturaleza e integra estas enseñanzas en tu vida cotidiana.

En el siguiente capítulo, las virtudes del ejercicio.

Notas de campo

✓ Los niveles saludables de vitamina D no son opcionales. Haz un análisis para revisar tu rango y pide a tu médico que se asegure de que esté dentro de 40 a 60 ng/ml.

✓ Si eres una persona mayor, tienes una tez más oscura, tienes sobrepeso o vives en latitudes más elevadas, podrías necesitar más tiempo bajo el sol o una dosis mayor de vitamina D para alcanzar un nivel sano.

✓ Si eliges el suplemento, busca vitamina D_3 (en lugar de D_2), idéntica a la que creamos en la piel.

✓ El potencial de la vitamina D para mejorar la salud cerebral y cardiovascular, reducir el riesgo de cáncer y ayudar en o prevenir la autoinmunidad está cobrando más y más interés dentro de la comunidad científica, y ya existen suficientes investigaciones para ameritar nuestro optimismo.

√ El estrés por frío (ya sea nadar en fuentes abiertas de agua, tomar baños de hielo o regaderas frías, o con crioterapia) puede ser un medio potente para incrementar la vigilancia y el estado de ánimo.

√ El frío estimula la termogénesis sin temblor, la cual puede aumentar la salud metabólica y la quema de calorías ¡sin que necesites una caminadora!

√ El estrés por calor estimula las proteínas de shock térmico, las cuales actúan como refuerzo de otras proteínas corporales, posiblemente con un papel en la prevención de ciertas enfermedades neurodegenerativas.

4

Levanta tu trasero

Sé fuerte para ser útil.
—Georges Hébert

La vida es como andar en bicicleta. Para mantener el equilibrio te tienes que seguir moviendo.
—Albert Einstein

¿Existe algún área de la vida donde sea deseable estar estancado? ¡Claramente no en nuestra vida profesional! ¿Quién quiere trabajar para el mismo jefe, hacer lo mismo y ganar la misma cantidad de dinero para siempre? Por fortuna, tampoco en nuestra vida personal. ¿No te gustaría hacer nuevos amigos o profundizar tu conexión con tu media naranja? La inmovilidad es el opuesto de una vida genial, es muerte y decadencia.

Al cuerpo humano tampoco le gusta. Está diseñado para moverse. Sin embargo, la vida civilizada del siglo XXI trae consigo una epidemia de inactividad. En Estados Unidos, más de un tercio de los adultos no realizan ninguna clase de actividad física en su tiempo libre.[1] Para los más activos de nosotros, el ejercicio se tiene que programar para que tenga cabida entre las extenuantes demandas de la vida moderna. En este capítulo, conforme nos adentremos a los incontables beneficios y sutilezas del movimiento y el ejercicio, empezarás a comprender que la inmovilidad es una toxina para la salud y el bienestar, y no tan distinta de los granos refinados ni los aceites industriales.

Nos enfocaremos en cinco tipos diferentes de actividad: la actividad física sin ejercicio, el ejercicio aeróbico, el entrenamiento en intervalos de alta intensidad, el entrenamiento de resistencia y la recuperación. Si te parece excesivo, no te preocupes; ya realizas algunos de estos tipos de actividad. Así que, si eres un "novato" en el gimnasio, un hogareño certificado o un experto en levantamiento de pesas que persigue otros beneficios, las siguientes páginas te ayudarán a mejorar lo que ves en el espejo mientras consigues una mejor salud y un cerebro más feliz y más capaz.

Levanta tu trasero

Quizá el tipo de actividad menos apreciado es el que realizas cada día mientras te mueves por el mundo. Es una clase de actividad sencilla que hacemos de manera distraída cuando caminamos hacia una comida, estamos de pie al hablar por teléfono o teclear, al limpiar la casa, cocinar, bailar, subir escaleras y doblar la ropa. Es lo que haces cuando no haces ejercicio deliberadamente, duermes o ves las repeticiones de *El show de Larry David* desde la comodidad de tu sala. La llamamos actividad física sin ejercicio.

Frente a la clase de ejercicio que haces en un gimnasio, son actividades que podrían parecer poco notables, pero no las descartes. Acumuladas, te aportan inmensas ganancias, sobre todo cuando las comparas con estar sentado todo el día. Un beneficio importante es que, a pesar de requerir un mínimo esfuerzo, queman entre 300 y 1 000 calorías al día, un atributo llamado *termogénesis por actividad sin ejercicio* (NEAT, por sus siglas en inglés). Éstas son algunas formas en las que pueden presentarse en tu vida:

Bailar

Pasear al perro

Limpiar la casa

Tocar un instrumento musical

Teclear

Doblar la ropa

Usar un escritorio de pie o un escritorio con caminadora

Cargar las bolsas del supermercado

Lavar los platos

Quitar la nieve

Cantar

Tener sexo

Jugar con tus hijos

Perseguir a tu gato

Si las sumas, estas actividades pueden representar alrededor de la mitad del gasto de energía diario de una persona activa.[2] Trabajar en el jardín, por ejemplo, o limpiar y dar mantenimiento a tu casa puede requerir 10 o 15 veces más energía que sentarte frente a la televisión. De hecho, la NEAT es tan efectiva para disipar energía, que por eso tendemos a incrementar movimientos espontáneos cuando comemos en exceso.[3] ¿Estás más inquieto de lo normal? Tal vez almorzaste demasiado.

Un grupo de la Clínica Mayo decidió descubrir si la NEAT sola podía prevenir que una persona tuviera sobrepeso. Tomaron personas con pesos normales y añadieron 1 000 calorías más de comida —el equivalente a un sándwich de tres pisos— todos los días durante ocho semanas, mientras documentaban su actividad. Como esperaban, la sobrealimentación incrementó su actividad diaria, pero quienes tuvieron niveles más altos de NEAT (lavar el carro, estar inquieto o jugar con niños, por ejemplo) también pudieron conservar su masa magra y prevenir el aumento de peso a un grado asombroso: el incremento en la actividad pudo explicar una variación de 10 veces en la acumulación de grasa entre los participantes.[4]

Si dejamos de lado la quema de calorías, la actividad de baja intensidad es capaz de influir en la reserva de grasa por su efecto sobre una enzima llamada lipoproteína lipasa, o LPL.[5] La LPL (que no se debe confundir con LDL, un portador de colesterol) se encuentra en tus vasos sanguíneos y ayuda a determinar dónde termina la grasa que comes. Cuando comes alimentos como una hamburguesa de libre pastoreo o un puñado de nueces, las grasas en ellos se distribuyen en pequeñas balsas llamadas lipoproteínas. La LPL permite que varios tejidos tomen las grasas de estas balsas para usarlas como combustible en el caso de los músculos, o guardarlas como grasa. Actividades sencillas —caminar por la oficina, cuidar niños o mascotas, o preparar la comida, por ejemplo— incrementan el uso de LPL en los músculos y vuelven menos probable la acumulación de grasa.[6]

Preguntas frecuentes

P: Trabajo desde un escritorio. ¿Qué debo hacer para lograr más NEAT?
R: Intenta usar un escritorio de pie o alterna entre estar sentado y de pie. Si no tienes un escritorio de pie, puedes crear uno. Escribí gran parte de este libro en mi mesa del comedor, y muchas veces apilaba cajas y libros grandes para elevar mi laptop. Puedes levantar una pierna sobre tu silla para abrir tus caderas, cambiando de lado en intervalos de cinco minutos. Toma descansos regulares para estirarte o dar una vuelta por la oficina, y usa las escaleras siempre que puedas, incluso si se trata de un descanso de dos minutos cada media hora (un intervalo que ha demostrado normalizar el flujo sanguíneo al cerebro, el cual disminuye al estar sentado por periodos prolongados).[7] Y aunque no es necesario añadir episodios deliberadamente largos de ejercicio aeróbico de intensidad moderada si tu estilo de vida incluye una NEAT adecuada, agregar un poco de cardio a tus entrenamientos puede ser una compensación plausible si en verdad eres sedentario a lo largo del día. Te daré algunos ejemplos en un momento.

Después de comer, la LPL tiende a ser menos en el músculo y más en el tejido adiposo.[8] Ocurre de una forma más dramática después de comidas altas en carbohidratos y colaciones que estimulan la insulina, y es en parte como esa hormona antigua promueve la reserva de grasa. Hoy en día consumimos alrededor de 300 gramos de carbohidratos diarios en comidas y colaciones sentados ante el escritorio, en el sillón y en el auto. Como señalaron investigadores en el *Journal of Applied Physiology*, "la mayoría de las personas pasa gran parte de su día en el estado posprandial (después de la comida), cuando la actividad física es baja".[9] Esto mantiene la quema de grasa efectivamente apagada, permitiendo que la cintura se expanda hasta desbordarse.[10]

La gente con niveles más elevados de actividad no sólo es más delgada. Las balsas de lipoproteína viajan a través de tus arterias, transportando las grasas en una forma particular llamada triglicéridos. Los triglicéridos elevados en ayuno (es decir, más grasa en la sangre) se asocian con el síndrome metabólico. Suele ser señal de que tu cuerpo está sobrecargado de energía alimentaria y que no la usas con efectividad. En la actualidad, sólo 12% de los adultos tiene una "buena" salud metabólica.[11] Se trata de algo desafortunado, ya que una salud metabólica deficiente acorta tu tiempo de vida y te pone en riesgo de una gran cantidad de condiciones, incluyendo cardiopatía y cáncer.[12] Sólo moverte más —añadir una caminata diaria a tu rutina, por ejemplo— permite que la LPL reduzca los triglicéridos circulantes, lo que puede entonces bajar tu riesgo de cardiopatía.[13]

Las propiedades de la actividad de baja intensidad para prolongar la vida se muestran en un estudio que involucra a casi 4 000 adultos suecos, a quienes observaron por más de 13 años. Los más activos tuvieron 27% menos eventos cardiovasculares (como ataques cardiacos) y 30% menos riesgo de mortandad temprana.[14] Por un lado, esto puede demostrar lo obvio, que las personas sanas se mueven más y las enfermas menos, pero los estudios indican que los movimientos simples, como caminar y estar de pie con las piernas abiertas a lo largo del día, sí mejoran los marcadores de salud cardiaca *incluso* en comparación con el ejercicio deliberado por parte de personas de otro modo sedentarias.[15]

NEAT para las personas mayores, frágiles o discapacitadas

NEAT ofrece una forma significativa de mantener el gasto de energía para las personas que encuentran difícil hacer ejercicio vigoroso, como los ancianos o las personas delicadas o discapacitadas. Conforme avanzaban los síntomas de Parkinson en mi mamá, ocasionando rigidez y problemas de equilibrio, se volvió cada vez más difícil que hiciera ejercicio de alta intensidad, por lo que NEAT se volvió todavía más valiosa. Muchas veces la acompañé a caminar o bailé con ella en la sala oyendo su música favorita, sosteniéndola de las manos para que no se cayera (algunos de mis recuerdos favoritos). Y cuando se trataba del quehacer de la casa, no la desalentaba; simplemente ofrecía mi ayuda. Participa en generar NEAT con tus seres queridos u ofrécete como voluntario en alguna institución local. Apreciarán el tiempo que estés ahí, sin importar lo mundano que te parezca a ti.

En lo referente a tu metabolismo, el movimiento nunca es insignificante y nunca carece de sentido; es vital para estar en forma y saludable, en parte porque ayuda a disipar el exceso de energía alimentaria. La LPL es parte del elenco responsable. Investigadores escribieron en el *Journal of Physiology*: "La impactante sensibilidad de la LPL en músculos [...] puede proveer una pieza del rompecabezas para descubrir por qué la inactividad es un factor de riesgo en enfermedades metabólicas y por qué incluso la actividad no vigorosa ofrece una protección tan marcada contra los trastornos concernientes a un metabolismo pobre [de la energía]". Y es posible que también ayude a tu cerebro a funcionar mejor.

Estar sentado durante largos periodos de tiempo literalmente drena la sangre de tu cerebro, y esto puede perturbar la función cognitiva.[16] Pero incluso movimientos sencillos (una caminata de dos minutos por cada media hora sentado) puede promover un flujo normal de sangre. Funciona de la siguiente manera: cuando mueves tu cuerpo creas cambios pequeños en tu presión sanguínea, lo que inyecta sangre y nutrientes a tu cerebro.[17] A largo plazo, el flujo de sangre reducido puede ser culpable de las flaquezas mentales que solemos considerar parte del envejecimiento, además de ser sospechoso tanto en la enfermedad de Alzheimer como en la demencia vascular. En esta última, una serie de diminutos bloqueos impide el flujo sanguíneo hacia ciertas zonas del cerebro, pero un estudio pequeño encontró que caminar sólo tres veces a la semana mejoraba el funcionamiento cognitivo en pacientes con una forma leve y temprana de la condición.[18]

La sangre no es el único fluido corporal que depende del movimiento para seguir fluyendo. Las contracciones musculares, por leves que sean, ayudan a lubricar tus articulaciones, drenar el agua extracelular y empujar la linfa a través de sus canales, los cuales no tienen la capacidad de contraerse por sí solos. Estos ductos yacen entre el músculo y la piel, donde sirven como vías de servicio para la entrega de nutrientes y para tus trabajadoras células inmunológicas. Ahora sabemos que también están conectadas al cerebro y ofrecen una salida a los productos de desecho cerebral, como el beta-amiloide, entre otros. Y así como sucede con el agua, el estancamiento de este fluido no lleva a nada bueno.

Para ver si simples movimientos diarios podían acumular salud cerebral, investigadores midieron los niveles de actividad de adultos mayores y los compararon con su desempeño anual en pruebas cognitivas. Publicado en la revista *Neurology*, los investigadores descubrieron que mayores niveles de movilidad diaria estaban vinculados con mejores habilidades de pensamiento y memoria. La observación se confirmó cuando los análisis *post mortem* revelaron una patología relacionada con el Alzheimer (acumulación de placa, por ejemplo) en el cerebro de los sujetos.[19] Al parecer, la actividad diaria ayuda a combatir la demencia.

NEAT demuestra que si bien es bueno tener membresías de gimnasios para hacer cierto tipo de ejercicio, no son esenciales para tener o mantener la salud, o para perder peso (aunque, por supuesto, pagar por una membresía puede ser un gran motivador). Estar en forma, bajar de peso y protegerte contra la ocasional indulgencia de calorías puede ser tan fácil como moverte más.

Gánate los carbohidratos

Respira hondo. ¿Sientes eso? Estás funcionando en un estado de respiración aeróbica. Caminar, hacer encargos, subir las escaleras, perseguir a tu gato… El combustible para realizar todas estas actividades es una mezcla de grasa, azúcar y oxígeno, los cuales por lo general tienen un abastecimiento suficiente (la palabra *aeróbico* significa "con oxígeno"). El *ejercicio* aeróbico simplemente implica subir la escalera de la intensidad, llevando tus procesos normales de generación de energía a otro nivel.

Parecido a NEAT, la mayoría de las formas de ejercicio aeróbico puede prolongarse por largo tiempo. Por lo general el ejercicio aeróbico se realiza con un nivel de intensidad de leve a moderado, e incluye trotar, andar en bicicleta, andar en patineta y nadar. Al realizar estas actividades notarás que incrementan tu ritmo cardiaco y demandan respiraciones más profundas. Cuando las necesidades energéticas de los músculos *exceden* el ritmo con que se entrega oxígeno —es decir, cuando realizamos movimientos que requieren nuestro máximo esfuerzo—, los músculos cambian a un estado energético alternativo llamado metabolismo *anaeróbico*. Anaeróbico significa "sin oxígeno" y *sólo* puede quemar azúcar. Pero ¿de dónde proviene ese azúcar?

Cuando se trata de almacenar azúcar, el cuerpo es como un departamento en la ciudad de Nueva York: simplemente no hay mucho espacio. Tu hígado puede guardar un poco (alrededor de 100 gramos) y tus músculos suelen guardar el resto. En total, tus músculos pueden guardar 400 gramos de azúcar más o menos, dependiendo de cuánto músculo tengas.[20] Puede parecer mucho, pero son sólo 100 cucharaditas de azúcar, divididas entre tu espalda, pecho, bíceps, tríceps, glúteos y todos los demás músculos que tienes. El azúcar en reserva se conoce como glucógeno.

En condiciones cotidianas, cuando la demanda de energía es baja (por ejemplo, sentado ante tu escritorio), casi todo ese azúcar se queda en su lugar. Imagina una persona común, sedentaria, que consume alrededor de 300 gramos de carbohidratos diario, una empresa muy sencilla cuando tu dieta gira alrededor de productos de granos procesados y bebes tu azúcar en forma de refrescos y jugos, como la mayoría de los occidentales hoy en día. Esa persona siempre tiene el tanque lleno, y sólo desborda las reservas ya llenas de su hígado y músculos con cada comida. Pero el entrenamiento de resistencia y el ejercicio de alta intensidad te ayudan a quemar ese azúcar, liberando espacio para los almidones y azúcares que puedan llegar a tu plato.

Por ello, si haces ejercicio de alta intensidad y larga duración regularmente, como clases con rutinas vigorosas, o si estás entrenando para una carrera o una competencia, puede ser útil consumir carbohidratos junto con tu proteína alrededor de los entrenamientos para mantener tus niveles de energía elevados. Como aprendiste en el capítulo 1, somos mucho más sensibles a la insulina durante el día, lo que quiere decir que se facilita más la entrada del azúcar al músculo. Por otra parte, la ventana después del ejercicio, sea de día o de noche, ofrece el beneficio añadido de una asimilación de glucosa *independiente de la insulina*, es decir, que tus músculos literalmente *absorben* azúcar de tu sangre, reduciendo el requerimiento de insulina y convirtiéndote en una bestia quemagrasa altamente eficiente.

Preguntas frecuentes

P: ¿Cuánta proteína debo consumir?

R: Consumir una cantidad adecuada de proteína es una parte importante de crear y mantener la musculatura, y se vuelve cada vez más crucial con la edad. La evidencia más reciente sugiere que un mínimo de 0.7

gramos de proteína por cada medio kilogramo de masa magra al día es lo óptimo para crear y conservar la masa magra mientras sigues un régimen de entrenamiento con pesas.[21] Para una mujer atlética de 61 kilogramos, esto implica 96 gramos de proteína al día. Para un hombre delgado de 84 kilogramos, esto equivale a 130 gramos de proteína al día. Si tienes grasa corporal de más, usa tu peso *meta* en kilogramos y multiplícalo por 1.4. Entre los alimentos altos en proteína que podrías considerar incorporar en cada comida se encuentran carne de res, huevos, pollo, pavo, cerdo, pescado y yogurt griego entero, todos de libre pastoreo (el yogurt sin grasa también es una buena opción, sólo evita las variedades azucaradas). Y si entrenas en ayunas, asegúrate de consumir proteína (como una malteada de suero de proteína) poco después.[22] Siéntete libre de releer la página 49 para repasar los demás beneficios de la proteína.

Si eres un atleta más avanzado, los carbohidratos son importantes para tener fuerza y energía, pero si no, podrías dejarlos. El cuerpo es capaz de producir su propio azúcar, y el glucógeno se reabastecerá de manera natural con el tiempo, en particular si empiezas a comer más plantas. Finalmente, necesitar o no carbohidratos después de hacer ejercicio depende de tu salud y tus metas, pero como regla general los entrenamientos de alta intensidad con mayor regularidad equivalen a una mayor tolerancia de carbohidratos (consulta la página 244 para una guía). No consumir carbohidratos después de hacer ejercicio también puede impartir su propia serie de beneficios, como una quema de grasa sostenida y la elevación de la hormona de crecimiento, lo cual ayuda a fortalecer las articulaciones y reconstruir el tejido conectivo.[23] El cuerpo es altamente adaptable e individual, así que siéntete libre de calibrar tus propios requerimientos de carbohidratos alternando entre comidas bajas y altas en ellos después de entrenar para ver cómo te sientes.

Incrementa tu condición

Entre mejor condición tengas, más esfuerzo podrás hacer en tus entrenamientos, mientras permaneces en el lado aeróbico del metabolismo, quemando grasa y oxígeno. Podemos medir dónde se encuentra este umbral para cada uno con una prueba de VO_2 máximo. Esta prueba describe la cantidad máxima de oxígeno que una persona puede utilizar durante el ejercicio intenso. Por lo general, en un gimnasio un profesional te pide que realices un ejercicio estacionario con una intensidad incremental, mientras usas una máscara que mide tu respiración. Alguien con un nivel mayor de VO_2 máximo manejará su oxígeno de manera más eficiente y, por ende, será capaz de ejecutarlo con una intensidad superior durante más tiempo. Lo llamamos resistencia.

El umbral donde cambias a un metabolismo para quemar azúcar se llama umbral láctico. ¿Has escuchado del ácido láctico? Es un conocido precursor de la fatiga muscular y la fuente del infame "ardor" durante el ejercicio intenso. También puede provocar la sensación disfórica temporal que inmediatamente sigue a los entrenamientos pesados. Antes considerado un producto de desecho del metabolismo, ahora sabemos que el lactato se produce todo el tiempo en los músculos y sirve como un potente combustible para el corazón, el cerebro, los músculos y otros tejidos. Tener mejor condición implica que tengas más capacidad de generar y utilizar el lactato, permitiendo un mejor desempeño.[24]

Lactatos para la salud cerebral

Gracias a George Brooks, pionero investigador de lactatos, sabemos que el lactato producido en los músculos puede entrar en la circulación para abastecer otros órganos, incluyendo el cerebro, donde navega sobre los mismos transportadores que permiten la entrada de las cetonas.[25] En descanso, el cerebro puede derivar alrededor de 10% de su energía del lactato, y el ejercicio vigoroso, el principal contribuyente de lactato circulante, inyecta todavía más lactato al cerebro.[26] Al igual que las cetonas (descritas en la página 35), el lactato desplaza el azúcar, el combustible común del cerebro. Es una buena noticia porque algunos cerebros tienen dificultad para utilizar el azúcar como fuente de energía, entre ellos los que padecen Alzheimer, los portadores del gen de riesgo común de Alzheimer (el alelo ApoE4, que comparte 25% de la gente) y los que padecieron algún traumatismo al cerebro.[27] Ciertas investigaciones sugieren que el lactato puede incluso proteger contra la enfermedad de Parkinson: un estudio demostró que una rutina de ejercicio de alta intensidad prevenía la progresión de la enfermedad después de seis meses, mientras que una intensidad moderada no.[28] ¡Razón de más para levantar tu trasero.

La creencia popular nos dice que para mejorar nuestra condición debemos hacer largos esfuerzos de "cardio". Si bien las sesiones extensas de cardio pueden estimular la resistencia, el entrenamiento en intervalos de alta intensidad (HIIT, por sus siglas en inglés) puede ser tan efectivo para estimular tu VO_2 máximo en menos tiempo y con menos daño colateral a tus rodillas y articulaciones. Un estudio publicado en la revista *Plos One* encontró que entrenar en intervalos de alta intensidad tres veces a la semana durante 12 semanas aportaba las mismas mejoras de condición cardiorrespiratoria y resistencia que un estado constante de cardio en una quinta parte del tiempo.[29]

Entrenar intensamente —con tal intensidad que sólo puedas mantenerlo por pequeños momentos— es el equivalente de enviar un mensaje de texto a tu genoma diciendo que o tus células mantienen el paso o se mueren. Tus células no quieren morir, así que se adaptan para producir una profusión de energía. Una de estas adaptaciones es la biogénesis mitocondrial, o la creación de nuevas mitocondrias. Estas estructuras se albergan en sus células y son donde se produce el ATP, o la energía. Más mitocondrias productoras de energía implica más energía, y una sola sesión de HIIT ha mostrado ser suficiente para estimular este proceso incremental de potencia.[30]

Preguntas frecuentes

P: ¿Cuál es el mejor momento del día para entrenar?

R: ¡El que te parezca más conveniente! Si bien existe cierta influencia circadiana (es decir, rítmica) en nuestra fuerza (la gente tiende a ser más fuerte conforme avanza el día), finalmente, el mejor momento para hacer ejercicio es cuando lo haces. En lo personal me suelo sentir más fuerte en la mañana, con el estómago vacío, pero también disfruto entrenar en la tarde y seguir con una cena abundante, rica en proteína. Si bien el ejercicio en la noche (antes de las 10:00 p. m.) ha demostrado mejorar la calidad del sueño, intenta evitarlo *inmediatamente* antes de acostarte, ya que tendrá el efecto opuesto.[31]

Para establecer una rutina de HIIT empieza con tres series de 20 segundos, repitiendo al máximo el ejercicio de tu elección, cada serie separada por uno o dos minutos de movimiento de recuperación de baja intensidad. Algunos ejemplos pueden ser 20 segundos de movimiento vigoroso en una bicicleta estacionaria, con un periodo de movimiento lento, y repetir. O quizá prefieras salir del gimnasio y hacer esprints colina arriba en intervalos de 20 segundos. En mi gimnasio suelo usar la bicicleta de aire Assault AirBike o menear las "cuerdas de batalla" en tres o cinco repeticiones al final de mis entrenamientos. Las reglas son muy flexibles, pero la clave de HIIT es llevar a tu cuerpo más allá de sus límites aeróbicos, recuperarte y luego repetir. Algunos ejemplos de ejercicios HIIT:

Sentadillas con salto	Power yoga
Esprints colina arriba	CrossFit
Burpees	Jiujitsu
Esprints en bicicleta	Spinning
Cuerdas de batalla	Box

Recuerda: tus "máximos" serán distintos de los de tu hermana, tu hermano o tu mejor amigo. Impúlsate hasta tu propio límite personal y luego retrocede. Lo que importa más es el esfuerzo que das, no los resultados de velocidad ni distancia. Escucha a tu cuerpo. Y siempre es una buena idea consultar primero a un médico, sobre todo si padeces alguna condición médica. Conforme se incremente tu condición, ten la libertad de añadir más resistencia (por ejemplo, una inclinación más pronunciada) o la cantidad o duración de las repeticiones.

Estimula tu cerebro

En lo que respecta a tu cerebro, el ejercicio es una obligación. Algunos de los beneficios de un buen entrenamiento se dan directamente, como los combustibles y nutrientes, y los diversos químicos neuroprotectores que inundan tu cerebro con la actividad vigorosa. Otros son indirectos, pero no menos importantes, como la protección que provee el ejercicio a tus vasos sanguíneos.

Hoy en día los vasos que abastecen combustible, oxígeno y nutrientes a tu cerebro se encuentran bajo ataque constantemente. En el capítulo 1 descubriste cómo estar inflamado y tener la glucosa elevada de manera crónica es lo mismo que usar un lanzallamas contra tus vasos sanguíneos. Probablemente no sea una de las primeras cosas en tu lista de pendientes. Pero la presión sanguínea elevada es otra amenaza importante, y una muy común. Alrededor de uno de cada tres adultos padece hipertensión (el término médico para la presión alta), y no es un problema exclusivo de tus padres. De acuerdo con los CDC de Estados Unidos, alrededor de 14% de las personas entre 12 y 19 años ahora tiene hipertensión o está en vías de padecerla.[32]

De la misma manera que se da con la inflamación o la glucosa elevada, no puedes sentir si tienes o no la presión alta. Después de todo, por algo se llama el asesino silencioso. Pero la presión alta no sólo incrementa tu riesgo de muerte temprana, puede dañar tus riñones, tus ojos, tus órganos sexuales y tu cerebro. Distintas formas de deficiencia cognitiva pueden ser resultado de tener la presión alta de manera crónica, entre ellas demencia y una forma de "predemencia" llamada *deterioro cognitivo leve*, o DCL. En un amplio estudio multicéntrico, personas sanas cognitivamente que tenían presión alta eran menos propensas a desarrollar DCL cuando disminuían su presión con medicamentos.[33]

Pero ¿qué causa que suba la presión en primer lugar? El estrés es un fuerte contribuidor, al igual que las dietas que incluyen muchas bebidas azucaradas o alimentos procesados.[34] En parte porque el azúcar estimula el sistema nervioso, provocando una respuesta bioquímica de estrés, aun cuando estás perfectamente tranquilo. Los estudios demuestran que incluso una sola bebida azucarada puede elevar tu presión hasta por dos horas después de ingerirla.[35] Otro contribuidor de la presión alta es la obesidad; si tienes sobrepeso, perder kilos muchas veces puede ayudar a corregir los problemas de presión. Y luego tenemos la inactividad física.

No verás anuncios en la televisión pidiéndote que hables con tu doctor al respecto, pero un amplio análisis de comparación directa publicado en el *British Journal of Sports Medicine* descubrió que el ejercicio disminuye la presión sanguínea tan efectivamente como un medicamento para las personas con presión alta.[36] Para la Academia Americana de Neurología el ejercicio ya también es un lineamiento del tratamiento oficial para la DCL, una noticia bienvenida, ya que en la actualidad no existen tratamientos farmacéuticos aprobados por la Administración de Alimentos y Medicamentos de Estados Unidos para esta condición. La recomendación actual para personas con DCL es 150 minutos de ejercicio aeróbico de intensidad moderada a la semana, durante seis meses, lo que puede desacelerar o revertir el deterioro cognitivo.

Si eres sedentario, empezar una rutina de ejercicio debe traer mejoras notables a tu cognición.[37] Incluso una sola sesión de ejercicio de 20 o 30 minutos puede darte una ventaja de aprendizaje al activar regiones del cerebro involucradas en la función ejecutiva y el procesamiento de memoria.[38] Un estudio que involucró a estudiantes universitarios descubrió que el ejercicio antes y durante las clases de un idioma extranjero promovía un recuerdo más sólido y una mejor integración de los conceptos aprendidos.[39] El ejercicio tampoco tiene por qué ser extenuante: el ejercicio aeróbico de intensidad moderada, con 60 a 70% de ritmo cardiaco máximo, parece bastar.

Confesión de un nerd

El ejercicio incrementa tu función cerebral todo el día, pero puede ser particularmente útil cuando activamente intentas aprender algo. Ya que no es una opción tomar clases académicas desde el gimnasio, intenta llenar tu smartphone con conferencias, podcasts o cátedras cuando hagas tu modalidad de ejercicio preferida. Te sorprenderán los resultados.

Más allá de la función mnemónica, la condición física se asocia con avances positivos en los síntomas de ansiedad y depresión. La Organización Mundial de la Salud estima que hasta 300 millones de personas ahora sufren depresión, y la evidencia que conecta la depresión con la poca condición física es más sólida que nunca. En un estudio que involucró a un millón de personas la condición cardiorrespiratoria deficiente se asoció con 75% de un riesgo mayor de depresión.[40] Las personas deprimidas pueden elegir hacer menos ejercicio, lo que resulta en menos condición, pero un cuerpo creciente de investigación sugiere que cuando los pacientes mejoran su condición física, los síntomas de depresión mejoran también.

La serotonina es un neurotransmisor que se considera involucrado en un estado de ánimo equilibrado. Es posible que hayas escuchado hablar de ella y de su asociación con los inhibidores selectivos de la recaptación de serotonina (ISRS), un antidepresivo común. Los ISRS funcionan —para algunos— incrementando la disponibilidad de serotonina en el cerebro. Los ISRS tienden a prescribirse en exceso, pero se ha demostrado que su eficacia aumenta con la severidad de la depresión. Aunque pueden aliviar algunos síntomas de depresión, se asocian frecuentemente con molestias como la pérdida de libido y los pensamientos suicidas, lo que impone la pregunta: ¿y si pudieras incrementar por tu cuenta la serotonina sin arriesgarte a esos efectos secundarios?

La serotonina se crea en el cerebro a partir de un aminoácido llamado triptófano, el cual obtenemos de alimentos con proteína. El triptófano llega al cerebro gracias a los transportadores que se encuentran a lo largo de la barrera hematoencefálica. Bajo circunstancias normales, otros aminoácidos compiten por los mismos transportadores, pero durante el ejercicio, el triptófano se mete al principio de la fila, inundando el cerebro con serotonina. Es una de las razones de que el ejercicio nos haga sentir tan bien. Y como bono, el incremento en la disponibilidad de triptófano en el cerebro también nos puede ayudar a dormir mejor. Conforme transcurre el día, la serotonina se convierte en melatonina, la hormona del sueño.

El ejercicio: una victoria para la depresión y la ansiedad

En un metaanálisis reciente, publicado en la revista *Depression and Anxiety*, se analizaron 11 estudios con 455 pacientes en conjunto. El estudio descubrió que los efectos antidepresivos del ejercicio aeróbico eran significativos a lo largo de un amplio espectro de pacientes y condiciones de tratamiento, incluso en un tiempo corto: menos de un mes.[41] Los investigadores subrayaron la importancia de esta sutileza, ya que el tratamiento farmacológico suele requerir *al menos* cuatro semanas para que aparezca cualquier efecto.

En dos amplios metaanálisis de pruebas clínicas al azar, uno publicado en la revista *JAMA Psychiatry*, también se vio que levantar pesas mejora el estado de ánimo. Ya sea que una persona se haya sentido formalmente deprimida al inicio del estudio o no, el entrenamiento de fuerza se vinculó con mejoras en los síntomas de depresión.[42] Y el efecto fue muy fuerte con "dosis" relativamente pequeñas, que dieron un alivio similar a los sujetos que entrenaban dos a cinco veces a la semana.

Los mismos investigadores realizaron otro metaanálisis, en esta ocasión buscando algún efecto del entrenamiento con pesas en la ansiedad. En el estudio, publicado en *Sports Medicine*, los científicos descubrieron que, tanto para las personas sanas como para los pacientes de condiciones físicas o mentales, el entrenamiento de resistencia mejoraba significativamente los síntomas de ansiedad.[43] Con el efecto extra de una mejor salud, encontrar la voluntad para ir al gimnasio siempre debe ser parte de tu tratamiento. Y si todavía necesitas algún medicamento, está bien, además de que hablar con un terapeuta nunca es una mala idea.

Alterar de manera favorable la bioquímica del cerebro es una ventaja del ejercicio, pero con el tiempo también ha demostrado promover el volumen cerebral sano, conservando e incrementando incluso su tamaño cuando por lo general disminuiría. Uno de los químicos responsables es el *factor neurotrófico derivado del cerebro*, o FNDC, el cual se incrementa durante el ejercicio vigoroso. El FNDC se ha denominado la proteína Miracle-Gro del cerebro, tanto entre científicos como personas comunes, y con buena razón: ayuda a mantener el cerebro joven estimulando el crecimiento de nuevas células cerebrales en un proceso llamado *neurogénesis*.

El FNDC es poderoso, tanto que, cuando se rocía sobre neuronas en una caja de Petri, hace que generen dendritas —las estructuras espinosas que se requieren para el aprendizaje—, como una maceta de chía. Como podrás imaginar, el FNDC llama la atención por sus implicaciones en los trastornos de la memoria, como la enfermedad de Alzheimer. En ésta, el FNDC disminuye hasta casi 50%, volviendo el cerebro menos susceptible al cambio y reduciendo la característica conocida como *plasticidad*. Esto hace que elevar el FNDC con el ejercicio sea un arma potencial en la lucha para tratar o prevenir tales condiciones, e incluso el propio envejecimiento cognitivo.

La plasticidad no sólo es importante para poder crear nuevos recuerdos; también es crucial para un estado de ánimo sano. La gente con depresión clínica tiene cerebros más resistentes al cambio, lo que ofrece una explicación biológica al hecho de que las personas deprimidas se sientan atoradas en una zanja muchas veces. Los estudios han demostrado que muchos medicamentos antidepresivos (como los ISRS) también estimulan el FNDC, y una teoría indica que, al aumentar la capacidad de cambiar del cerebro, ayudan a que "reconecte" viejos patrones y facilite la curación (la serotonina también es crucial para que se dé la neurogénesis, y también aumenta con algunos de estos medicamentos).[44] La buena noticia es que, para muchos de nosotros, el ejercicio funciona al menos tan efectivamente como los antidepresivos.

¿Cuánto ejercicio aeróbico deberías hacer? Desafortunadamente no hay una respuesta unitalla para esta pregunta. Tu prescripción ideal dependerá de tus metas: ¿Estás entrenando para incrementar tu resistencia? ¿O solamente para estar más sano y tener mejor condición? Si tu respuesta es esta última, quizá no necesites hacer "cardio" deliberadamente si tu vida involucra mucha actividad de manera natural, en forma de NEAT (por ejemplo, caminar o cargar cosas). En ese caso, enfócate en el entrenamiento de resistencia, el cual comentaré a continuación.

Por otra parte, si eres sedentario en gran medida, el ejercicio aeróbico deliberado puede ser un antídoto razonable. En ese caso, establece un objetivo de 30 minutos por cada sesión, y 150 minutos de trabajo aeróbico total a la semana. Finalmente, tu protocolo ideal dependerá de numerosos factores, pero el más importante es que te diviertas. Y ten en mente que también podrías ajustar otras formas de ejercicio, como el entrenamiento con pesas, simplemente con acortar los tiempos de descanso para ayudarte a extraer los beneficios del ejercicio aeróbico y cubrir tu cuota.

Éstos son algunos ejemplos de ejercicio aeróbico:

Yoga vinyasa	Trotar
Senderismo	Remar
Andar en bicicleta	Esquiar
Nadar	Circuitos de entrenamiento

¿Cardio para perder peso?

El ejercicio aeróbico tiene muchos beneficios, pero con frecuencia se exagera su utilidad para perder peso. Si bien el "cardio" acelera la quema de calorías, la termogénesis por actividad sin ejercicio (NEAT, descrita antes) consume muchas más calorías de las que cualquier persona procuraría quemar con un aparato de cardio. Hacer cardio en exceso, sobre todo sin entrenamiento de resistencia, puede provocar incluso pérdida muscular, lo cual podría dañar tu metabolismo y promover una condición desafortunada conocida como ser un "gordo delgado". Este mismo escenario se expuso en una prueba de la Universidad Wake Forest que involucraba adultos mayores a dieta: el ejercicio aeróbico hizo que perdieran dos veces más músculo, en comparación con las personas que levantaron pesas.[45]

¿La conclusión? El ejercicio aeróbico hace una serie de cosas espectaculares para la mente y el cuerpo, sin embargo, para verte mejor desnudo y tener un colchón para el gusto ocasional, moverte *habitualmente*, levantar pesas y mejorar la calidad de tu dieta son una mejor estrategia.

Infla tus músculos para no envejecer

Sin importar tu edad o tu género, incrementar tu musculatura debería ser un objetivo primordial en tu rutina de ejercicio. Además de ser útil para moverte con libertad por el mundo y realizar tareas cotidianas, el entrenamiento de resistencia (el principal medio que usamos para fortalecernos más) incrementa la fuerza de los huesos, ayuda a perder peso, disminuye la inflamación y apoya la salud metabólica, quemando calorías mientras amortigua ese atracón ocasional de carbohidratos.

Los investigadores sugieren que tener músculos más fuertes está directamente ligado con una mejor salud conforme uno envejece. Un estudio de 80 000 personas de la Universidad de Sydney descubrió que las personas que entrenaban fuerza cada semana presentaban una reducción de 23% del riesgo de muerte prematura por cualquier razón.[46] Y no se requirió ninguna membresía de gimnasio para obtener los beneficios: la gente que hizo entrenamiento con peso corporal, como lagartijas, abdominales y fondos, ¡tuvo resultados comparables a las actividades de un gimnasio!

La investigación sobre el vínculo entre el entrenamiento de resistencia y el cerebro se encuentra en una fase naciente, pero la fuerza física sí parece estar asociada con una mejor función cognitiva entre los adultos mayores, e incluso puede ayudar a un desesperado grupo en particular: los pacientes con deterioro cognitivo. Un estudio en pacientes con DCL descubrió que un régimen de entrenamiento con pesas durante seis meses llevaba a resultados significativamente más elevados en los exámenes cognitivos, en comparación con la media... y conservaban su progreso 12 meses después. Quienes tuvieron los mejores beneficios en fuerza tuvieron los mejores resultados en sus pruebas, mientras que el grupo de controles, el cual hizo sólo ejercicios de estiramiento, vio un deterioro en sus capacidades cognitivas.[47]

Desafortunadamente la edad sigue siendo el factor principal de riesgo para desarrollar Alzheimer y otras condiciones neurodegenerativas. ¿Es coincidencia, entonces, que también sea común la pérdida muscular relacionada con la edad? Puedes perder hasta 3 o 5% de tu masa muscular cada década después de los 30. La buena noticia es que no hay tiempo límite para iniciar un programa de entrenamiento con pesas. Incluso los ancianos sedentarios pueden aumentar su fuerza más de 50% después de sólo seis semanas de entrenamiento de fuerza dos o tres veces a la semana.[48] La clave a cualquier edad es levantar el peso que implique un reto para ti (alrededor de 70 u 80% de tu fuerza máxima).

Cuando levantes, enfócate en movimientos *compuestos*. Este tipo de movimientos reclutan fibras de diversos grupos musculares a la vez. Por ejemplo, un press de banca involucra los músculos del pecho, los tríceps y los hombros. Un curl de bíceps, en cambio, es un movimiento *aislado* que involucra principalmente un músculo, tu bíceps. Los movimientos aislados se pueden utilizar para aumentar tus entrenamientos, pero tu enfoque debería estar en los ejercicios que te den más por tu dinero, en particular si estás empezando. Otros ejercicios compuestos incluyen sentadillas, dominadas, pull-downs y press de hombro.

Por fortuna, hay muchos ejercicios distintos para todos los gustos. Levantar pesas, calistenia y productos como bandas de resistencia son buenas modalidades que permiten los ejercicios compuestos. La idea es realizar estos ejercicios con un máximo esfuerzo, o casi, y en lapsos cortos (por lo general llamados "series"). No te preocupes por fallar, lo que implica una incapacidad de proseguir a otra repetición, sobre todo si levantar es nuevo para ti.

Ejercicio "entre comidas"

En lo referente al ejercicio, hacer algo "entre comidas" es bueno para ti. En un estudio que examinó los efectos de distintos tipos de ejercicio en la glucosa, apenas seis minutos de caminar intensamente cuesta arriba o una mezcla de caminata con entrenamiento de resistencia poco antes del desayuno, la comida y la cena creaban concentraciones menores del promedio de glucosa en 24 horas, en comparación con 30 minutos de ejercicio continuo antes de la cena.[49] La moraleja es: los momentos "tamaño botana" de ejercicio intenso para quemar azúcar (es decir, anaeróbico) pueden ayudarte a manejar mejor tu glucosa, que los episodios más largos de ejercicio aeróbico de intensidad moderada. ¿No tienes tiempo? ¡No hay excusa! Incluso algunas series de lagartijas o sentadillas antes de una buena comida ayudan a tu cuerpo a manejar el flujo subsecuente de energía.

Para crear una rutina de entrenamiento con peso, planea una sesión que involucre todo el cuerpo tres veces a la semana. Tal vez decidas que disfrutas hacer un *split*, donde ejercitas distintas partes del cuerpo en diferentes días, pero algunos investigadores sugieren que, tanto para los principiantes como para los avanzados, en necesario entrenar el mismo grupo muscular más de una vez a la semana para progresar en términos de fuerza y creación de músculo.[50] Después de cada entrenamiento de fuerza, podrías incluir algún entrenamiento en intervalos de alta intensidad, cardio o incluso una sesión de sauna, que ha demostrado acelerar la recuperación del ejercicio. Te presento algunas opciones de rutina:

RUTINA DE CUERPO COMPLETO

Lunes

Sentadillas
Peso muerto con piernas estiradas
Pull-downs
Press de banca

Press de hombro
Curl martillo
Fondos

Miércoles

Desplantes
Curl de pierna
Press inclinado
Dominadas

Curl con barra
Elevación de deltoides con mancuernas
Press francés

Viernes

Repetir rutina del lunes

SPLIT

Lunes (pecho/bíceps)

Press de banca   Curl con barra
Press inclinado   Curl martillo
Elevación lateral con mancuerna

Martes (espalda/tríceps)

Dominadas   Press francés
Pull-downs laterales amplios   Push-down para tríceps
Dominadas con cable

Miércoles (piernas/hombros)

Sentadillas   Press de hombro
Desplantes   Fila vertical con barra
Curl de pierna   Face-pull

¿Cuántas series y repeticiones deberías hacer? En un día de cuerpo completo podrías elegir un ejercicio por grupo muscular, mientras en el *split*, podrías elegir entre tres o cuatro. Para cada ejercicio, haz tres o cuatro series. En cuanto a las repeticiones, hay beneficios si incorporas una variedad. Disfrutarás del crecimiento muscular con un rango de repeticiones, de 1 a 20, y para crear fuerza, menos repeticiones (entre 1 y 5) son más efectivas. Si entrenar es nuevo para ti, empieza en un rango de 8 a 12 repeticiones. Una menor cantidad de repeticiones necesitará más peso, pero sólo deberías considerarlo una vez que hayas desarrollado buen control muscular y estabilidad.

Sin importar dónde inicies, avanza despacio, enfocándote en una buena forma. Para los verdaderos novatos, o si te estás cuidando por alguna vieja lesión, recomiendo ampliamente invertir en algunas sesiones con un entrenador personal calificado que pueda mostrarte la forma y la técnica adecuadas. Algunos movimientos (en particular el peso muerto y las sentadillas) te pueden lastimar si no tienes cuidado. Sólo tienes un cuerpo, ¡trátalo bien!

Descansa

El descanso es la medicina del cuerpo y la mente activos, pero ¿en verdad estás descansando acostado en la cama, actualizando tu Instagram? Descansar verdaderamente hoy en día requiere diligencia para asegurar que estés extrayendo su máximo beneficio. Cuando se trata de sustentar tu rutina de ejercicio, hay dos tipos de descanso muy importantes: el sueño y la relajación. Cada uno tiene beneficios únicos que el otro no puede aportar.

No puedo insistir lo suficiente en los beneficios de dormir bien. Ayuda a consolidar los beneficios que obtuviste en el gimnasio permitiendo a tu sistema nervioso descansar, algo vital para una rutina que incluya entrenamiento de fuerza y entrenamiento en intervalos de alta intensidad. El sueño actúa como un controlador maestro de tu sistema endocrino, las hormonas que controlan todo, desde la reparación tisular y el desarrollo, hasta el gasto de energía y el hambre.

Una de las hormonas que se incrementa durante el sueño es la hormona de crecimiento (HC). Secretada por la glándula hipófisis en tu cerebro, la HC fortalece tu tejido conectivo y ayuda a conservar la masa magra. Ambas cosas son vitales para prevenir una lesión y facilitar la adaptación al ejercicio, para que puedas "darle" otra vez mañana. Más allá del ejercicio, la HC también aporta beneficios para la función cerebral. En un estudio, el tratamiento de reemplazo de HC incrementó la función cognitiva en pacientes con deterioro cognitivo leve y en controles sanos después de sólo cinco meses.[51]

La mayoría de la hormona de crecimiento se libera durante el sueño de onda lenta, y el pulso mayor ocurre poco después de quedarnos dormidos. Con menos de siete horas de sueño cada noche, se atenúa la liberación de la hormona de crecimiento, lo que provoca que el cerebro libere la hormona durante el día como medida compensatoria.[52] Pero, como dije antes, la hormona de crecimiento se inhibe cuando consumimos alimentos ricos en carbohidratos, exactamente la clase de alimentos que se nos antoja cuando dormimos poco.[53] Es la misma razón de que comer tarde en la noche puede infringir en la liberación de la hormona de crecimiento, y otro motivo más para considerar restringir el consumo de comida dos o tres horas antes de acostarte.

Hormona de crecimiento: la hormona del ayuno

En los adultos, la hormona de crecimiento sirve para conservar la masa magra durante periodos de hambruna o en un estado de ayuno.[54] Por tanto, una de las mejores formas de estimularla es ayunando. Cuando ayunas por lo menos entre 14 y 16 horas (o más) para mujeres y de 16 a 18 horas (o más) para hombres, la hormona de crecimiento se empieza a incrementar. Después de 24 horas de ayuno, ¡se ha visto que la hormona de crecimiento se dispara hasta 2 000 %! Sólo recuerda que cada persona es distinta y algunas mujeres podrían tener una reacción *adversa* con un ayuno extendido (relee la página 89 para otras advertencias).

Poco después de la liberación de la hormona de crecimiento, otra hormona llamada testosterona entra en escena. La testosterona es más famosa por el desarrollo y el comportamiento sexual masculino, pero también es importante para el desarrollo y la conservación de la masa muscular, la fuerza, la densidad ósea y el bienestar de hombres y mujeres. La mayoría de la liberación diaria de testosterona ocurre durante el sueño, y la privación de éste entorpece severamente el disparo nocturno. En un estudio, hombres jóvenes y sanos que pasaron por una restricción del sueño a cinco horas por noche durante una semana experimentaron un descenso de testosterona de 10 a 15 %.[55] La testosterona suele disminuir 1 o 2 % cada año, así que, poniéndolo en perspectiva, con sólo una semana de dormir menos, ¡los niveles de una de las hormonas más poderosas del cuerpo se vuelven el equivalente de alguien 5 o 10 años más viejo! Tristemente, al menos 15 % de la población trabajadora de Estados Unidos experimenta ese grado de restricción del sueño, lo quiera o no.

Tanto la hormona de crecimiento como la testosterona se han considerado hormonas antienvejecimiento (esta última más específicamente para hombres), y es en parte porque los niveles llegan a su clímax durante la juventud y disminuyen con la edad. Los ancianos en particular pasan menos tiempo en un sueño profundo, y optimizar el sueño incrementa como resultado la producción natural de hormona de crecimiento y testosterona. Como leíste en el capítulo 2, la disminución del sueño por la edad puede deberse en parte a la desregulación circadiana provocada por una sensibilidad reducida a la luz. Sin importar tu edad ni tu etapa, recuerda que tener buenos hábitos de sueño empieza con una exposición temprana al sol, incluso en días nublados. (Te daré más consejos para optimizar tu sueño en el capítulo 6.)

Aparte de tu sopor sagrado, la relajación es un componente importante y menospreciado de la condición física. ¡Descansar de tus entrenamientos es tan esencial como los entrenamientos mismos! Entrenar en exceso con un descanso inadecuado puede y seguramente resultará en una sobrecarga, obstaculizará tu desempeño, hará que te sientas fatigado y te volverá propenso a lesiones y enfermedades (relee el concepto de sobrecarga alostática en la página 105).[56]

El descanso permite que tus músculos crezcan, que tus ligamentos y articulaciones se fortalezcan, y que tu sistema nervioso se adapte a la carga incremental. Puede ayudarte saber que la fuerza se encuentra tanto en la mente como en tus glúteos. En otras palabras, tu sistema nervioso tiene un papel tan preponderante en tu fuerza como los músculos.[57] Esto es clave para distinguir entre la forma de entrenar de los fisicoculturistas y los levantadores de pesas. Si bien ambos son fuertes, los fisicoculturistas maximizan su entrenamiento para el tamaño de la musculatura y por tradición se ayudan de pesas más ligeras y muchas más repeticiones. Los levantadores de pesas, por otra parte, entrenan para fortalecer, usando más peso para retar la conexión mente-músculo.

La conclusión es que, para incrementar la intensidad, el descanso se vuelve crucial en el proceso de adaptación. Los estudios muestran que la síntesis de proteínas en los músculos —o el crecimiento de nuevo tejido muscular— ocurre alrededor de 48 horas después del ejercicio, lo que quiere decir que probablemente deberías darte un buen par de días antes de trabajar el mismo músculo dos veces. Al final, las necesidades específicas de descanso para cada persona son diferentes. Algunas personas pueden entrenar con un volumen mucho mayor y requieren menos descanso que otras. Esto depende de una miríada de variables: edad, género, nivel de condición, estatus nutricional, sueño y otros. Como siempre, la experimentación es la clave. Ahora, ¡ve y diviértete!

Pasa más tiempo en el piso

La cultura occidental de sentarse en una silla ha provocado una epidemia de debilidad y tensión en el cuerpo, evidenciado por lo común que es tener problemas de postura, dolor de espalda e incluso disfunción del piso pélvico, algo que influye en el control urinario y fecal, y el desempeño sexual. Estar anclado a una silla de manera crónica hace que tus glúteos (que deberían ser los músculos más fuertes de tu cuerpo) se debiliten y se tensen los flexores de tu cadera. Esto causa dolor en la espalda baja o la deja vulnerable, así que esa compensación en el gimnasio puede provocar una lesión grave. Pasar más tiempo en el suelo es común para los niños, al igual que para adultos en países asiáticos y poblaciones cazadoras-recolectoras. Puede fortalecer muchos aspectos de tu cuerpo, como el corazón, la columna y la salud digestiva y reproductiva. Facilita sentarte y estirarte en el piso dejando un tapete de yoga extendido, o comprando un tapete cómodo que puedas poner delante de tu televisión. Para trabajar en el suelo, acomoda tu laptop en una silla y siéntate con las piernas cruzadas (si te parece difícil al principio, puedes apoyar tu trasero con una toalla, un bloque de yoga o una almohada, mientras se fortalecen los músculos).

Incluso el movimiento más básico ayuda a movilizar y excretar los fluidos de desecho circulantes, lubricar tus articulaciones, fortalecer tus huesos, oxigenar tus órganos e inyectar sangre fresca y nutrientes hacia tu cerebro famélico. También corta el riesgo de demencia, numerosos tipos de cáncer y cardiopatía, esta última, la causa principal de muerte a nivel mundial. Llévate estas enseñanzas contigo para tener un cuerpo más delgado y sano, una vida más longeva y un cerebro que funcione y se sienta tan bien como debería.

A continuación hablaré de los químicos tóxicos cotidianos que, a pesar de tu mejor esfuerzo, podrían estarte alejando de tu verdadera genialidad interna y qué puedes hacer para protegerte.

Notas de campo

√ Estar inactivo hace que la sangre y otros fluidos se estanquen, y que la grasa se acumule en tus arterias. Integra, en cambio, tanto movimiento como puedas en tu día. No necesitas matarte; estamos hablando de actividad de baja intensidad que se puede hacer hasta sentado.

√ La termogénesis por actividad sin ejercicio (NEAT) incluye caminar, bailar, limpiar y jugar con tus hijos o mascotas. Es vital para la salud y quema acumulativamente mucha de la energía en exceso… mucha más que un entrenamiento.

√ El entrenamiento en intervalos de alta intensidad provee un estímulo poderoso a tus músculos, diciéndoles "¡Adáptense!" Te aporta beneficios contra el envejecimiento celular. El ejercicio debe incorporar repeticiones lo suficientemente intensas para que cuenten. Puedes saber que así es cuando sólo puedes realizar la actividad de manera sostenida durante 20 o 30 segundos.

√ El ejercicio aeróbico es importante para la salud cerebral, el estado de ánimo, la salud cardiovascular y la resistencia. Si bien se exagera su utilidad para perder peso, sigue siendo bueno para ti. Sólo ten en mente que no necesitas estar en la caminadora por horas, ya que lo puedes integrar en otras formas de ejercicio que no sean el cardio tradicional.

✓ Es crucial cargar peso. Estar más fuerte es directamente proporcional a tener un cerebro más sano. También le permite a tu cuerpo seguir haciendo ejercicio hasta bien entrada la vejez. Te ayudará a prevenir la fragilidad y una condición de pérdida muscular llamada sarcopenia.

✓ Por valioso que sea el ejercicio, el descanso es igual de importante. Duerme bien y relájate con regularidad.

5

Mundo tóxico

Comes sano y tomas el sol todos los días. Cuidas el ritmo circadiano de tu cuerpo y entras en comunión con la naturaleza de manera semirregular. Eres activo y haces ejercicio, e incluso sufres la ocasional ducha fría. *Finalmente* le ganaste al mundo moderno, piensas, liberándote de la banda que jala al resto de nosotros hacia la entropía y la decrepitud. Y, sin embargo, algo no se siente bien.

La mitad de la batalla por tu bienestar se da estando sano y desempeñándote a tu máximo, haciendo ejercicio, comiendo bien y estando en exteriores. Los químicos que recubren y, de hecho, vuelven posible nuestra vida cómoda de siglo XXI, pueden estar socavando nuestro mejor esfuerzo. Incluyen compuestos que ingerimos, como ciertos medicamentos de venta libre que, cuando se usan constantemente, pueden tener profundas e inesperadas consecuencias para la salud y el bienestar. Pero también incluyen los químicos ocultos que permean nuestros hogares, encontrando la forma de penetrar el cuerpo, ya sea a través de la piel, los alimentos o el aire que respiramos.

Mi curiosidad sobre estas sustancias nació a consecuencia del deterioro de la salud de mi madre: conforme avanzaba su demencia, se quedaba cada vez más en casa. Por ejemplo, me preguntaba cómo, encima de las docenas de medicamentos inefectivos que estaba tomando, podían afectar su salud los productos cáusticos de limpieza que usaban sus cuidadores. Debido a su ubicuidad en nuestros ambientes personales, muchos químicos tienen acceso libre al cuerpo, y tales compuestos pueden permanecer durante años —incluso décadas—. Y dado que las personas ahora pasan 93 % de su tiempo en interiores, la calidad del aire debería ser nuestra principal preocupación.[1]

Las siguientes páginas desenterrarán la toxicidad potencial provocada por los compuestos industriales más comunes, incluyendo muchos productos de limpieza, alimentos e incluso cosméticos al parecer inofensivos, al igual que medicamentos de venta libre. Para cada uno incluiré pasos que puedes tomar para protegerte y ayudar a tu cuerpo a desintoxicarse de una forma más efectiva.

Perturbaciones endocrinas

El sistema endocrino es el *influencer* por excelencia: orquesta casi todos los aspectos de tu vida. Está hecho de mensajeros químicos de alto alcance llamados hormonas, las cuales tienen receptores en las células de todo tu cuerpo. En el capítulo 1 leíste sobre la insulina, una de las hormonas en este sistema, la cual influye en la reserva de grasa. Pero existen docenas de hormonas que afectan todo, desde la excitación sexual, hasta tu predisposición a la enfermedad, e incluso tus diversos estados mentales. Éstas son algunas de las hormonas con las que quizá ya estás familiarizado:

155

Hormona	Lista parcial de funciones
Insulina	Reserva de grasa y metabolismo
Grelina	Hambre
Leptina	Gasto energético, saciedad
Cortisol	Estrés, producción de energía
Testosterona	Desarrollo muscular, apetito sexual, desarrollo de órganos sexuales
Estrógeno	Fertilidad, apetito sexual, desarrollo de órganos sexuales
Tiroidea	Desarrollo cerebral, energía, metabolismo

Las hormonas son sustancias poderosas, e incluso un pequeño cambio en el perfectamente equilibrado sistema endocrino puede tener efectos enormes. Para ponerlo en perspectiva, si los niveles "normales" de una hormona cualquiera pudieran llenar 20 albercas olímpicas, añadir o eliminar siquiera una gota de agua provocaría una respuesta en el cuerpo. Esto les da un poder considerable sobre ti y también te deja vulnerable a las consecuencias de su alteración involuntaria.

No puedes sentir ni ver cuando sucede, pero una vez dentro de tu cuerpo, ciertos químicos industriales y caseros pueden imitar diversas hormonas, activando sus receptores celulares. También pueden prevenir que tus propias hormonas, producidas naturalmente, se adhieran a los sitios que deben. Tales químicos se conocen como *alteradores endocrinos*. De acuerdo con la Endocrine Disruption Exchange, una asociación científica sin fines de lucro, dedicada a registrar y crear conciencia sobre estos químicos, hay más de 1 400 sustancias con el potencial para hacerlo, y nos topamos a diario con muchas de ellas.

Parte de lo que los vuelve tan engañosos es que su actividad es difícil de predecir. Casi todos los químicos conocidos por el hombre —¡hasta el agua!— se vuelven tóxicos en dosis lo suficientemente altas. Pero los alteradores endocrinos, como de los que leerás, desafían esta lógica, precisamente porque actúan como hormonas una vez dentro del cuerpo. Esto les permite afectar la forma en que tus células funcionan ante una dosis mucho menor de la necesaria para volverse en extremo tóxicos.

La mayoría de los químicos que nos parecen preocupantes sigue el paradigma usual de "la dosis hace al veneno": entre más alta sea la dosis, mayor será la probabilidad de toxicidad. Durante muchas décadas los toxicólogos no creyeron que fuera posible una toxicidad en dosis bajas, y la idea de que pequeñas cantidades de un alterador endocrino puedan ser peligrosas de todas maneras es controvertida. Suma a la confusión los cientos de miles de millones de dólares gastados en la producción y venta de los productos que se hacen con estos químicos, y podrás ver por qué han podido evitar el escrutinio.

Como mencioné antes, las hormonas gobiernan muchas cosas en el cuerpo, y los químicos que las alteran pueden influir en nuestra susceptibilidad a toda una horda de problemas, incluyendo aumento de peso, enfermedades metabólicas, infertilidad y ciertos cánceres. Cuando somos jóvenes y seguimos en desarrollo, la exposición puede tener implicaciones de por vida. En consecuencia, la lista de resultados adversos para la salud asociada con los alteradores endocrinos también incluye anormalidades genitales, endometriosis, pubertad temprana, asma, trastornos inmunológicos y hasta trastorno de déficit de atención e hiperactividad (TDAH).

Si bien se necesitarían volúmenes enteros para detallar los escondites de todos los potenciales alteradores endocrinos, los más comunes se encuentran en el plástico.

¿Paraíso de plástico?

Los dos compuestos más comunes y estudiados del plástico son los ftalatos y los bisfenoles. En términos generales, los bisfenoles se usan para hacer plásticos duros y los ftalatos se usan para hacer plásticos blandos. Los bisfenoles pueden encontrarse en muebles, mamilas, el recubrimiento de las latas, los cubiertos de plástico y los objetos de papelería. Los ftalatos suelen estar en botellas de plástico de un solo uso, contenedores de comida para llevar, contenedores plásticos, indumentaria, tuberías industriales y popotes. Estos químicos no siempre están en el plástico. Los recibos de las tiendas —los que permiten que escribas con tu uña— están cubiertos de bisfenol, y las fragancias sintéticas utilizadas en los productos de limpieza y cuidado personal se crean muchas veces con ftalatos.

Entre los bisfenoles, el bisfenol A, o BPA, es el más conocido y se asocia comúnmente con los empaques de comida y las botellas de agua reutilizables. La creciente preocupación de los consumidores por el BPA llevó a que muchos fabricantes lo eliminaran de sus productos y los etiquetaran como "Libres de BPA", pero eso no implica que estén libres de otros compuestos relacionados. Algunos fabricantes ahora usan bisfenol S (BPS). Se han hecho muchas menos investigaciones sobre este último, pero es probable que tenga efectos similares al BPA en el cuerpo. "Han creado un juego peligroso de Whac-A-Mole químico", me dijo la doctora Carol Kwiatkowski, directora ejecutiva de Intercambio de Alteración Endocrina.

Empezó a principios del siglo XX, cuando los investigadores buscaban un reemplazo hormonal que pudiera aliviar los cólicos menstruales y los síntomas de menopausia y embarazo (bochornos y náuseas, por ejemplo), y que se pudieran utilizar para prevenir los abortos espontáneos. A mediados de la década de 1930 un investigador médico de la Universidad de Londres llamado Edward Charles Dodds descubrió un candidato en un químico que se había sintetizado en Alemania 30 años antes. Era el bisfenol A y parecía imitar a la hormona sexual femenina, el estrógeno.

Un reemplazo de estrógeno podía ser de inmensa utilidad para la sociedad: ayudaría a aliviar las quejas de millones de mujeres. Por tal motivo, el BPA casi parecía un jonrón, un químico *milagroso*, hasta que los investigadores descubrieron un estrógeno sintético mucho más poderoso, llamado dietilestilbestrol, o DES. En ese tiempo se descubrió que el BPA tenía un uso alternativo con un serio potencial comercial. Se podía utilizar como la columna vertebral química de un material barato que era casi tan duro como el acero y, sin embargo, tan transparente como el vidrio: el plástico. El DES llegó al mercado como medicamento y el BPA se redirigió en cambio hacia la manufactura.

En las décadas subsecuentes ambos químicos saturaron nuestra vida. Se inyectaba DES a millones de mujeres, y los plásticos hechos con BPA explotaron en el mercado. De pronto podíamos llenar nuestros hogares y nuestras vidas con productos de cualquier tamaño y forma, y el BPA los podía hacer baratos, fáciles de limpiar, irrompibles y resistentes al calor. Susan Freinkel lo pinta vívidamente en el libro *Plastic: A Toxic Love Story*: "En producto tras producto, mercado tras mercado, los plásticos retaron a los materiales tradicionales y ganaron, tomando el lugar del acero en los autos, del papel y el vidrio en el empaque, y de la madera en los muebles". Pero había un problema.

Muchos compuestos llegan al mercado sólo para demostrar ser dañinos después. Algunos de los errores más grandes de la historia incluyen la pintura a base de plomo, el aislante de asbesto y las grasas parcialmente hidrogenadas. DES, el primo químicamente parecido al BPA, tuvo un destino similar. "En un inicio pareció ser una tecnología benigna y emocionante, pero a la larga tuvo profundas consecuencias dañinas para las mujeres", escribió la profesora en sociología Susan Bell, en *Gendered Medical Science: Producing a Drug for Women*. Para las niñas expuestas en el vientre de su madre, el DES incrementó dramáticamente el riesgo de malformaciones uterinas y extraños cánceres vaginales.

El DES se prohibió finalmente en 1971, pero el BPA persiste. Ahora sabemos que el BPA se puede adherir a los alimentos y bebidas almacenados en plásticos hechos con este compuesto estrogénico. Se encuentra en el polvo que sueltan las alfombras, los electrónicos y los muebles. Y cubre generalmente esos recibos de las cajas registradoras que son sensibles al calor, y entran a tu cuerpo a través de la piel y por llevarnos la mano a la boca. Por tales motivos, 93% de la gente ahora tiene cantidades medibles de BPA en su orina, y existen niveles más elevados en las personas obesas.[2] Las cifras para los ftalatos no son más alentadoras.

Si bien nuestra exposición —o *dosis*— es mucho menor que una jeringa llena con DES, el BPA, como otros alteradores endocrinos, puede ser biológicamente activo hasta en dosis minúsculas. La FDA argumenta que el BPA es seguro, pero la Sociedad Endocrina, que publica las principales revistas revisadas por expertos sobre la ciencia hormonal en el mundo, no está de acuerdo, e insiste en que las personas que crean las políticas han pasado por alto, o ignorado por completo, los efectos tóxicos de las dosis bajas.[3] No ayuda que los estándares de análisis de BPA no se hayan actualizado en más de 20 años.[4]

Algo sí es claro: no existe un nivel seguro de exposición a BPA o ftalatos. No obstante, intentar evitar por completo estos químicos es un esfuerzo frustrante (y fútil). La buena noticia es que, gracias a las secuencias de desintoxicación del cuerpo, estos químicos no permanecen en el interior por mucho tiempo. Por tanto, reducir tu exposición a estos compuestos estrogénicos falsos seguramente tendrá un impacto significativo mientras tu sistema de hormonas y receptores se recalibra. Te comparto algunas directrices que podrían ser de utilidad:

√ *Nunca cocines en plástico en el microondas ni recalientes la comida.* El calor acelera la adherencia del BPA y los ftalatos a tus alimentos, que es por lo que nunca deberías cocinar ni guardar alimentos calientes en plástico. Siempre guarda tus contenedores de plástico lejos de ambientes cálidos, como tu lavavajillas, el sol y tu auto.

√ *Minimiza el consumo de alimentos y bebidas que se vendan en contenedores de plástico.* Beber de una botella o un vaso de plástico no te matará, pero intenta comprar tus líquidos en vidrio cuando te sea posible. No sabes cómo se guardó el contenedor de plástico antes de terminar en tus manos. Pudo haber estado en la caja ardiente de un camión durante días, semanas ¡o incluso meses!

✓ *Minimiza tu consumo de alimentos y bebidas enlatados.* Las paredes interiores de las latas muchas veces se hacen con BPA (sí, esto incluye bebidas enlatadas como refrescos y aguas minerales). Eliminar todas las latas de tu vida no es práctico, pero si puedes al menos reducir su presencia, ya tienes una ventaja. Los alimentos ácidos, como jitomates, son particularmente propensos a la adherencia.

✓ *Evita la cocción al vacío.* Este método involucra cocinar tus alimentos en una bolsa de plástico dentro de agua hirviendo. Muchos restaurantes mantienen los alimentos calientes de esta manera. Recuerda que aun las bolsas libres de BPA pueden contener otros químicos plastificantes, y no hay razón para creer que son seguros.

✓ *Come en casa más seguido.* Como resultado de la preparación y el almacenamiento de alimentos, los restaurantes son una fuente importante de ftalatos y bisfenoles. Un estudio con más de 10 000 personas descubrió que los adultos que comían en su mayoría lejos de casa tenían un promedio de 35% más ftalatos en su sangre al día siguiente.[5] Las concentraciones eran más elevadas (55%) para los adolescentes, probablemente porque consumen más comida rápida.

✓ *Reemplaza los contenedores de almacenamiento de plástico con vidrio o cerámica.* Además de que puedes usar vidrio y cerámica para cocinar, son fáciles de limpiar, seguros para el lavavajillas y se ven mejor. No te preocupes por las tapas, a menos de que entren en contacto con tu comida.

✓ *Minimiza el uso de cubiertos, platos y tazas de plástico.* El medioambiente te lo agradecerá, pero también reducirás tu exposición a los plastificantes como el BPA, los ftalatos y el estireno (un alterador endocrino y carcinógeno).

✓ *Evita los productos con fragancia.* Esto incluye la mayoría de los jabones para platos, los detergentes, los suavizantes, los desodorantes y otros productos de cuidado personal. En cambio, busca productos sin fragancia o perfumados de manera natural con aceites esenciales de fuentes vegetales.

√ *Tira los contenedores viejos.* Los plásticos se degradan con el tiempo, así que, si has tenido contenedores de plástico en tus alacenas durante años y ya muestran señales de desgaste, podría hacerte mucho bien tirarlos.

√ *Olvida el recibo.* A menos de que sea una compra importante, olvida el recibo. Si lo necesitas, lávate las manos poco después de tomarlo. Siempre enseña a los niños a hacer lo mismo.

√ *¿Bolsita de té de plástico?* ¡Nunca! Un equipo de investigadores canadienses descubrió que remojar una sola bolsita de plástico liberaba alrededor de 12 000 millones de partículas de microplásticos y 3 000 millones de nanoplásticos, ofreciendo 16 microgramos de plástico por taza. Elige las bosas de té de papel o los métodos de infusión con hoja suelta.

¿Inocente hasta que se demuestre lo contrario? No, gracias

"Inocente hasta que se demuestre lo contrario" es bueno para un sistema judicial, pero malo cuando se aplica a químicos ultramodernos a los que están cotidianamente expuestos los humanos y los animales. Las creaciones industriales, desde productos alimentarios y suplementos, hasta medicinas e incluso aparatos médicos, infiltran con frecuencia nuestra vida antes de que se hagan pruebas rigurosas a largo plazo. Estos químicos muchas veces escapan del escrutinio regulador del abastecimiento de medicinas y suplementos porque no los ingerimos. En otras ocasiones la complejidad del cuerpo no permite que veamos si un producto es dañino hasta que es demasiado tarde. La ausencia de evidencia no es evidencia de ausencia, y entre más nuevo sea un producto, mayor debería ser la carga de pruebas que soporte antes de que se dé de comer, se exponga a o se implante en una persona. Simplemente hay demasiados ejemplos a lo largo de la historia humana para demostrar el error.

Una pesadilla antiadherente

Las sustancias perfluoroalquiladas (PFAS) también son tremendamente ubicuas en el mundo moderno. Las PFAS ayudan a repeler el agua y el aceite, así que la ropa a prueba de agua, las alfombras, las vestiduras, las refacciones de auto, los selladores, los papeles con que se envuelven los alimentos, la espuma contraincendios y los utensilios de cocina explotan las propiedades químicas, al parecer mágicas, de las PFAS.

Desafortunadamente estos químicos no sólo se han identificado como potentes alteradores endocrinos, sino como posibles carcinógenos. Estudios en animales han vinculado algunas PFAS con cánceres, como el de riñón, próstata, recto y testículos. También tienen una conexión con problemas hepáticos y tiroideos, y el desarrollo anormal del feto. Los estudios han mostrado que las personas expuestas a niveles más elevados de PFAS tienen un colesterol total y LDL mayor, y encuentran más difícil mantenerse una vez que pierden peso.[6] (Por supuesto, estos químicos se encuentran comúnmente en la comida rápida y los alimentos procesados, lo que puede confundir tales hallazgos.)

Si bien la FDA ya prohibió algunos de los químicos PFAS más estudiados, 98% de todas las personas sigue teniendo niveles detectables de PFAS en su interior, es decir, que muy probablemente seguimos padeciendo sus efectos. Parte de la razón es que estos químicos permanecen en el cuerpo más años que los ftalatos y el BPA.[7] Y a pesar de la prohibición, no impide que los fabricantes encuentren otros compuestos químicos similares para reemplazarlos. La conciencia del consumidor sólo conlleva pacificación, pues los fabricantes esconden los nuevos químicos (muchas veces igual de sospechosos) de la vista.

Recuerda: es casi imposible eliminar tu exposición a estos químicos hoy en día, y estresarte crónicamente por ellos no es una solución viable para tu salud. Por tanto, minimizar la exposición es una meta mucho más asequible, y una que probablemente no te vuelva loco en el proceso. Éstas son algunas tácticas que te ayudarán:

√ *Tira los utensilios de cocina con cobertura antiadherente*. Los más seguros son el acero inoxidable (busca versiones sin níquel), el hierro y la cerámica. Existen algunas sartenes antiadherentes en el mercado que claman ser libres de PFAS, pero el jurado sigue deliberando sobre su seguridad.

√ *Evita la cinta dental*. La *cinta* dental se hace usando PFAS, lo que permite que se deslice fácilmente entre los dientes. Nuevas investigaciones sugieren que los químicos PFAS en la cinta no están inertes; pueden entrar en la circulación y provocar problemas de salud.[8] Mejor usa hilo, que también es más efectivo para limpiar los dientes por su textura abrasiva.

√ *Evita alfombras, tapetes y muebles resistentes a las manchas*. Aunque la resistencia a las manchas pueda ser útil, las partículas PFAS en estos productos fácilmente pueden flotar en el aire y permear el cuerpo. Los niños pequeños en particular tienen concentraciones muy elevadas de estos y otros químicos debido a su proximidad con el piso y la frecuencia con que llevan sus manos a la boca. Recuerda que los niños son especialmente vulnerables a los efectos de los alteradores endocrinos.

√ *Evita los alimentos envueltos en papel con una capa antiadherente en el interior*. Estos papeles suelen ser a prueba de aceites y se utilizan comúnmente para envolver hamburguesas, burritos y otros alimentos de comida rápida. No guardes ni recalientes tus alimentos en estos papeles.

√ *Evita los productos a prueba de agua a menos de que realmente los necesites*. En cambio, busca abrigos, sombreros, botas y tiendas etiquetadas "resistentes al agua", porque es menos probable que estén tratados con PFAS.

√ *Usa ósmosis inversa para filtrar el agua*. Los químicos PFAS presentan una amenaza medioambiental considerable, identificados en el agua potable de todo Estados Unidos. Al separar el agua de sus contaminantes, un filtro de ósmosis inversa puede eliminar hasta 90% de los químicos PFAS de amplio rango.

¿Cuándo no usar una sartén de hierro?

En términos generales, las sartenes de hierro son una gran alternativa a las antiadherentes. No sólo están libres de químicos tóxicos, sino que además pueden añadir cantidades significativas de hierro a tu comida. Sin embargo, para algunas personas es un problema. El hierro es esencial, pero si ingieres demasiado, puede acumularse en tu sangre y actuar en pro de la oxidación. Esto significa que los niveles excesivos de hierro en realidad dañan tus órganos y aceleran el envejecimiento. ¿Quién está en riesgo? Los hombres, las mujeres posmenopáusicas y las personas con genes que incrementen la absorción de hierro o su reserva, la llamada *hemocromatosis hereditaria*. Si cualquiera de estas opciones aplica a ti, deberías obtener todo el hierro que necesitas de alimentos densos en nutrientes, como carne de res o pollo de libre pastoreo, y usar de vez en cuando tu sartén de hierro. (También podrías simplemente evitar su uso con alimentos que absorben más hierro: alimentos ácidos, como la salsa de tomate, y alimentos grasos, como filetes y huevos.) Para las mujeres *premenopáusicas*, los veganos y vegetarianos, así como los donadores regulares de sangre, usar una sartén de hierro puede ser una gran forma de incrementar el contenido de hierro en sus alimentos.

Retardantes de llama

Hace décadas los incendios cobraban las vidas de miles de personas cada año, pero la tragedia se debía a descuidos en la cocina o muebles que ardían espontáneamente. Era común fumar en la casa y que las brasas encendidas del cigarro cayeran en las sillas o sillones, incendiando todo. Presionada para encontrar una solución, la industria del tabaco responsabilizó a los fabricantes de muebles, forzándolos a incorporar el uso de retardantes químicos de llama.[9] ¿El resultado? La completa omnipresencia de alteradores endocrinos en el ambiente y en el cuerpo.

Los químicos específicos en cuestión son los PBDE, o éteres de difenilo polibromados, los cuales llevan en uso más de 30 años dentro de electrónicos comerciales, muebles y colchones. Se han vinculado al cáncer, los déficits neurológicos y los problemas de fertilidad. Los estudios revisados por expertos han demostrado que incluso una sola dosis de estos químicos administrados a ratones durante su desarrollo puede provocar cambios permanentes en el cerebro, que crea impedimentos en el aprendizaje, la memoria y el comportamiento. En humanos, los estudios han mostrado que niveles altos de PBDE en la sangre del cordón umbilical coinciden con menos coeficiente intelectual (CI) en la niñez, incluso después de controlar factores de complicación, como el CI de la madre.[10]

Al igual que los BPA, los ftalatos y los PFAS, los químicos PBDE probablemente se diseñaron para quedarse en su lugar, pero migran fácilmente, y ya que abundan mucho más en los muebles, su lugar de encuentro más común es en el polvo. Como resultado, estamos frecuentemente expuestos a ellos, y los niveles más elevados de contaminación se encuentran en las personas más vulnerables a sus efectos: niños y bebés. Y no olvidemos a nuestras mascotas, a las que les encanta tallarse contra las alfombras y los muebles. Ellos también están en riesgo. Un estudio de 2007 descubrió niveles de PBDE en gatos entre 20 y 100 veces mayores que la media en adultos de Estados Unidos.

Disminuir tu exposición a estos alteradores endocrinos no es sencillo, pero tampoco imposible. Asegúrate de que tu hogar tenga alarmas contraincendios totalmente funcionales en los lugares adecuados y sigue estos pasos para purgar los químicos:

√ *Elige muebles sin retardantes de llama.* No son necesarios para reducir los incendios en casa. Muchos de los grandes fabricantes están en proceso de eliminar estos químicos tóxicos de sus mercancías.

√ *¿Tienes hijos? Lee las etiquetas.* La ropa para niños muchas veces contiene químicos retardantes de llama. Siempre compra ropa para niños (sobre todo pijamas) etiquetada como libre de retardantes.

√ *Evita el pescado de granja.* El salmón de granja de Europa y Estados Unidos tiene niveles particularmente altos de PBDE.[11] Elige pescados salvajes (por ejemplo, salmón) cuando sea posible.

✓ *Elige electrónicos libres de retardantes de llama bromados.* Muchas empresas ya están prescindiendo de los retardantes de llama bromados (BFR), entre los cuales se encuentran los PBDE, en sus productos. La organización medioambiental Greenpeace publica una "Guía de la electrónica verde" cada año, la cual puedes revisar para obtener información actualizada sobre las compañías que hacen los mayores esfuerzos.

✓ *"Moja el polvo" o usa una aspiradora con un filtro HEPA.* Sacudir con un trapo húmedo o una esponja sirve para atrapar el polvo contaminado, pero usar una aspiradora con un filtro altamente eficiente de absorción de partículas (HEPA) es la forma ideal para eliminar el polvo si tienes muebles, alfombras y cortinas convencionales.

✓ *Usa un filtro de aire.* Un filtro de aire de buena calidad puede ayudar a reducir el polvo en la casa, lo que a su vez disminuirá tu exposición no sólo a los retardantes de llama, sino a muchos de los químicos antes mencionados.

¿Tu edificio te está enfermando?

La calidad del aire en los edificios es una preocupación creciente para los oficiales de salud pública, en especial porque cada vez los sellan más y más para ahorrar costos de calefacción y aire acondicionado. La gente sujeta a una mala calidad del aire en interiores muestra un desempeño cognitivo menor e incluso se queja de diversos síntomas básicos para un diagnóstico médico real: "el síndrome del edificio enfermo" (SEE). Los pacientes reportan fatiga, dolor de cabeza, mareo y náusea, y la severidad y duración de los síntomas se vinculan directamente con el tiempo que pasan dentro del inmueble.[12]

Se cree que el SEE es un resultado directo de la exposición a contaminantes en interiores, incluidos muchos de los compuestos que ya mencioné, además del dióxido de carbono (que en concentraciones superiores puede afectar la función cognitiva) y alrededor de 150 compuestos orgánicos volátiles que excretamos naturalmente, entre ellos monóxido de carbono, hidrógeno, metano, amoniaco y ácido sulfhídrico. ¿Cuál es el contaminante más común en el aire en interiores? El formaldehído, liberado por los productos de aglomerado e incontables productos de consumo.

¿Cuál es la solución al edificio enfermo? Intenta aumentar la ventilación de tu hogar u oficina ya sea abriendo ventanas o ventilas. Sacude con un trapo húmedo y usa una aspiradora HEPA con regularidad. Y si pasas muchas horas en un solo lugar, considera un purificador de aire, o aún mejor (y mucho menos caro), los purificadores de la madre naturaleza: las plantas. En la página 192 te daré algunas sugerencias de plantas específicas y dónde colocarlas.

Hazañas en el baño

Diario interactuamos con muchos compuestos que pueden llevarnos a consecuencias impredecibles para la salud. Algunos, como los mencionados anteriormente, se ingieren sin saberlo por medio de los incontables productos de consumo que permean esos químicos al aire y los alimentos. Otros los ingerimos voluntariamente, muchas veces desconociendo el verdadero alcance de sus implicaciones para la salud. La siguiente sección se enfocará en los químicos sospechosos que se encuentran en el mueble del baño.

La carnicería cosmética

Los parabenos funcionan como conservadores y se utilizan para prevenir el crecimiento de microorganismos. Puedes darte cuenta cuando un producto contiene parabenos si lees la lista de ingredientes: los compuestos en cuestión terminan con "-paraben". Los ejemplos más comunes incluyen methylparaben y propylparaben). Suelen estar en champús, jabones faciales, desodorantes, lubricantes íntimos y cremas corporales, además de que son comunes en alimentos empaquetados porque ayudan a extender su vida de anaquel.

El cuerpo absorbe fácilmente los parabenos, ya sea a través de la boca o de la piel, y posee habilidades alteradoras hormonales. Han provocado cáncer en animales de laboratorio, y si bien no se ha establecido una conexión tan causal en humanos, sí están *vinculados* con diversos cánceres humanos. Por ejemplo, se han descubierto parabenos en tumores de seno. Esto no demuestra que provocaran el tumor, pero dado su potencial para alterar hormonas, su presencia es claramente sospechosa.[13]

Se espera que el hígado y los riñones "desintoxiquen" los parabenos que nos comemos, pero se pueden acumular los que absorbemos a través de la piel. Untarnos diario cremas con parabenos ofrece un umbral bastante preocupante de exposición crónica, complementado con lo que consumimos oralmente. La buena noticia es que, así como sucede con otros químicos alteradores endocrinos, no se quedan una vez que dejas de usar esos productos.

Por fortuna, existen suficientes productos más saludables en el mercado, ya libres de parabenos. Apoya a las tiendas naturistas locales y a las pequeñas marcas eligiendo productos libres de parabenos, o mejor aún, prepara tus propias versiones. Una táctica que podría significar una apuesta segura es ¡no untar en tu piel nada que no te comerías!

AINE

Cada vez que jugamos con nuestro cuerpo, algún efecto involuntario —por ligero que sea— ha de ocurrir. Es particularmente cierto para los medicamentos antiinflamatorios no esteroideos, o AINE. Esta categoría de medicamentos incluye muchos analgésicos comunes, como la aspirina, el ibuprofeno y el naproxeno. Ya que se encuentran disponibles sin prescripción médica, muchos asumen que son inofensivos.

Un riesgo del uso regular de los AINE son eventos cardiovasculares, como ataques al corazón. Aunque el mecanismo es complejo, una fuente posible de daño es a las mitocondrias de las células cardiacas, lo que reduce su capacidad de producir energía. Esto incrementa la producción de especies reactivas de oxígeno, mejor conocidas como radicales libres, las cuales pueden dañar el tejido cardiaco. Estos medicamentos también pueden cruzar la barrera hematoencefálica, y aún se desconoce si puedan afectar a las mitocondrias de las células cerebrales. No obstante, quienes estamos en riesgo de condiciones neurodegenerativas, deberíamos tener precaución con el uso continuado, ya que la disfunción mitocondrial en el cerebro se asocia con el deterioro cognitivo. (Hasta ahora no se ha establecido un vínculo claro entre la demencia y el uso de AINE.)

Los AINE también tienen un efecto negativo en la salud de tu intestino, ya que pueden irritar y bloquear las enzimas que protegen su pared interior. De hecho, son comunes los efectos secundarios gastrointestinales, como úlceras y sangrados, por un uso cotidiano. Para empeorar las cosas, los AINE también pueden intervenir con las bacterias beneficiosas que habitan ahí, alterando tu colonia microbiana de forma que te vuelvas vulnerable a patógenos oportunistas, como la *Clostridium difficile*,[14] cuya infección (y subsecuente diarrea) provoca medio millón de hospitalizaciones y 30 000 muertes al año, de acuerdo con los CDC.

Por último, estos medicamentos alteran indiscriminadamente las secuencias inflamatorias de tu cuerpo. La inflamación tiene mala fama, en parte porque involucra dolor e hinchazón, pero también es la forma en que cosechamos los beneficios del ejercicio o de una sesión de sauna. Un buen entrenamiento o sudoración, por ejemplo, provoca un pico temporal en los marcadores inflamatorios, lo que hace que tu cuerpo responda de manera positiva. Los estudios demuestran que los medicamentos antiinflamatorios de gran alcance, como los AINE, pueden inhibir los efectos beneficiosos del ejercicio, incluido el crecimiento muscular.[15]

Recuerda: que un medicamento sea de venta libre no lo vuelve seguro incondicionalmente. Intenta evitar el uso diario y persistente de AINE, reservándolos mejor para un dolor más serio. Para dolores y molestias leves, prueba con curcumina (un componente de la raíz de cúrcuma) o la grasa omega-3 EPA, ambos antiinflamatorios, pero sin los riesgos asociados a los AINE.

Acetaminofeno

Otro analgésico de venta libre muy común. A diferencia de los AINE, el acetaminofeno no bloquea la inflamación que causa dolor. Aunque es controversial su mecanismo exacto de acción, se cree que trabaja sobre el sistema nervioso, elevando el umbral de dolor personal para que sea más tolerable. Pero el dolor no es la única sensación que el medicamento parece adormecer: investigadores de la Universidad de Ohio dieron 1 000 mg de acetaminofeno a sus estudiantes y encontraron que, comparado con un placebo, exhibían menos empatía y atenuaban las emociones positivas cuando veían imágenes de personas experimentando placer o dolor.[16]

El acetaminofeno también puede afectar el cerebro de tus futuros hijos. La exposición prenatal constante al acetaminofeno se vincula con un incremento del espectro autista y los síntomas de hiperactividad en niños,[17] y el uso frecuente incrementa las probabilidades de lenguaje retardado hasta seis veces en niñas de dos años.[18] Y si bien los efectos mentales del acetaminofeno siguen elucidándose, sus efectos en otras zonas del cuerpo son más precisos.

Se sabe que provoca una reducción fuerte de la capacidad del hígado de crear glutatión, un antioxidante importante y desintoxicador maestro para tu cuerpo y tu cerebro.[19] ¿Qué tanto se necesita para causar un daño permanente al hígado o incluso la muerte? El margen de seguridad es estrecho, sólo unas cuantas dosis más de lo que podrías tomar para una condición dolorosa, haciendo que una sobredosis de acetaminofeno sea una causa importante de visitas a la sala de emergencias en el mundo occidental. (El antídoto de una sobredosis de acetaminofeno en realidad es un precursor del glutatión llamado N-acetilcisteína.)

Como sucede con los AINE, el uso ocasional no te dañará, y claramente, si lo necesitas, por supuesto, ¡úsalo! Pero ten cuidado con el uso crónico, en particular ante un embarazo.

Medicamentos anticolinérgicos

Insomnio, alergias, ansiedad y mareo… ¿Qué tienen en común? Todos se tratan frecuentemente con un tipo de medicamento conocido como anticolinérgico. Algunos de ellos están disponibles sólo con prescripción médica, pero muchos son de venta libre, lo cual sorprende en demasía dada su capacidad de arruinar tu cerebro.

Los medicamentos anticolinérgicos funcionan bloqueando un químico llamado *acetilcolina*. Abajo del cuello, la acetilcolina es responsable de las contracciones musculares involuntarias. Es la razón de que se prescriba un anticolinérgico para ayudar a calmar una vejiga hiperreactiva. Pero en el cerebro, la acetilcolina es crucial para el aprendizaje y la memoria, y el uso regular de un medicamento anticolinérgico puede provocar problemas cognitivos en tan sólo 60 días.[20] Para los usuarios de más tiempo (tres años en adelante) hay un incremento pronunciado del riesgo de desarrollar demencia: hasta 54 por ciento.[21]

Tomarlo de vez en cuando puede estar bien, pero ten en mente que incluso la dosis ocasional de un anticolinérgico fuerte puede provocar una toxicidad aguda. Muchas veces se les enseñan los síntomas a los estudiantes de medicina con una herramienta mnemónica:

Ciego como un topo (pupilas dilatadas), rojo como rábano (enrojecimiento), caliente como una liebre (fiebre), seco como un hueso (piel seca), loco como una cabra (confusión y pérdida de la memoria a corto plazo), inflamado como sapo (retención urinaria) y el corazón corre solo (ritmo cardiaco acelerado).

Toma nota de esta lista condensada de los medicamentos anticolinérgicos más comunes que debes evitar. Si estás tomando actualmente alguno por indicación médica, platica con tu doctor sobre algunas alternativas más seguras:

Anticolinérgicos muy comunes

Dimenhidrinato	Mareo	Anticolinérgico fuerte
Difenhidramina	Antihistamínico/auxiliar del sueño	Anticolinérgico fuerte
Doxilamina	Antihistamínico/auxiliar del sueño	Anticolinérgico fuerte
Oxibutinina	Vejiga hiperreactiva	Anticolinérgico fuerte
Paroxetina	Antidepresivo	Anticolinérgico fuerte
Quetiapina	Antidepresivo	Anticolinérgico fuerte
Ciclobenzaprina	Relajante muscular	Anticolinérgico moderado
Alprazolam	Ansiolítico	Posible anticolinérgico
Aripiprazol	Antidepresivo	Posible anticolinérgico
Cetirizina	Antihistamínico	Posible anticolinérgico
Loratadina	Antihistamínico	Posible anticolinérgico
Ranitidina	Antiácido	Posible anticolinérgico

Aluminio

¿Quién no tiene buenos recuerdos de envolver elotes y otras verduras en papel aluminio y echarlos al asador en verano? Al haber crecido en parte en la punta este de Long Island, recuerdo cómo a mi mamá le encantaba comprar elotes de agricultores locales cada verano y hacer exactamente eso para mi familia. Lo que nosotros (e incontables personas más) no sabíamos es que el papel aluminio no es inerte: es capaz de transferir aluminio a los alimentos que envuelve.

El aluminio no tiene ningún propósito en el cuerpo y no se encuentra en nosotros de manera natural, pero gracias a las pequeñas cantidades que ahora se encuentran en productos, carne, pescado y lácteos, en nuestro abastecimiento de agua y en los cosméticos (que absorbemos fácilmente a través de la piel), ahora se detecta en casi todos los seres humanos. En general se considera seguro, pero dado que el mundo moderno ha incrementado nuestra exposición al metal, con toda razón está bajo el escrutinio de científicos y guerreros del bienestar.

La información al respecto es conflictiva. Algunos estudios lo conectan con diversas formas de cáncer, y otros (posiblemente estudios no amplios ni prolongados) no han encontrado tales asociaciones. En lo referente a la demencia, la evidencia es un poco más preocupante. En un metaanálisis de exposiciones medioambientales en 2016 el aluminio fue el único metal pesado que obtuvo estudios de alta calidad lo que sugiere un vínculo. Cabe mencionar que se ha encontrado en el cerebro de pacientes con Alzheimer pero, aun así, su presencia puede ser un efecto de la enfermedad, en lugar de su causa.

Si se trata de aluminio, entre menos persista en nuestro cuerpo, mejor. Para *minimizar* la exposición innecesaria y darle a tu cuerpo una oportunidad de eliminar el resto, considera estos sencillos principios:

- ✓ *Deja tu antitranspirante.* Usa en cambio un desodorante natural para las axilas. O considera dejar por completo tales productos.
- ✓ *Evita cocinar con papel aluminio.* El papel aluminio no se considera dañino, pero minimizar su uso probablemente vale la pena, sobre todo cuando cocinas carnes y alimentos ácidos a temperaturas elevadas, lo que acelera la adherencia.[22] Reemplázalo con vidrio o acero inoxidable.
- ✓ *Usa un purificador de agua que reduzca el contenido de aluminio.* Los purificadores de ósmosis inversa, por ejemplo, son capaces de eliminar el aluminio de manera significativa en el agua potable.

✓ *Evita usar antiácidos con regularidad.* Dejemos de lado que los antiácidos bloquean el ácido estomacal, necesario para la absorción de numerosas vitaminas y minerales (en breve comentaré más al respecto). Muchos antiácidos se hacen a base de aluminio, por lo que aportan una dosis muy alta de este metal no esencial. Si requieres un antiácido por cuestiones médicas, busca versiones sin aluminio.

✓ *Sudor.* La sudoración es una vía importante para excretar el aluminio.[23] Disfruta entrenamientos vigorosos o un rato en el sauna; ambos te ayudarán a purgar cantidades significativas de aluminio.

Antibióticos

En algún punto de nuestra vida todos hemos tomado antibióticos. Sin duda alguna, los antibióticos pueden y han salvado vidas. Lo que podría impactarte, sin embargo, es que 30% de los antibióticos que se prescriben en Estados Unidos se considera completamente innecesario.[24] Las consecuencias pueden ser profundas.

En tu intestino hay buenas bacterias y malas bacterias. Las buenas ayudan a mantener a raya a las malas (es decir, los patógenos potenciales), mientras producen en masa compuestos poderosos que promueven la salud, como grasas antiinflamatorias y vitaminas. Algunas cepas bacterianas, como *Lactobacillus rhamnosus*, pueden incluso disminuir la absorción intestinal de varios metales pesados dañinos, como el mercurio y el arsénico, dos neurotoxinas con una concentración cada vez mayor en el ambiente.[25]

Cuando tomamos antibióticos, es el equivalente de soltar una bomba atómica en el intestino: la devastación es indiscriminada, pues mata muchas de nuestras bacterias beneficiosas. Aunque las bacterias suelen regresar con el tiempo, un estudio encontró que el ecosistema intestinal todavía seguía poniéndose al corriente seis meses después de una serie de dosis altas de ciprofloxacina (Cipro), un antibiótico que se prescribe comúnmente.[26] Aparte de perder las actividades promotoras de la salud de las bacterias "buenas", tal desestabilización puede permitir que se multipliquen y asuman el control las bacterias que te enferman, como *C. difficile* (mencionada en la sección de AINE).

Tomar pastillas es una cosa, pero si comes regularmente carnes de fábrica o pescados de granja, también estás ingiriendo antibióticos en tu comida. A los animales de granja se les dan dosis cotidianas de antibióticos para engordarlos y, ya que los animales suelen estar confinados en condiciones de vida terribles, se les medica profilácticamente para evitar que se enfermen. Los residuos de estos antibióticos persisten en su carne y su leche.[27] No es de extrañar que nuestra cintura crezca: las bajas dosis de antibióticos también nos pueden engordar.

Éstas son algunas formas de tratar bien a tus bacterias beneficiosas:

- ✓ *Si es posible, evita los antibióticos de amplio espectro.* Siempre consulta con tu médico para ver si tus antibióticos son realmente necesarios.
- ✓ *Come alimentos orgánicos.* Los pesticidas, herbicidas y fungicidas son antimicrobianos y tienen el potencial de alterar la salud de tu población intestinal migrante (en breve comentaré sobre los pesticidas). Los alimentos frescos orgánicos tienen niveles mucho más bajos de pesticidas.[28]
- ✓ *Elige carnes de libre pastoreo, orgánicas y libres de antibióticos.* Recuerda: no sólo eres lo que comes, eres lo que se come lo que te comes.
- ✓ *Reconsidera tomar probióticos con esos antibióticos.* Nuevas investigaciones sugieren que tomar probióticos después de los antibióticos puede retrasar que tu ecosistema regrese a su estado preantibiótico.[29] Una mejor estrategia es quizá consumir una dieta orgánica, rica en verduras, para estimular la repoblación de manera natural.
- ✓ *Enfócate en la fibra.* Al consumir una amplia selección de plantas fibrosas, estimulas la proliferación de incontables cepas beneficiosas de bacterias en tu intestino. Incorpora hojas verdes oscuras, allium (ajo y cebolla, por ejemplo), verduras crucíferas, raíces y

tubérculos, y frutas. Te daré una gran lista de compras que incluye muchos de estos alimentos en el capítulo 7.

¿Una lenta engorda química?

Muchas veces nos dicen que el exceso de calorías (y la debilidad moral) es el único determinante del aumento de peso, pero la cantidad de grasa que guardas puede deberse en parte a los químicos ambientales a los que estás expuesto. Se trata de una sugerencia planteada por un estudio importante y multigeneracional de la Universidad de York que mostró que una persona pesaba 10% más en 2006 que una persona en 1988, con la misma cantidad de consumo calórico y el mismo gasto de energía.[30] En otras palabras, alguien hoy necesitaría comer menos y hacer ejercicio con más frecuencia para tener el mismo peso que alguien 20 años atrás. Aunque el estudio observacional no podía descartar otras variables, los antibióticos de bajo nivel y los químicos alteradores hormonales pueden estar afectando la capacidad de permanecer delgados y sanos, incluso a pesar de nuestro mejor esfuerzo.

Flúor

Cuidar tus dientes es importante. Una gran sonrisa es tu carta de presentación ante el mundo, y el deterioro dental está correlacionado con una peor salud cardiovascular y neurológica. El descubrimiento del flúor ha sido instrumental para hacer que el deterioro dental pase de una epidemia global a un fenómeno comparativamente extraño. Como resultado, ahora se añade flúor a todas las pastas de dientes comerciales y a agua potable municipal.

No hay duda de que el flúor ayuda a prevenir el deterioro dental para quienes tienen dientes en desarrollo (es decir, los niños) y para la gente de otro modo en alto riesgo, pero el flúor también es un potencial alterador endocrino y lo más probable es que no necesites una cantidad adicional de flúor si no comes regularmente alimentos que dañen tu esmalte. El deterioro de los dientes empieza cuando las bacterias que viven en tu boca fermentan los almidones y azúcares (en particular de productos de granos refinados) y secretan ácidos dañinos que atraviesan el esmalte de tus dientes. Evitar el azúcar y los productos de granos en conjunto con un cuidado oral constante puede disminuir tu necesidad de flúor.

Éstos son algunos principios que puedes aplicar para mejorar tu salud oral (y general), sin químicos que afecten potencialmente tu salud:

✓ *Usa pasta de dientes sin flúor.* O simplemente prepara la tuya: mezcla aceite de coco, bicarbonato de sodio, una pizca de sal de mar, un poco de xilitol o eritritol, y canela, y tendrás una pasta efectiva. Incluso más simple, intenta cepillarte con carbón activado; es un blanqueador muy poderoso, ¡aunque no lo creas!

✓ *Usa hilo dental con regularidad.* Elige hilo dental en lugar de cinta, ya que esta última se hace con químicos PFAS, como mencioné en la página 164. Por lo menos pasa el hilo cada noche, justo antes de cepillarte.

✓ *Elimina los enjuagues bucales antisépticos.* Los enjuagues con alcohol matan indiscriminadamente las bacterias orales buenas y malas. Como sucede con tu intestino, las bacterias orales buenas sirven de policías para las bacterias malas.

✓ *Evita los granos procesados, las harinas refinadas y el azúcar.* Los microbios aman fermentar estos alimentos fáciles de descomponer, lo que les permite excretar ácidos dañinos desde la biopelícula acolchada que forman en tus dientes.

✓ *Evita los ácidos fuertes.* Está bien agregar limón a tu agua o té, pero evita succionar la fruta, ya que el ácido puede dañar el esmalte de tus dientes. Es el mismo caso con el vinagre sin diluir.

✓ *Toma tus vitaminas D, A y K_2.* Weston A. Price fue un dentista que defendió los méritos de la nutrición para la salud dental. Las vitaminas D y A funcionan en sinergia con la vitamina K_2 (dentro de la carne de res de libre pastoreo, los lácteos y el natto) para dirigir las reservas corporales de calcio hacia la construcción de huesos y dientes más sanos.

Medicamentos antiácidos

Millones de personas toman medicamentos antiácidos. ¿Por qué lo hacen? ¡Les ofrece un pase libre de acidez para disfrutar toda la pizza, los hot dogs y los aros de cebolla que quieran! ¿Pero el villano es el ácido que secreta el estómago, o la sobreproducción es meramente otra señal de que comemos los alimentos equivocados?

Necesitas ácido estomacal para descomponer adecuadamente los nutrientes de tus alimentos y absorberlos. El folato y la vitamina B_{12}, dos nutrientes esenciales para tener una desintoxicación celular y una función cerebral adecuadas, necesitan el ácido estomacal para su absorción, al igual que minerales como calcio, magnesio, potasio, zinc y hierro.[31] El ácido estomacal también nos ayuda a descomponer la proteína alimentaria y ayuda a prevenir alergias asociadas con su digestión incompleta (un reto importante para una gran parte de la población).

La segunda ventaja de tener niveles saludables de ácido estomacal es lo que mantiene el tracto gastrointestinal superior libre de la sobre-población bacteriana. A las bacterias no les gusta el ácido estomacal; justamente la razón de que no tengas muchas en el estómago. Pero una cantidad pobre de ácido estomacal (o *hipoclorhidria*) puede ser un factor de riesgo para el sobrecrecimiento bacteriano en el intestino delgado, o SBID. Se trata de una condición incómoda donde las bacterias establecen su campamento hacia el tracto digestivo superior (lejos de su guarida usual, el colon), perjudicando la absorción de nutrientes y creando síntomas desagradables, como gases (que no se suelen producir ahí) y diarrea.

¿Cómo podemos manejar mejor el ácido estomacal? Algunos consejos:

✓ *Baja de peso*. Tener sobrepeso es un factor de riesgo relevante para tener reflujo, en parte porque presiona la juntura entre tu estómago y el esófago.

✓ *Descarta los carbohidratos refinados y reduce los carbohidratos en general*. Los estudios sugieren que las dietas bajas en carbohidratos pueden mejorar síntomas de reflujo. Diles adiós a las pastas a base de granos, a los bagels, cereales, tortillas de harina y bollos.

✓ *No comas dos o tres horas antes de acostarte*. Está en sintonía con una recomendación del capítulo 2, que también ayuda a mantener tu equilibrio circadiano.

Bloqueador solar químico

Al ser de tez clara, mi madre siempre le tuvo miedo al sol, y los viajes familiares a lugares tropicales siempre implicaban llevar con nosotros sombreros de ala ancha y un cargamento de bloqueador que comprábamos en la farmacia. Pero los químicos que nuestros más confiables profesionales de la salud indican que debemos usar para prevenir el cáncer de piel en nuestra familia podrían ser inefectivos para ello y podrían contener algunos de los químicos más peligrosos que se liberan en el ambiente.[32]

Uno de los peligros principales de los bloqueadores químicos es que pueden mutar en compuestos muy dañinos. Se demostró recientemente con la avobenzona, un bloqueador que se encuentra en casi todas las marcas de farmacias, cuando se sometió a una combinación de radiación ultravioleta del sol y agua clorada de alberca. La avobenzona se transformó en químicos conocidos por causar problemas de hígado y riñón, trastornos del sistema nervioso y cáncer, y ocurrió *justo* sobre la piel de los sujetos humanos en el experimento.[33]

La avobenzona no es la única preocupación. Se suele encontrar junto con otros químicos que provocan su propia serie de problemas.

La oxibenzona, por ejemplo, exhibe un potencial alterador endocrino. Esto significa que, al igual que los ftalatos, el BPA, los químicos antiadherentes y los parabenos que ya mencioné, puede ser capaz de afectar el crecimiento, el desarrollo y la reproducción. Es algo preocupante, pues ya sabemos que estos bloqueadores contaminan a los niños: se encuentran en el líquido amniótico y hasta en la leche materna, por no mencionar el hecho de que se los untamos cada verano.

Parecidos a los parabenos, la avobenzona y la oxibenzona pueden pasar fácilmente de la piel al torrente sanguíneo. En un artículo publicado en el *Journal of the American Medical Association* investigadores descubrieron que después de que la gente se aplicara bloqueador por todo el cuerpo y lo volviera a aplicar siguiendo las indicaciones, hubo un incremento enorme de tales compuestos en su sangre.[34] De hecho, alcanzaron una concentración en sangre mucho más alta que el Umbral de Preocupación Toxicológica de la Administración de Alimentos y Medicamentos, el tope en que un químico se presume seguro de acuerdo con la organización. Desde este hallazgo alarmante, la FDA envió una orden al fabricante para que aportaran pruebas de que los químicos eran seguros, lo que obliga a la pregunta: ¿por qué no pasó antes?

Ya debería estar claro que el sol es tu amigo. Lo necesitamos para sintetizar vitamina D, establecer el reloj interno del cuerpo e incluso ayudar a que los vasos sanguíneos funcionen con mayor efectividad. Pero quemarte no está bien. Cada uno de nosotros tiene la responsabilidad de tomar lo que necesitamos del sol y luego protegernos del daño. La solución es evitar la necesidad de usar bloqueador evitando la exposición *excesiva* al sol (consulta la página 104 para ver cuánto tiempo de sol necesitas para sintetizar vitamina D). Estos consejos te podrían ayudar:

✓ *Usa un bloqueador con una base mineral*. Si necesitas un bloqueador para pasar un largo día en el sol, elige un bloqueador seguro a base de óxido de zinc, el cual forma una barrera física (es decir, no una barrera química) entre tu piel y el sol.

√ *Evita los bloqueadores solares químicos.* Incluyen avobenzona, oxibenzona, octocrileno y ecamsula. Se encuentran en casi todas las marcas comunes, así como varios bálsamos y labiales. Simplemente revisa los ingredientes activos para saberlo.

√ *Toma un suplemento de astaxantina.* Es el pigmento naranja profundo que se encuentra en los camarones, el salmón y la hueva de salmón. Existe evidencia preliminar en estudios con roedores y pruebas con humanos de que la astaxantina puede ayudar a disminuir el daño por los rayos uv.[35] Comienza con 4 mg al día, pero si tienes la piel clara o eres propenso a quemarte, puedes tomar hasta 12 mg al día.

En la cocina

Muchos de los químicos que discutimos arriba se utilizan para fabricar los productos que definen la vida moderna. El desafortunado efecto secundario es que muchos de ellos terminan en nuestros alimentos, donde los ingerimos abriendo paso a una miríada de consecuencias. En la siguiente sección me enfocaré en las toxinas que se encuentran comúnmente en los alimentos, así como en el ambiente, junto con formas prácticas para minimizar tu exposición.

Mercurio

Al igual que el aluminio, el mercurio es un metal pesado común en el ambiente natural. No tiene ninguna función en el cuerpo y se puede volver tóxico en niveles elevados. Se encuentra en algunas reces criadas en fábricas, en verduras y granos cultivados en suelos contaminados con mercurio, y en concentraciones peores en ciertos pescados.[36]

Si te expones al mercurio en tu ambiente con regularidad —en particular al mercurio inorgánico, la clase más peligrosa—, son malas noticias. En general es preocupante sólo si manipulas mercurio como parte de tu trabajo. Comer los pescados disponibles, los cuales contienen una forma de mercurio creada por bacterias, podría no ser causa de pánico, pues, aunque sea una forma de mercurio tóxica en niveles elevados, muchos pescados son ricos en un mineral, selenio, el cual "bloquea" algunos de los efectos tóxicos del mercurio.[37]

Para estar sano, tu cuerpo y tu cerebro dependen de una vasta red de antioxidantes, muchos de los cuales recurren al selenio. El mercurio puede adherirse a estos importantes químicos protectores a base de selenio, incapacitándolos y permitiendo que los procesos dañinos, como la oxidación, corran desbocados. Cuando la oxidación ocurre demasiado rápido para que el cuerpo pueda repararse, sobrevienen el envejecimiento y la enfermedad, y el cerebro es particularmente vulnerable. Pero con suficiente selenio, las pequeñas cantidades de mercurio en lo que de otra manera sería un pez sano podrían volverse inofensivas.

La clave para consumir pescado con seguridad, entonces, puede encontrarse en que haya un índice alto de selenio a mercurio en el pescado. Y si bien esta hipótesis requiere más pruebas, cabe destacar que los estudios originales en humanos que vincularon el consumo de pescados y mariscos con la toxicidad por mercurio involucraron una ballena piloto, un mamífero, no un pez, y cuya carne contenía mucho más mercurio que selenio.[38]

Cuando se trata del pez más comúnmente consumido, los beneficios sobrepasan los riesgos. Sólo asegúrate de que tu pescado esté horneado, hervido o asado, en lugar de frito, lo que incrementa la cantidad de aceites no saludables en tu dieta. Para los adultos mayores, comer pescados y mariscos dos veces a la semana protege su cognición con el tiempo, en comparación con quienes no consumen, y el efecto es todavía más fuerte en quienes portan el gen de riesgo común de Alzheimer, ApoE4.[39] Un estudio previo del mismo grupo encontró que el consumo de pescado se relacionaba con una reducción en los cambios cerebrales vinculados al Alzheimer, y que los niveles de mercurio en el cerebro (aunque se correlacionan con el consumo de pescado) no incrementaron la patología del Alzheimer.[40]

Pescados con un índice elevado de selenio a mercurio (seguros)	Pescados con más mercurio que selenio (evitarlos)
Albacora* Arenque Caballa real* Caballa Salmón Sardinas Atún*	Tiburón Pez espada Ballena (un mamífero)

*Estos pescados tienen los niveles más altos de mercurio y deberían ser de consumo moderado para niños y mujeres embarazadas o lactando.

Comer pescado también aporta beneficios cuando eres joven. El consumo prenatal de pescado puede llevar a un desarrollo cerebral más fuerte para el bebé, y los niños que comen pescado al menos una vez a la semana duermen mejor y tienen resultados de CI cuatro puntos más arriba, en promedio, de los que no consumen pescado o lo hacen con menos frecuencia.[41] Los adolescentes de 15 años que comían pescado al menos una vez a la semana mostraron un incremento de 6% en sus resultados de inteligencia cuando llegaron a la edad de 18 años. Quienes comían más de una vez a la semana casi duplicaron ese progreso.[42]

Para asegurar que tu exposición al mercurio sea baja mientras disfrutas todos los beneficios del consumo de pescado, sigue estos simples principios:

✓ *Suda.* El sudor es un método perpetuo de desintoxicación de metales pesados.[43] Entrena o ve al sauna (con el permiso de tu médico, por supuesto), y hazlo sabiendo que estás ayudando a tu cuerpo a liberarse de cantidades significativas de mercurio.

✓ *Elige pescados grasos.* El atún puede ser más común, pero el salmón salvaje de Alaska, las sardinas y el arenque del Atlántico no son sólo bajos en mercurio, sino más saludables por su abundante contenido de grasas omega-3. Y son ambientalmente sustentables.

✓ *Incluye alimentos altos en selenio, que no sean pescados, en tu dieta.* El cerdo, el pavo, el pollo, los huevos, la carne de res, las semillas de girasol, los hongos y las nueces de Brasil en particular contienen cantidades significativas de selenio.

✓ *Elige carne de aves y reses de libre pastoreo.* Los animales que pueden pastar o pacer son menos propensos a contener mercurio porque no los alimentan con comidas de pescado procesadas.

✓ *Considera reemplazar tus amalgamas de mercurio.* Las amalgamas incrementan la carga de mercurio en la sangre, la orina y el cerebro.[44] ¿Cuál es la consecuencia? Sigue estando sujeta a debate. Si eliges reemplazarlas, encuentra un dentista que pueda minimizar la exposición colateral. Y asegúrate de que el material de reemplazo no sea a base de BPA, que desafortunadamente es más común en resinas de lo que crees.

Arsénico

El envenenamiento por arsénico puede provocar problemas en la piel, náuseas, vómito y diarrea, y en dosis lo considerablemente altas, cáncer, cardiopatía y muerte. Si no te parece suficiente, también es un alterador endocrino y puede interferir con el sistema glucocorticoide (es posible que hayas escuchado del cortisol, una de sus hormonas principales).[45] Alterar este sistema se vincula con el aumento de grasa, la pérdida muscular, la supresión del sistema inmunológico, la resistencia a la insulina y la presión alta, entre otras cosas.

Investigaciones recientes han descubierto que el arsénico inorgánico es capaz de concentrarse en la cascarilla del arroz. Por tal motivo, recomiendo que los niños y las mujeres embarazadas eviten completamente el arroz, y sugiero que el resto de nosotros lo evite o lo coma con moderación (la buena noticia es que el arroz es casi puro almidón y contiene muy poco de cualquier otra cosa, hablando de nutrientes). Éstos son algunos consejos para ayudarte a evitar que consumas involuntariamente arsénico o se lo des a un ser querido:

- ✓ *Evita el arroz integral que crece al sur de Estados Unidos.* Es preferible el arroz integral de California, India o Pakistán, pues contiene menos arsénico, de acuerdo con *Consumer Reports*.
- ✓ *Evita los productos hechos con harina de arroz.* Muchas veces contienen los niveles más elevados de arsénico. Entre ellos se encuentran las galletas de arroz, los cereales de arroz, la leche de arroz y la proteína en polvo hecha a base de arroz.
- ✓ *Usa agua purificada.* Un purificador de agua por ósmosis inversa puede reducir el contenido de arsénico del agua potable.
- ✓ *Mejor come arroz blanco.* Cuando no estés seguro de dónde proviene un arroz —en los restaurantes, por ejemplo—, pide arroz blanco.
- ✓ *Elige granos que probablemente tengan una menor contaminación por arsénico.* Si bien recomiendo limitar (si no es que suprimir) el consumo de granos, si debes consumir granos ocasionalmente, la quinoa es una buena opción, ya que tiene niveles mucho menores de arsénico que cualquiera de los tipos de arroz analizados en *Consumer Reports*.

Pesticidas, herbicidas y fungicidas

¿Sabías que las fresas cultivadas convencionalmente contienen un promedio de ocho pesticidas diferentes, de acuerdo con investigaciones del Departamento de Agricultura de Estados Unidos? Nuestra reserva de comida ahora se baña con varios pesticidas, herbicidas y fungicidas que pretenden incrementar la producción y, en consecuencia, las ganancias.

Entre los que más se utilizan en la actualidad por todo el mundo, el glifosato es el más común.[46] Se rocía en las cosechas para prevenir que las hierbas las ataquen, y también se utiliza para secarlas justo antes de la cosecha. En la última década se han rociado más de 6 000 millones de kilogramos de herbicidas a base de glifosato en las cosechas del mundo. En Estados Unidos nada más, su uso se incrementó casi 16 veces entre 1992 y 2009. Desde entonces se ha detectado en la comida, el agua, el polvo que respiramos y en nuestro interior.

Algunas cosechas —en concreto, maíz, soya y semilla de colza, que se utiliza para hacer aceite de canola— se han diseñado genéticamente (organismos genéticamente modificados, OGM) por esta razón en particular: para soportar el rocío en exceso. Más tarde, comemos estos alimentos o se utilizan para alimentar peces y ganado. Esto ha provocado un residuo significativo de glifosato en toda clase de alimentos, como pescados, carnes, moras, verduras, fórmulas para bebé y granos.[47] (¿Crees que cocinar te pone a salvo? No es así; los residuos permanecen mucho después de la cocción.)

En términos generales, los pesticidas, herbicidas y fungicidas son neurotóxicos y tienen el potencial de ser alteradores endocrinos.[48] La pregunta es, por supuesto, ¿en qué dosis? Como dije antes, es difícil responder en concreto. Si bien se necesitaría una exposición concentrada y masiva para producir efectos agudos en las personas (incluidos ciertos cánceres), las exposiciones bajas se han asociado con diversos problemas de salud, entre ellos resultados menores en pruebas cognitivas, problemas de comportamiento y atención en niños, asma y efectos en los sistemas reproductor y endocrino.

El riesgo de cáncer por la exposición continuada a bajos niveles de glifosato se encuentra en constante debate. La Agencia de Protección Ambiental de Estados Unidos (EPA, por sus siglas en inglés) indica que el herbicida "no parece ser carcinógeno para humanos", sin embargo, el Centro Internacional de Investigaciones sobre el Cáncer de la Organización Mundial de la Salud lo clasificó como "probablemente carcinógeno para humanos". Y mientras que la Autoridad Europea de Seguridad Alimentaria se alía con la EPA sobre el glifosato, algunos pesticidas utilizados en Estados Unidos se prohibieron en Europa por su toxicidad.

Los alimentos orgánicos no son perfectos y no siempre están libres de pesticidas (hay pesticidas derivados de plantas que se aprueban para el uso de sistemas de agricultura orgánica y su procesamiento puede llevar a una contaminación cruzada con pesticidas sintéticos en los productos orgánicos). Aun así, los metaanálisis han mostrado que lo orgánico tiene niveles más bajos de pesticidas y herbicidas, y niveles más altos de ciertos antioxidantes. Cambiar a una dieta orgánica no sólo ayuda a tu cuerpo a purgar estos químicos,[49] sino que, continuada, puede incluso ayudarte a prevenir varios tipos de cáncer, como se vio en un estudio observacional de casi 70 000 adultos.[50] La reducción del riesgo de desarrollar linfoma no Hodgkin, el cáncer principalmente asociado con los herbicidas y pesticidas utilizados en la agricultura convencional, fue de un impresionante 86 por ciento.

Elegir alimentos orgánicos implica votar por un sistema de producción de alimentos que siempre está mejorando, que es un beneficio para el medioambiente y una buena apuesta para tu salud.

Preguntas frecuentes

P: Vivo con un ingreso bajo. No puedo costear todo orgánico. ¿Qué hago?
R: No todo lo que compres debe ser orgánico. Es una simple regla del pulgar: si comes la fruta o la verdura entera, intenta comprar orgánico. Por ejemplo, los pimientos morrones, las verduras crucíferas, las moras y las hojas verdes, como las espinacas. Las espinacas convencionales (es decir, no orgánicas) tienen más residuos de pesticidas por peso que cualquier otro producto fresco, con un promedio de 7.1 pesticidas distintos en cada muestra recolectada en 2016, de acuerdo con el Environmental Working Group (uno era un pesticida neurotóxico cuyo uso está prohibido en cosechas europeas). Si tiene piel o cáscara, es seguro que lo compres convencional. No hay una necesidad de comprar plátanos, aguacates, melones o cítricos orgánicos, pero si planeas usar o comer la cáscara (la ralladura,

por ejemplo), que sean orgánicos. Y si lo orgánico se encuentra fuera de alcance por completo, ya sea por presupuesto o accesibilidad, no temas. Relee la página 59 para repasar una técnica de lavado que sea más segura.

Cadmio

El cadmio es otro metal pesado que se encuentra en el suelo debido a actividades naturales, como la actividad volcánica, los incendios forestales y la erosión de las rocas, pero también se puede añadir por medio de procesos industriales (quema de carbón, por ejemplo). Cuando se encuentra presente en el suelo, el cadmio se concentra en cosechas como cacao, hojas verdes oscuras, tubérculos y productos de granos, como arroz y pan.

El cadmio no sólo es tóxico para el sistema cardiovascular, es un carcinógeno conocido que se vincula a tumores en riñones, pulmones y próstata. Puede provocar daño renal y hepático, y también "infectar" el cerebro, donde causa problemas cognitivos. Un estudio de 2012 dirigido por investigadores de Harvard encontró que entre los niños con los niveles más elevados de cadmio se triplicaban las probabilidades de presentar una discapacidad para aprender, comparados con los niños que tenían la exposición más baja.[51]

Éstas son algunas formas clave con que puedes asegurar la menor exposición posible al cadmio:

√ *Investiga de dónde proviene tu comida.* Las cosechas plantadas en áreas contaminadas son graves fuentes alimentarias de cadmio, así que, si "local" significa "de la carretera local", encuentra una mejor fuente para tus acelgas.

√ *Compra orgánico.* Los productos frescos orgánicos tienen niveles menores de cadmio, casi la mitad, de acuerdo con un metaanálisis de más de 300 estudios publicados en el *British Journal of Nutrition.*[52]

✓ *Vuélvete un snob del chocolate.* El centro de análisis independiente Consumer Labs encontró que las barras de chocolate amargo generalmente tienen niveles bajos de cadmio (dentro de los límites de seguridad de la Organización Mundial de la Salud), pero muchos cacaos en *polvo* sobrepasaban el límite… ¡Algunos contenían hasta cinco veces más! (Los *extractos* de cacao estaban bien.)

✓ *Evita platos y pan de trigo.* Los panes preparados comercialmente y los platos de trigo son una de las principales fuentes de consumo de cadmio en la dieta común.[53]

Plomo

Al igual que el aluminio, el cadmio y el arsénico, el plomo es un metal que se da en la naturaleza, pero su concentración en el medioambiente se ha ido incrementando de manera sostenida en el último siglo. Antes de 1978 el plomo se utilizaba comúnmente como ingrediente en la pintura. Como sucedió con el BPA y los ftalatos, su uso tenía sentido en ese momento: el plomo hacía que se secara más rápido, volvía más duradera la pintura, así como resistente a la humedad y a la temperatura. Pero el plomo es una poderosa neurotoxina, y también encontró su camino hasta nuestro cuerpo.

Cuando la pintura con plomo se seca, se puede despostillar. Esto le permite acabar en los lugares que menos esperamos, como los suelos cerca de nuestros hogares. Cuando los niños juegan, fácilmente llega a sus manos (o a las patas de tus mascotas) y termina encontrando el camino hasta su boca. Era más insidioso cuando se usaba pintura a base de plomo en partes de mucho uso en la casa, como los marcos de las ventanas, los marcos de las puertas, los barandales de las escaleras o las alacenas. Su desgaste puede crear polvo, el cual termina en tu piel, en tu comida e incluso en tus pulmones.

Pero las paredes no eran el único lugar donde se aplicaba pintura a base de plomo, por supuesto. Los juguetes y los muebles presentan oportunidades de exposición al plomo. Si bien las antigüedades son el potencial culpable más obvio, desde el año 2007 un fabricante importante de juguetes (Fisher-Price) recogió alrededor de un millón de juguetes porque tenían pintura con plomo. Ten cuidado con los productos pintados hechos en China (donde se fabricaron esos productos), sobre todo para los niños pequeños que se meten todo a la boca. Aunque existen regulaciones en China, un estudio reciente de las pinturas decorativas que vendían encontró que más de la mitad excedían las regulaciones de plomo, y un tercio contenían niveles "peligrosamente" altos de este químico.[54]

La comida cultivada en suelos contaminados es otra fuente relevante de plomo, al igual que los alimentos procesados y empaquetados que entran en contacto con la maquinaria y podrían recoger el metal pesado. Después de leer el capítulo 1, debería estar claro que el consumo de comida procesada viene con muchas posibles desventajas. Ahora añade a la lista la posibilidad de contaminación con plomo. Lo que es preocupante en particular es la contaminación en ciertos alimentos para bebé,[55] ya que el plomo es peligroso para el desarrollo cerebral de los niños (incluso niveles muy bajos de plomo en la sangre pueden provocar problemas de comportamiento y un CI más reducido).[56] También se determinó que ciertos jugos de fruta (manzana y uva en particular) tenían altos niveles de plomo.

El nivel ideal para la ingesta de plomo es cero, ya que no hay un nivel "seguro" en la sangre. Para garantizar que tus seres queridos y tú estén protegidos, sigue estos lineamientos:

✓ *Evita comprar objetos pintados de China, sobre todo para los niños.* Si bien muchos productos pueden ser seguros, sigue habiendo el riesgo de un pésimo control de calidad y la contaminación por objetos pintados con plomo.

✓ *Revisa si tu agua tiene plomo.* Encuentra la información de contacto de la autoridad local para analizar el agua.

✓ *Revisa que tu hogar no tenga pintura a base de plomo.* Si tu casa se construyó antes de 1978, hay una gran probabilidad de que contenga pintura a base de plomo. Es un problema menor si la pintura está en buenas condiciones, pero asegúrate de eliminar cualquier polvo o trozos despostillados, y tíralos a la basura.

✓ *Sacude con un trapo húmedo y aspira seguido.* Si sospechas que hay pintura a base de plomo en tu hogar, usa un trapo húmedo desechable para sacudir y tíralo.

✓ *Evita los alimentos procesados para bebé y los jugos de fruta.* De acuerdo con el "Estudio de la dieta completa" de la FDA, las más contaminadas eran las galletas de arrurruz y la papilla para bebé de camote y zanahoria.

✓ *Consume muchas verduras.* Las verduras son particularmente ricas en minerales, lo que puede reducir la absorción intestinal de metales pesados como el plomo.

"Desintoxicar" el mundo moderno

Si sigues las recomendaciones anteriores, deberías poder minimizar tu exposición a cualquiera de las toxinas antes mencionadas. Pero ¿qué hay de las toxinas que ya acumulaste? En su caso debemos desintoxicarnos. Desafortunadamente, la palabra *detox* ha sido secuestrada en la industria del bienestar, y más allá de todos sus aspectos positivos, la alimentan las ganancias —al menos en parte— al venderte la noción de que eres inadecuado. Pero no es así. Tu cuerpo se desintoxica activamente y existen poderosas herramientas alimentarias y de estilo de vida que puedes emplear para ayudarlo (e incluso estimularlo) en este proceso.

Rodéate de plantas

Las plantas no sólo vuelven más acogedores los espacios, limpian el aire. La capacidad purificadora de aire de las plantas se estudió originalmente por su utilidad en las estaciones espaciales, donde podían producir aire limpio y fresco para los astronautas. En su excelente libro *How to Grow Fresh Air*, el doctor Bill Wolverton, científico investigador de la NASA, detalla que las plantas son muy efectivas para eliminar diversos vapores químicos. De acuerdo con sus estudios, éstas son las 10 principales plantas para limpiar el aire en tu hogar u oficina, numeradas a partir de su eficacia y fácil mantenimiento:

1. Palma areca (*Dypsis lutescens*, antes llamada *Chrysalidocarpus lutescens*)
2. Rapis (*Rhapis excelsa*)
3. Bambú (*Chamaedorea seifrizii*)
4. Ficus elástica (*Ficus robusta*)
5. Dracaena Janet Craig (*Dracaena deremensis* "Janet Craig")
6. Hiedra común (*Hedera helix*)
7. Palmera enana (*Phoenix roebelenii*)
8. Ficus alii (*Ficus binnendijkii* "Alii")
9. Helecho (*Nephrolepis exaltata*)
10. Cuna de Moisés (*Spathiphyllum sp.*)

Conserva las plantas en tu hogar, y si pasas largos periodos en cualquier otra parte, asegúrate de tener plantas en tu "zona personal de respiración", definida por el doctor Wolverton entre 0.15 y 0.22 metros cúbicos a tu alrededor. Y considera que algunas de las plantas que mencioné son tóxicas si las ingieren perros o gatos, así que pregunta a tu vendedor cuáles son seguras para tus mascotas.

Suda como si tu vida dependiera de ello

La piel es un órgano desintoxicante de gran importancia. Cuando sudamos, liberamos cantidades significativas de los incontables alteradores hormonales y químicos asociados con el cáncer que he comentado. Éstos incluyen retardantes de llama, metales pesados, como arsénico, plomo,

mercurio, aluminio y cadmio, y acondicionadores de plástico, como ftalatos y bisfenol A. Cabe señalar que las cantidades liberadas a través del
sudor suelen ser mayores (y en ocasiones *mucho* mayores) que las que se
liberan por medio de la orina, el medio "usual" de excreción diaria.

El ejercicio obviamente es una forma de inducir la sudoración, pero
también un sauna. Ya sea que prefieras un sauna en seco o infrarrojo,
elige aquel donde puedas sentarte con seguridad el tiempo suficiente
para sudar, y recuerda beber suficiente agua antes, durante y después,
ya que la sudoración también hace que pierdas minerales traza y electrolitos importantes. Relee la página 113 para una base sobre los demás beneficios del uso de saunas.

Reabastecer electrolitos después de sudar

Cuando sudas no sólo te estás despidiendo de los metales pesados y
otras toxinas, también pierdes pequeñas cantidades de ciertos minerales
que necesitas para tener una buena salud (calcio y magnesio, por ejemplo). Por mucho, los que más perdemos al sudar son sodio y cloruro. ¿Dónde podemos encontrar estos compuestos importantes? La sal de mesa
normal tiene ambos. En un litro de sudor puedes perder entre 460 y 1 840
miligramos de sodio, el equivalente entre ¼ de cucharadita y ¾ de cucharadita de sal. Después de un entrenamiento sudoroso o una sesión de
sauna, esparce un poco de sal en tu agua para recuperar estos minerales,
y si vas a comer poco después, no tengas miedo de echar sal al gusto a tu
siguiente comida. Relee la página 47 para recomendaciones de sal.

Come tus frutas y verduras

Las frutas y las verduras se encuentran entre los alimentos desintoxicantes más poderosos, cada uno con una cantidad de compuestos que
ayudan al cuerpo a secuestrar y purgar toxinas, incluyendo metales

pesados. Estos químicos por naturaleza amargos —que no son necesariamente vitaminas ni minerales— pueden preparar mejor el sistema de desintoxicación del cuerpo, mejorando químicos como el glutatión (el desintoxicador maestro del cuerpo), el cual puede desarmar y finalmente purgar los contaminantes medioambientales. Ten en mente que tienden a ser más abundantes en los productos frescos orgánicos.

Las verduras crucíferas son una poderosa herramienta para la desintoxicación. Cuando masticamos kale, brócoli, coliflor, col, hojas de mostaza, rábanos o coles de Bruselas (todos ejemplos de verduras crucíferas), los dientes rompen las paredes celulares de las plantas. Esto hace que un químico llamado glucorafanina se mezcle con otro llamado mirosinasa. El matrimonio enzimático da a luz a un nuevo compuesto: el sulforafano. Tóxico para los insectos, el sulforafano suscita una respuesta defensiva en los humanos, que activa enzimas que te ayudan a neutralizar y excretar toxinas medioambientales.

Cocinar desactiva la mirosinasa, necesaria para crear sulforafano. Ciertas bacterias intestinales son capaces de convertir parte de la glucorafanina restante en sulforafano, pero puedes tomar el asunto en tus propias manos con un simple y poderoso truco: añade un gramo de semillas de mostaza en polvo (alrededor de media cucharadita) a tus verduras *después* de la cocción. La mostaza misma es una verdura crucífera, y contiene mirosinasa. Al incorporar el polvo recuperas la capacidad de producir sulforafano (además, sabe bien).[57] Intenta comer tanto crucíferas cocidas como crudas. O dale una oportunidad a tu germen de brócoli. ¡Contiene hasta 100 veces la capacidad productora de sulforafano del brócoli adulto![58]

Las verduras crucíferas también contienen otros compuestos directamente involucrados en la desintoxicación, como cianohidroxibutano y diindolilmetano, o DIM, de forma abreviada. Ambos compuestos participan en los propios procesos de desintoxicación del cuerpo, y no se necesitan jugos ni purgas.

Llénate con densidad nutricional

Elegir una amplia gama de alimentos densos en nutrientes, incluyendo frutas y verduras, no sólo puede ayudar a evitar deficiencias, sino que le dará a tu cuerpo las herramientas que necesita para contraatacar las múltiples toxinas. Busca alimentos como hojas verdes oscuras y otras verduras fibrosas (kale, espinaca y arúgula, por ejemplo), tienen muchos antioxidantes, además de minerales esenciales, los cuales pueden reducir la absorción de metales pesados desde el tracto digestivo. En una reseña de 2014 de las estrategias nutricionales para combatir la exposición tóxica, los investigadores concluyeron: "La evidencia exhibe ahora la severidad de las patologías inducidas por tóxicos medioambientales, como diabetes y enfermedades cardiovasculares".[59] Relee el capítulo 1 para un plan alimentario que se enfoque en la densidad nutrimental.

Come alimentos olorosos

La cisteína es un aminoácido que aporta sulfuro, una molécula olorosa que resulta ser crucial para las secuencias desintoxicantes del cuerpo. Los alimentos ricos en este compuesto incluyen alimentos altos en proteína —carne de res, pescado, aves, huevos— y verduras como brócoli, ajo, coles de Bruselas, coliflor, kale, berros y hojas de mostaza. La cisteína es importante como precursor que "limita el índice" de la síntesis de glutatión, el desintoxicador maestro de tu cuerpo. Esto significa que sólo puedes producir cuanto glutatión permita la cisteína que se abastezca. La proteína de suero (un suplemento deportivo popular) también es alto en cisteína. Un estudio de 2003 encontró que la proteína de suero incrementaba el glutatión intracelular y protegía a las células de la próstata de la oxidación inducida por muerte celular.[60]

Hacer algunos de los cambios que recomiendo puede parecer desalentador al principio, pero ten en mente que sólo necesitas hacerlo una vez. (También puedes integrar estos cambios con el tiempo, pero siempre recomiendo el principio "hazlo de una vez".) Y aunque la inversión inicial con lo que vas a reemplazar cosas puede parecer considerable (por ejemplo, los muebles libres de retardantes de llama), ten en mente que, de la misma manera que compras un montón de especias para preparar una receta exótica, los tendrás por mucho tiempo. Es una inversión para vivir una vida genial.

Aunque este capítulo no pretendía ser una guía extensa sobre los incontables químicos potencialmente peligrosos (que podría llenar volúmenes enteros), espero que te ayude a pensar de una manera más crítica sobre el ambiente moderno. Y, por supuesto, eliminar las toxinas antes mencionadas de tu ambiente puede ofrecer protección para ti y tus seres queridos conforme la ciencia siga evolucionando. Si sospechas que tienes envenenamiento por cualquiera de los compuestos antes mencionados, asegúrate de consultar a tu médico.

A continuación, conforme profundices tu comprensión de la conexión entre el cuerpo y la mente, nos lanzaremos hacia la miríada de aspectos de la buena salud mental, incluidos el sueño, la meditación e incluso tu complicada relación con la tecnología.

Notas de campo

✓ Nuestras hormonas gobiernan todo, desde la función sexual, hasta el desarrollo cerebral y la grasa que guardamos.

✓ El BPA y los ftalatos son compuestos relacionados con el plástico que se adhieren a los alimentos y alteran la función hormonal, incluso potencialmente en niveles muy bajos (teniendo una respuesta a una dosis "no monotónica"). El ácido y el calor pueden catalizar esa adherencia.

✓ El polvo de tu casa es un punto relevante de exposición para casi todos los químicos tóxicos listados en este capítulo. "Sacudimos" con frecuencia o usamos una aspiradora con filtro HEPA.

✓ Deshazte de los muebles con retardantes de llama y las sartenes antiadherentes.

✓ Limpia tu dieta y tu higiene oral para que puedas eliminar el flúor de la pasta de dientes, otro alterador endocrino potencial.

✓ Evita el uso crónico de medicamentos antiinflamatorios no esteroideos (AINE), acetaminofeno, antiácidos, antibióticos y anticolinérgicos. Por supuesto, está bien usarlos cuando hay una necesidad aguda.

✓ Come pescado, pero asegúrate de que tenga un índice alto de selenio a mercurio. En el caso de niños, mujeres embarazadas o lactando, evita los pescados con los niveles más elevados de mercurio.

✓ Al comer alimentos densos en nutrientes, ricos en vitaminas y minerales, ayudas a tu cuerpo a desintoxicarse naturalmente y a evitar la absorción intestinal de muchas de estas toxinas. Relee el capítulo 1 con información básica.

✓ Las plantas te pueden ayudar a limpiar tu zona de respiración personal.

6

Paz mental

A nivel global, más de 300 millones de personas padecen depresión, que ahora es la causa principal de discapacidad en el mundo. Otros 260 millones viven con trastornos de ansiedad. Muchos padecen ambos. Y si bien es posible estar genéticamente predispuesto a cada uno, la mayoría de los casos son resultado de factores medioambientales.[1]

Al inicio de los síntomas cognitivos de mi mamá, un psiquiatra pensó que la depresión podría ser la raíz de sus problemas. Le prescribió un medicamento antidepresivo común, el cual tomó durante años, mientras sus síntomas de demencia empeoraban. Una vez que fue claro que su enfermedad era mucho más severa que la depresión, decidimos eliminarlo poco a poco. Nadie en mi familia se había dado cuenta de que, una vez que tomas estas medicinas, dejarlas puede provocar síntomas de abstinencia, así que mi mamá siguió tomándolos hasta el final.

Una depresión lo suficientemente severa puede imitar la demencia. La disfunción cognitiva relacionada con la depresión, también conocida como seudodemencia, es reversible y tiene poco en común con la enfermedad de Alzheimer y otras condiciones neurodegenerativas comunes. Pero al ver cómo una de cada cuatro mujeres mayores de 40 años ahora toma medicamentos para la depresión (1 de cada 10 de la población general), claramente hay un problema de prescripción en exceso. ¿Y son efectivos? Para muchos los antidepresivos no funcionan mejor que un placebo, con la excepción de los casos más severos de depresión.

Nuestra salud mental está bajo ataque. Mientras que 15% más o menos de la población general experimentará depresión clínica o trastornos de ansiedad en algún momento de su vida, los índices parecen estar al alza.[2] Al mismo tiempo, nuestras herramientas para tratar la depresión son limitadas. Por tanto, a lo largo de las siguientes páginas intentaré colocar en su lugar las piezas restantes del rompecabezas de la vida genial, con un enfoque en la salud mental. Al final estarás equipado con las herramientas para tener un cerebro más sano y una mente más feliz.

El maestro optimizador

Para la mayoría de los animales la vida es una serie de amenazas, una tras otra: la amenaza de no lograr sobrevivir la infancia, de morir de hambre, de ser devorado por un animal más grande, de perder a su familia por las inclemencias del tiempo, de no ser adecuado para encontrar una pareja… y la lista sigue. Nos sorprende, entonces, que la selección natural permita que un tercio de nuestro tiempo lo pasemos inconscientes hasta que nos damos cuenta del profundo valor que tiene el sueño en cada uno de los aspectos de la vida en vigilia.

El sueño de calidad con una duración suficiente no es menos importante para llevar una vida genial que comer los alimentos adecuados y sentir el sol en tu piel. El sueño disminuye tu presión sanguínea y tu glucosa, regula tus hormonas, acelera tu metabolismo y fortalece tu cuerpo. Es el mejor tónico antienvejecimiento, y en ningún otro lugar esto es *más* cierto que en tu cerebro y lo que hace por él. Dormir promueve la atención, mejorando tu cerebro para recibir y guardar información, y la *pérdida* de sueño hace lo contrario. Dormir cotidianamente cuatro horas o menos puede añadir ocho años a la edad de tu cerebro en términos de su desempeño cognitivo.[3]

Ahora es claro que dormir mal consistentemente puede tener un efecto negativo en todos los sistemas del cuerpo, y esto ocurre en parte a través de su repercusión en el metabolismo. Tanto los estudios con animales como los estudios con humanos han mostrado que un sueño de menos duración coincide con una reducción en la sensibilidad a la insulina y un peor control de la glucosa. En español quiere decir que produces más insulina (lo que inhibe la hormona de crecimiento, como se dijo en la página 77) y es más probable que tu glucosa permanezca anormalmente alta cuando duermes poco.

En un estudio publicado por la Endocrine Society, todo lo que se necesitó fue una noche de privación de sueño —de 8.5 horas de sueño a cuatro— para provocar obesidad metabólica "de la noche a la mañana" en sujetos humanos. La disfunción era comparable a lo que sucedería al subir 10 o 15 kilogramos.[4] Aumentó la producción de azúcar y grasa en el hígado, y la glucosa se manejó con menos eficiencia. Con el tiempo, el azúcar puede dañar los vasos sanguíneos que llevan el oxígeno a tu cerebro y otros órganos. La buena noticia es que estos cambios muchas veces se pueden evitar —son incluso reversibles— y todo lo que se necesita es mejorar tu sueño.

Otra forma en que el sueño mantiene fuerte tu cerebro es dándole un baño todas las noches, y esta limpieza no se debe tomar como opcional. Gracias al sistema glinfático, llamado así por asemejar los ductos del sistema linfático, el líquido cerebroespinal corre por todo tu cerebro cuando duermes, limpiándolo de diversas formas de desechos tóxicos. ¿Crees que puedes hacer trampa con el sueño? Estos ductos se esconden durante el día, pero cuando duermes se hinchan hasta 60%, lo que abre camino para el líquido limpiador.

Entre los desechos que se lavan se encuentran dos proteínas maliciosas, beta-amiloide y tau, las cuales forman las placas y los nudos asociados con la enfermedad de Alzheimer. Cuando estamos despiertos, se producen amiloide y tau en el cerebro, un subproducto de la conciencia. Pero el sueño ayuda a evitar que estas proteínas se queden por ahí. Creemos que es así porque la *falta* de sueño lleva a un incremento notable en su concentración: en una noche de sueño reducido, los niveles de beta-amiloide aumentaron 30%, y 50% los de tau.[5] Estas concentraciones mayores, medidas en el líquido cerebroespinal, pueden aumentar las probabilidades de que las proteínas se agrupen y se acumulen, formando las dos características predominantes en la enfermedad de Alzheimer.

Para una persona más joven, la perspectiva de la demencia es bastante abstracta sin tratar de imaginar proteínas invisibles contaminando el cerebro. No obstante, independientemente de la edad, no vayas más allá de la salud mental como prueba del valor que tiene el sueño. Tantos de nosotros lidiamos con problemas relacionados con la salud mental, que uno de cada seis adultos ahora toma un medicamento para ello, y la mayoría lo hace a largo plazo.[6] Pero perturbar el sueño está vinculado con casi todas las condiciones psiquiátricas, y un cuerpo creciente de investigación sugiere que puede perpetuar la depresión.[7]

La conexión entre el sueño y la depresión puede rastrearse hasta una región en lo profundo del cerebro, con forma de almendra, llamada amígdala, la cual procesa las emociones negativas. Muchas veces llamada "el centro del miedo", la amígdala ayuda a coordinar la respuesta cerebral a lo incierto, porque la incertidumbre siempre presenta la posibilidad de un riesgo. Cuando dormimos bien, la voz de la razón en el cerebro, el córtex prefrontal, mantiene bajo control a la amígdala, y sólo durante eventos genuinamente amenazantes, el córtex prefrontal libera su efecto inhibidor. Pero cuando dormimos poco, todo puede suceder. Es como si Hulk tomara el control de Bruce Banner y esa batalla se ganara o se perdiera durante el sueño.

Cómo es que no dormir te puede engordar

El sueño actúa como un regulador maestro de tus hormonas, entre ellas la leptina y la grelina, las cuales gobiernan la saciedad y el hambre, respectivamente. Cuando no dormimos bien, estas señales se salen de control, lo que hace que comamos más. La privación del sueño aviva la flama, provocando una desconexión relativa de tu córtex prefrontal, el cual maneja funciones ejecutivas como la toma de decisiones y el control de impulsos, ambos importantes para mantener a raya tus antojos. En general, la gente que sólo duerme cuatro o cinco horas cada noche consumirá un promedio de 400 calorías extra todos los días, sobre todo alimentos que el cerebro encuentra particularmente irresistibles: los que combinan azúcar y grasa. Si duermes mal constantemente suma hasta 150 000 calorías extra al año, o 20 kilogramos de grasa extra... ¡y todo por dormir poco![8]

Una amígdala en extremo sensible interpreta cada evento minúsculo como un estresor inmenso, así que no te extrañe que esas estructuras tiendan a ser más activas en personas deprimidas.[9] Lo que tal vez te sorprenda es que una sola noche de poco sueño hace que la amígdala de cualquiera sea 60% *más reactiva*.[10] Esto explica por qué nos sentimos irritables ante la falta de sueño y por qué nuestros impulsos se vuelven más difíciles de controlar. Un cerebro que no duerme se queda atascado en alerta máxima, y el mejor remedio simplemente es dormir toda la noche.

Dormir es esencial para sentirte más feliz y volverte más resistente al estrés pero, por si fuera poco, también te puede volver más encantador. Matthew Walker, profesor de neurociencia y psicología de la Universidad de California, ha observado el papel de la carencia de sueño en la interacción social. Descubrió que la falta de sueño no sólo te hace sentir menos inclinado a socializar, sino que puede actuar como repelente social, haciéndote enviar señales que hagan a otros sentirse menos inclinados a socializar contigo.[11] Antes de recurrir al alcohol para lubricar la interacción social, como suele ser el caso, quizá primero deberíamos mejorar nuestro sueño.

Las terribles estadísticas del sueño

Dada la relación entre el sueño y la salud mental, es poco probable que se trate de una coincidencia que los índices de depresión, ansiedad y hasta suicidio estén incrementando a la par de nuestra falta de sueño. Hoy en día la mitad de los adultos entre 25 y 35 años indican dormir menos de siete horas entre semana, y casi un tercio indica que duerme menos de seis. Algunos de nosotros no dormimos en absoluto: más de la mitad de los *millennials* se ha quedado despierto por lo menos una noche en el último mes debido al estrés, según hallazgos de la Asociación Americana de Psicología.

¿Cuánto sueño necesitamos? Por lo general, el objetivo de los adultos debería ser entre siete y ocho horas por noche, y entre nueve y 10 para adolescentes. La duración del sueño es importante: ciertos procesos se favorecen en las primeras etapas de la somnolencia, como el sueño profundo no REM, cuando se da esa "limpieza cerebral". Otras ocurren más tarde, como el sueño REM, que ayuda a fortalecer la memoria y la salud mental. Intenta maximizar tu oportunidad de sueño todas las noches para asegurar que te despiertes naturalmente. Y si es necesaria una alarma, prueba con una aplicación como Sleep Cycle, la cual puede ayudar en la transición hacia la vigilia.

En lo referente a la calidad del sueño, recuerda que es vital tener luz brillante en la mañana. En un escenario ideal, la luz proviene del sol, pero la luz artificial, si es lo suficientemente brillante, también puede funcionar. No sólo provocará una producción temprana de melatonina, la hormona del sueño que fortifica tu salud, sino que te permitirá quedarte dormido con mayor facilidad en la noche. En lo referente a tu habitación, mantenla fría (alrededor de 18 °C) y oscura. Las investigaciones comienzan a mostrar que incluso niveles bajos de luces nocturnas (un reloj brillante, por ejemplo) pueden traspasar tus párpados y perturbar la calidad de tu sueño junto con la función cognitiva del día siguiente.[12] Considera cortinas opacas o incluso un antifaz cómodo.

Éstos son algunos consejos más que pueden mejorar significativamente la calidad de tu sueño:

✓ *Sé constante*. Maximiza tu posibilidad de dormir acostándote con la intención de ello a la misma hora todas las noches. Y cíñete a la hora. Posponer el sueño puede sacar el tiro por la culata, lo que te dejará más alerta y promoverá el insomnio.

✓ *Haz ejercicio*. El ejercicio regular estimula la calidad del sueño, y el ejercicio en exteriores (con una exposición simultánea al sol) puede tener un efecto sinérgico. Pero incluso si todavía no vuelves el ejercicio una parte de tu rutina, una sola sesión de ejercicio en la noche (por lo menos dos horas antes de acostarte) puede estimular la calidad de tu sueño.[13]

✓ *Toma un baño caliente en tina o regadera antes de acostarte*. La caída de tu temperatura corporal al salir del baño debería indicar a tu cuerpo que es tiempo de dormir.

✓ *Prueba con glicina o magnesio*. La glicina (comentada en la página 55) y el magnesio mejoran naturalmente el sueño.[14] Como ganancia, ambos son poderosos elementos antienvejecimiento. Para un sueño profundo, prueba tomar entre 300 y 500 mg de glicinato de magnesio (que es magnesio atado a glicina) y tres o cuatro gramos de glicina pura antes de acostarte.

✓ *Usa tu cama para el sueño y el sexo nada más*. Tan pronto como despiertes, sal de la cama, y no vuelvas hasta que te vayas a dormir. ¡Nada de comer ni quedarse despierto en la cama!

✓ *Evita el alcohol*. Aun cuando el alcohol ayuda a dormirte más rápido, reduce la cantidad de tiempo que pasas en tu sueño REM. Si bebes, procura acostarte sobrio.

✓ *Usa bloqueadores azules dos o tres horas antes de ir a la cama*. La luz de tu smartphone, laptop o televisión puede interrumpir tu sueño, lo que te provocará una "resaca de luz" a la mañana siguiente. Visita <http://maxl.ug/TGLresources> para sugerencias.

✔ *Establece un horario límite para la cafeína.* Limita el consumo de cafeína a las 4:00 p.m. máximo, e incluso más temprano si genéticamente metabolizas lento (un análisis genético te puede ayudar a determinarlo).

✔ *Come más fibra y grasas omega-3.* La inflamación afecta la calidad del sueño, pero el consumo de grasas omega-3 (encontradas en pescados de agua fría, como el salmón, el arenque y la caballa) y fibra puede promover un sueño más profundo y rejuvenecedor.

✔ *Deja de comer dos o tres horas antes de acostarte.* ¿Alguna vez te has levantado sintiéndote terrible después de cenar muy tarde? Yo sí. La alimentación nocturna puede sabotear la calidad de tu sueño.[15]

Toma unas vacaciones digitales

En el siglo XXI no hay una imagen más clara de un arma de doble filo que la tecnología. Por un lado, nos provee conexión, conveniencia y el mejor conocimiento y entretenimiento del mundo al alcance de los dedos. Por el otro lado, rápidamente se está volviendo un reemplazo para la interacción real. No es nada extraño que la adicción a la tecnología —como la adicción a la comida y a la pornografía— esté en ascenso.

Los smartphones son un ejemplo perfecto del lado bueno y el lado oscuro de la tecnología. Similares a los alimentos ultraprocesados que pueden secuestrar tu hambre, las aplicaciones están diseñadas por los desarrolladores para tener el mismo efecto en tu atención. Estas aplicaciones son adictivas en parte porque llevan a la estimulación del neurotransmisor dopamina, involucrado en sensaciones de recompensa. Aunque subir algo a Instagram quizá no se parezca a drogarse, es en esencia lo que el adicto a las redes sociales está haciendo desde el punto de vista de su cerebro.

Las consecuencias de la adicción al smartphone son reales. Un cuerpo creciente de investigación está descubriendo que hay aspectos importantes en nuestra vida, entre ellos el sueño, la autoestima y las relaciones, comprometidos ahora por la adicción a los teléfonos. También afecta la capacidad cerebral, *incluso* cuando no los estemos usando activamente. Una investigación de la Universidad de Texas, en Austin, encontró que la mera presencia de un smartphone durante una tarea cognitiva perjudica habilidades de pensamiento como la memoria y la resolución de problemas.[16] Los investigadores se dieron cuenta de lo que todos sabemos intuitivamente: los smartphones, cuando están cerca, "ejercen una atracción gravitacional en la orientación de nuestra atención".

Otra consecuencia de estos dispositivos es que crean mucho estrés innecesario. No revisar el teléfono cuando somos adictos a él provoca un disparo de cortisol, la hormona liberadora de energía que te despierta en la mañana y que se eleva también ante el estrés.[17] El cortisol elevado crónicamente, una consecuencia del estrés continuo, no es bueno para nosotros: suprime el sistema inmunológico y desgarra los tejidos corporales en una rapiña en busca de energía. La larga lista de condiciones asociadas con el cortisol elevado crónicamente incluye obesidad, diabetes tipo 2, cardiopatía y demencia.

En el corto plazo, abusar de las drogas puede aliviar el estrés para sus usuarios, pero no es el caso en la adicción al smartphone. Revisarlo crea aún *más* estrés. Las notificaciones incesantes ofrecen una receta para la angustia mental, y eso antes de que actualicemos las páginas de redes sociales. Nuestros perfiles altamente cuidados ahora nos permiten compartir sólo los mejores momentos de nuestra vida, filtrados y editados como lo más memorable. Para todos, menos los más resilientes, esto puede provocar ansiedad y depresión una vez que empezamos a compararnos con otros. Experimentamos un "miedo a perdernos algo" (FOMO, por sus siglas en inglés) diariamente y nos juzgamos como resultado.

Un estudio publicado en el *Journal of Social and Clinical Psychology* buscó establecer si las redes sociales en realidad nos deprimían. Los científicos formaron dos grupos de estudiantes universitarios. Uno tenía permitido el uso normal de su smartphone, mientras que el otro redujo el tiempo a 30 minutos al día. Después de tres semanas, los resultados eran claros: reducir las redes sociales llevó a menos síntomas de depresión, *sobre todo* para los que estaban muy deprimidos al inicio del estudio.[18] La soledad también disminuyó con menos redes sociales, lo cual demuestra que no es un reemplazo para una red social genuina. Los investigadores lo resumieron así: "Limitar el uso de redes sociales a aproximadamente 30 minutos al día puede llevar a una mejora significativa en el bienestar".

Las redes sociales y la tecnología móvil no van a ir a ninguna parte, así que la clave para utilizarlas saludablemente es el equilibrio. Éstos son algunos trucos que puedes emplear para reducir tu tiempo en redes:

- ✓ *Establece un límite de tiempo en tu uso de redes sociales.* Prueba entre 30 minutos y una hora cada día. La mayoría de los smartphones tienen aplicaciones para medir el tiempo que puedes usar para mantenerte a raya.
- ✓ *Encuentra actividades que puedas hacer sin tu teléfono.* Cuando vayas al gimnasio, por ejemplo, deja el teléfono en tu casillero.
- ✓ *Apaga las notificaciones.* Las notificaciones de las aplicaciones se han vuelto un azote para la salud mental. Apaga las notificaciones de aplicaciones no esenciales… *especialmente* las de redes sociales.
- ✓ *Toma un "sabático" de redes sociales.* Elige un día del fin de semana para guardar tu teléfono. Si tienes una pareja, podrían incluso esconder el teléfono del otro durante un periodo de tiempo predeterminado.
- ✓ *No sigas, no sigas, no sigas.* Haz un inventario y deja de seguir cuentas que te hacen sentir inadecuado. Si está en tu página, está en tu cabeza.
- ✓ *Afina tu algoritmo.* Los algoritmos de redes sociales tienden a permitir que surjan puntos de vista extremos y promueven la negatividad más que la positividad (la gente está más inclinada a comentar una publicación negativa o equivocada, dándole preferencia por el algoritmo). Esto puede ocasionar estrés.

Busca tu noble propósito

Hoy muchas personas se sienten agotadas, y se trata de un conjunto de síntomas que incluye extenuación, alienación del trabajo y desempeño trunco. De acuerdo con un estudio de 2012 casi uno de cada tres adultos trabajadores tenía esos síntomas, aunque los índices varían de profesión en profesión. (Por ejemplo, 40% de los médicos trabajadores experimenta agotamiento.) Esto puede llevar al abuso del alcohol, problemas de pareja y pensamientos suicidas.

Una forma segura de cuidarte del desgaste es buscar una vocación en lugar de un empleo. El segundo es lo que haces por dinero, mientras que el primero es lo que haces por ti mismo. Una vocación es trabajo que combina tanto tu propósito como tu placer. Debería unir aquello en lo que destacas naturalmente, lo que te apasiona y disfrutas hacer, y cumplir una necesidad social. Esta "necesidad" no tiene que ser caritativa, simplemente podría ser un problema que quieras resolver. Y si tienes un empleo que no amas, pero paga las cuentas, está bien. Intenta ver dónde puede ayudar a otros (incluida tu propia familia), lo que puede darle más propósito al tiempo que pasas haciéndolo.

Encontrar lo significativo de tu trabajo es lo que el psicólogo Jordan Peterson llama "un noble propósito". Es una visión grandiosa para asegurar que los altibajos de tu viaje (inherentes a cualquier carrera) se vuelvan más tolerables porque dejas tu ego en el asiento de atrás. Melissa Schilling, profesora de la Universidad de Nueva York y destacada autoridad en innovación, me reveló un concepto similar. En su análisis de los aspectos comunes entre innovadores revolucionarios como Marie Curie, Albert Einstein y Thomas Edison, cada uno tenía una "meta idealizada", algo más grande que sí mismos a lo que dedicaron su vida.

En lo personal, cuando vi la poca ayuda que la medicina pudo ofrecerle a mi mamá, quise saber por qué para poder ayudar a otros que estuvieran en sus zapatos. Empecé a hablar con cualquiera que quisiera escuchar mi experiencia y mi investigación. Sabía con toda certeza que la gente necesitaba ayuda y no la estaba recibiendo de los canales tradicionales. Ayudar a otros a evitar enfermedades crónicas (y sentirse bien en el proceso) se volvió mi noble propósito.

Perseguir tu noble propósito no será fácil. En mi caso, cada "sí" —se tratara de aparecer en un nuevo podcast o programa de televisión— servía como validación de que estaba en el camino correcto. Al principio, sin embargo, hubo docenas de *no* por cada *sí*, pero vi las negativas como meros topes, no como puertas cerradas. Sabía que tenía algo que ofrecer y los que se oponían simplemente no tenían mi misma fe de que la salud podía mejorar.

¿Cuál puede ser tu noble propósito, tu meta idealizada? Quizá es buscar la oportunidad de cambiar la educación de la salud en comunidades de escasos recursos o revolucionar cómo viajan las personas. Tal vez es ver que tu arte alcance a (y cambie la vida de) un público más extenso. O ser capaz de ofrecer comida de mayor calidad a tus hijos. Tener tales metas es un motivador *intrínseco* —viene del interior— y ofrece una motivación mucho más poderosa que las fuerzas extrínsecas, como ganar dinero. Cuando estás intrínsecamente motivado, el dinero suele venir.

Otro beneficio de tener un noble propósito es que te mantiene enfocado en el viaje, no en el resultado. Alcanzar cualquier meta, así sea lograr un sueldo más alto o ver el auto de tus sueños frente a tu casa, inevitablemente lleva a una adaptación hedonista. En otras palabras, te acostumbras. Esto mantiene un deseo constante, lo que los budistas llaman la fuente de todo sufrimiento. En cambio, permite que tu vida sea una práctica, similar al yoga, la meditación, el bienestar o tocar un instrumento musical: persigue el *progreso*, no la perfección.

Busca la novedad

Bajo circunstancias normales podemos predecir cómo nos sentiremos de pie en una fila, en nuestra cafetería usual, o atorados en el tránsito, en la ruta usual del gimnasio a la oficina. Esto sucede porque los escenarios familiares inspiran pensamientos familiares. Lánzate a un ambiente nuevo, incluso si se trata sólo de una cafetería diferente de tu guarida predilecta, y esa habilidad predictiva saldrá por la ventana. Los escenarios nuevos inspiran pensamientos nuevos, y no hay mejor forma de experimentar un ambiente nuevo que viajar.

Viajar tiene numerosos beneficios para la salud, aunque son difíciles de medir. Sabemos que en el cerebro de ratones expuestos a ambientes nuevos se cuadruplica la creación de nuevas conexiones entre células cerebrales, en comparación con los cerebros de ratones que permanecen estáticos en su viejo ambiente.[19] También sabemos que los sentimientos de asombro y admiración —comunes al explorar un nuevo lugar— están vinculados con niveles menores de inflamación.[20] Y caminar o rentar una bicicleta son de las mejores maneras de explorar una nueva ciudad, por lo que viajar es una oportunidad increíble para estar más activo.

Los viajes también te permiten cambiar tu dieta y experimentar nuevos sabores y especias, los cuales te exponen a un arraigo de nutrientes con los que no estás familiarizado. A menos de que tengas restricciones alimentarias (por alergias, por ejemplo), date la oportunidad de "soltar un poco tu cinturón" mientras viajas y probar los sabores de la gastronomía local. Lo más probable es que tus indulgencias estén a la par del aumento en tu nivel de actividad… a menos, por supuesto, de que estés en un crucero.

Toma vacaciones, pero no permitas que se vuelva una excusa para no hacer ejercicio. Lo más probable es que camines más de lo normal (realizando más NEAT, como se describió en el capítulo 4), así que enfócate en entrenamientos de fuerza. ¿No hay gimnasio? No hay problema. Puedes hacer desplantes, lagartijas, fondos con una silla o planchas, y todos dentro de tu habitación de hotel. Esto aumentará la probabilidad de que el exceso de energía que consumas se dirija a la creación de músculo en lugar de grasa.

Vence el *jet lag* de una manera genial

Por magnífico que sea viajar para la mente, puede pasarle factura al cuerpo. Estar sentado durante horas en el trayecto es incongruente con nuestra necesidad biológica de movernos. Cruzar las zonas horarias descontrola el ritmo circadiano del cuerpo. Y comer en el camino presenta su propia serie de problemas para la salud: alimentos empaquetados, ricos en carbohidratos fácilmente digeribles, aceites procesados y aditivos industriales que nos hacen sentir fatal.

Al estar conscientes de que nuestra agenda estará de cabeza por un viaje, podemos usar el ayuno intermitente (es decir, evitar la comida estratégicamente) para suavizar el golpe al ritmo circadiano. Yo sólo bebo agua y evito la comida y la cafeína durante los vuelos en la noche, hasta que como un desayuno abundante (junto con una taza de café) en la mañana de mi llegada. Un protocolo similar, desarrollado por un cronobiólogo del Laboratorio Nacional Argonne, en Illinois, demostró reducir significativamente la incidencia de *jet lag* en un estudio de 2002.[21]

Ya que el ciclo natural de producción de melatonina de tu cerebro quedará de cabeza, dormir lo suficiente en tu nueva zona horaria puede ser un problema. Asegurar que recibas luz brillante en tu destino durante la mañana puede ayudar a acelerar que tu reloj interno adquiera su nueva zona horaria. El ejercicio también es un programador poderoso, y si lo haces en la mañana también ayuda a reorientar tu reloj corporal. Finalmente, no tengas miedo de tomar un suplemento de melatonina: 3 a 5 mg 30 minutos antes de dormir en la nueva zona horaria puede aliviar los síntomas del *jet lag* de manera significativa.[22]

Busca una experiencia mística

Aunque la mente humana es expansiva y capaz de hazañas extraordinarias, también es muy buena para mantener el orden. El filósofo Aldous Huxley llamó *válvula de reducción* a este impulso de orden, para gobernar con conciencia, como las anteojeras de los caballos de calesa. La mente nos permite estar organizados, hacer cosas y embonar fácilmente en el marco de la sociedad. Pero para algunos, estas ataduras cognitivas tienen un precio: la rigidez mental excesiva puede llevar a pensamientos repetitivos, obsesión, paranoia, ansiedad y depresión.

La válvula de Huxley bien pudo haber sido un sistema en el cerebro llamado la red neuronal por defecto, o RND. Como asiento de la autoconciencia, la RND siempre está activa y en especial cuando estamos inactivos. Mayor actividad dentro de la RND puede representar una mente más propensa a los pensamientos negativos y la rumiación, y una más resistente al cambio. Tratar la psique bajo circunstancias cotidianas puede ser como intentar atinarle a un blanco móvil, pero dejar la RND temporalmente "fuera de línea" puede darnos acceso a la causa raíz de muchos de nuestros problemas de salud mental.

Las drogas psicodélicas, como el LSD y la psilocibina, el componente psicoactivo de los hongos "mágicos", se han usado durante milenios para ayudar a los usuarios a trascender su autoconciencia. En tiempos recientes, investigadores del Imperial College de Londres confirmaron que estos compuestos también anestesian la RND, lo que puede ofrecer la oportunidad de tratar condiciones como la depresión. Después de darles psilocibina, la autoconciencia de los sujetos se disipó hacia una sensación de unificación con el mundo a su alrededor —sensación que se denomina *ego-disolución*—, y las tomografías revelaron una disminución simultánea de la actividad en la RND.[23]

En la Escuela de Medicina de la Universidad Johns Hopkins investigadores querían ver si, al reducir la actividad de la RND, los mismos medicamentos podían aliviar la depresión en pacientes con cánceres mortales. Muchos pacientes de cáncer experimentan depresión; casi la mitad desarrolla una depresión severa u otros trastornos del estado de ánimo. Después de que los sujetos recibieran el alucinógeno, se les indicó recostarse en un sillón mientras escuchaban música relajante a través de unos audífonos. Cada uno estaba monitoreado con cuidado. Se les pidió que cerraran los ojos y "confiaran, dejaran ir y estuvieran abiertos". El resultado del experimento fue impactante.

Al terminar, 80% de los pacientes experimentó una reducción significativa de ansiedad y depresión. Lo más alentador fue que los resultados no eran pasajeros: la misma proporción de pacientes experimentó un alivio continuo de la depresión seis meses *después* del tratamiento. Cuando describieron su experiencia, muchos sujetos usaron la palabra "espiritual". De hecho, los pacientes con más éxito informaron haber tenido una experiencia que se encuentra dentro de las más significativas de su vida, comparable con tener un bebé. Antes del estudio, algunos de los pacientes estaban "por completo enfocados" en su diagnóstico de cáncer, pero después, muchos dijeron haber perdido el miedo a morir.[24]

Se necesitan más investigaciones para elucidar qué pacientes se beneficiarán más con este tratamiento, así como desarrollar protocolos que minimicen los riesgos. Aun así, desconectarte de la RND y la subsecuente experiencia mística parece hacer el trabajo pesado para ayudar a los pacientes a combatir su depresión. Así que las drogas pueden ser un catalizador poderoso (y necesario para algunos), pero quizá las experiencias cotidianas ego-disueltas como la meditación nos puedan ayudar a obtener algunos de los beneficios de la terapia psicodélica, sin la psicodelia.

Éstas son algunas maneras en que puedes acallar con seguridad tu red neuronal por defecto:

- ✓ *Medita.* La meditación puede calmar una red neuronal por defecto hiperreactiva, pues los estudios muestran que las personas que meditan con regularidad han reducido la actividad de la RND. Me extenderé sobre la meditación más adelante, junto con una pequeña práctica para ayudarte a empezar.
- ✓ *Prueba los ejercicios de respiración.* Manipular conscientemente tu respiración bajo condiciones controladas ha sido parte de ciertas tradiciones de yoga durante milenios, y puede propiciar un estado de conciencia alterado. Numerosos estudios sugieren un beneficio para la depresión, la ansiedad y el traumatismo.[25]

√ *Apaga tus sentidos.* Los tanques de privación sensorial se han vuelto un pasatiempo popular por su capacidad de alterar la conciencia. La privación de los estímulos sensoriales externos evoca alucinaciones visuales o auditivas.

Cuida tus estímulos sensoriales

Por vivir en la ciudad de Nueva York, me volví exquisitamente consciente de qué tan estresante puede ser el ruido ambiental. Muchas veces me impactaba el volumen de ruido que uno debe soportar con sólo caminar en la banqueta o tomar el metro. Me preguntaba sobre el daño que les estaba haciendo a mis oídos nada más con ser un mero transeúnte, pero también me di cuenta de que el ruido probablemente afecta más que los oídos. Al investigar, descubrí que hay consecuencias relevantes para la salud con lo que se ha vuelto un problema común incremental: la contaminación por ruido.

Durante gran parte de nuestro pasado antiguo los sonidos fuertes solían avisar del peligro. El rugido de un león, el siseo de una serpiente, la cacofonía de una cascada o el grito de un ser querido (o un enemigo que se aproxima) requerían nuestra atención inmediata. De pronto los sonidos fuertes son mucho más irritantes que los objetos que aparecen en nuestro campo de visión, y sólo cuando ambos se combinan brincamos de nuestros asientos viendo una película de terror o de suspenso. Pero fuera de la pantalla, la vida cotidiana se ha vuelto ruidosa en exceso, y la vida moderna puede originar una respuesta de estrés como un depredador, y muchas veces sin nuestro consentimiento.

A diferencia de otros sentidos, no podemos desactivar conscientemente los oídos, algo desafortunado, ya que experimentos en humanos han mostrado que el ruido fuerte puede provocar una liberación de varias hormonas de estrés, incluido el cortisol. Puede ser la razón de que la exposición al ruido crónico cerca de nuestra casa coincida con niveles más elevados de cardiopatía y diabetes tipo 2. Un estudio danés encontró que, por cada decibel que sube el ruido del tráfico en proximidad a tu residencia, el riesgo de desarrollar diabetes tipo 2 aumenta 14%.[26] Si bien las zonas residenciales con mucho ruido de tráfico también pueden estar fuertemente contaminadas o ser zonas de bajos recursos, este estudio controló esas variables y descubrió que la relación se sostenía de igual manera.

Quizá el precio más notable de la contaminación por ruido sea la salud mental. Los ruidos intrusivos son molestos, y las investigaciones sugieren que el fastidio por el ruido puede pasarnos una seria factura mental. En un estudio publicado en la revista *Plos One*, la exposición frecuente al ruido de los aviones se asoció con una prevalencia dos veces mayor de depresión y ansiedad en la población en general.[27] La depresión es el contribuidor más grande de discapacidad a nivel mundial, y la Organización Mundial de la Salud (OMS) estima que los europeos del oeste pierden hasta 1.6 millones de años de vida saludable anualmente por contaminación de ruido.

Las hormonas de estrés también afectan el aprendizaje y la creatividad (comentaré más al respecto en la siguiente sección), y los niños pueden ser particularmente vulnerables al efecto de la exposición a ruidos fuertes. La OMS indica que los niños que viven en áreas con fuerte ruido de aviones no sólo presentan niveles más elevados de estrés, sino que se retrasa su edad de lectura y muestran poca atención. Ya que se prescriben medicamentos estimulantes a más y más niños por sus aparentes déficits de aprendizaje, quizá valdría la pena observar su ambiente antes de pasar a tratamientos más intensivos.

¿Cómo podemos reducir la exposición al ruido ambiental excesivo? Mudarte de vecindario (a un piso más alto) puede estar entre las opciones más efectivas, pero también entre las menos prácticas. Te comparto algunos consejos que puedes aplicar para bloquear con efectividad la exposición al ruido inductor de estrés:

√ *Invierte en audífonos con cancelación de ruido.* Te salvan la vida en ambientes ruidosos, como en los vuelos. Sólo evita usarlos al manejar o en ambientes urbanos donde podrían entorpecer tu atención al entorno.

✓ *Usa tapones para los oídos.* Pueden ser efectivos para bloquear el sonido durante el sueño, al utilizar aparatos ruidosos o para meditar.

✓ *Duerme con una almohada sobre tu cabeza.* Hace maravillas (al menos para mí) si duermes de lado o sobre tu estómago.

✓ *Usa una máquina de ruido blanco o un ventilador.* Los humanos son capaces de acostumbrarse al ruido persistente. Si el tono tiene consistencia y se mantiene en un volumen lo suficientemente bajo, podemos usar ruido blanco para enmascarar los molestos ruidos ambientales. El aire acondicionado y los ventiladores también funcionan bien por la misma razón.

✓ *Evita ir a restaurantes o bares muy ruidosos.* Sospecho que uno de los motivos por los que nos sentimos atraídos a beber en bares y restaurantes es que —más allá de la presión social— simplemente son estresantes por ruidosos. Busca lugares más tranquilos.

¿Es posible que el ruido haya tenido un papel en la salud de mi madre? Nunca lo sabré, por supuesto, pero algo sí es cierto: pasó la mayor parte de su vida en el centro de la ciudad de Nueva York, donde la contaminación por ruido es tremenda.

Medita, no te mediques

Antes de empezar a practicar meditación pensaba lo que quizá estés pensando ahora: "No puedo despejar mi cabeza unos cuantos segundos, ¡mucho menos durante minutos al día!" Pero meditar no se trata de despejar tu cabeza, sino de hacerte amigo de ella. Similar al acto de nadar o andar en bicicleta, la meditación es una habilidad valiosa, ya sea que se vuelva una parte habitual de tu día o no.

Los seres humanos hemos estado practicando la meditación desde hace mucho tiempo, *mucho* antes de que cualquier libro bestseller escribiera de ello. Aunque sus orígenes exactos no son precisos, se cree que las sociedades primitivas de cazadores-recolectores la descubrió mirando fijamente las llamas de sus hogueras. Durante miles de años la meditación evolucionó hacia una práctica estructurada, y escrituras indias llamadas *tantras* mencionan las técnicas formalizadas desde hace 5 000 años.

Meditar tiene una gran cantidad de beneficios. Algunos se logran con la práctica cotidiana, pero otros sólo después de una sesión. Puede disipar el estrés, la ansiedad y los síntomas de depresión. Puede reducir la inflamación (tal vez por su efecto positivo en las hormonas de estrés).[28] Hace que tu cerebro trabaje mejor. Y podría incluso desacelerar el paso con que envejeces apoyando tus telómeros, las estructuras que protegen tu ADN del daño.[29] Pero quizá el beneficio más práctico de la meditación sea el efecto que tiene en la regulación emocional.[30]

¿Alguna vez te ha pasado que se te ocurre la respuesta perfecta para tu jefe o tu pareja sólo *después* de que terminó la discusión? Qué pena, te dices a ti mismo, que tu ingenio no apareciera cuando realmente importaba. Les pasa hasta a los mejores, y la razón se reduce al efecto que tiene el estrés en el pensamiento creativo. Hace mucho el estrés real suponía un peligro físico —*no* un conflicto interpersonal— y una lengua afilada no te haría correr más rápido que un oso furioso. El cuerpo responde de manera similar hoy en día, pero el estrés moderno rara vez implica una situación de vida o muerte.

Considera otro escenario común: ¿algún amigo o familiar te ha molestado al grado de provocar una reacción brusca de la que quisieras poder retractarse después? Todos lo hemos hecho en el calor del momento, hemos dicho algo que no debíamos y que probablemente ni siquiera sentíamos en primer lugar. Pero como estábamos en medio de una respuesta de ataque o huida, mostramos los dientes, con todo y colmillos, y fue horrible y lamentable.

Lo que las situaciones anteriores tienen en común es que la meditación puede prevenir ambas, ampliando el hueco entre los estímulos estresantes y la respuesta que provocan. El hueco se llama conciencia. Al incrementar la conciencia, la meditación ayuda a *disminuir* nuestra reactividad, dándote el espacio suficiente para ser tu mejor versión, la más creativa y compasiva durante esos tiempos de estrés psicológico.

Preguntas frecuentes

P: ¿Funcionan las aplicaciones para meditar?
R: Pueden ser útiles, pero no me encanta depender de ellas porque te mantienen atado a tu dispositivo móvil y creo que ya les delegamos demasiado. Aprender a meditar (sin la necesidad de un dispositivo como muleta) te da un poder interior; es parecido a aprender a pescar o que te den un pez, y todos sabemos cómo resulta eso. Por fortuna, hay muchos maestros de meditación, así que encuentra uno cerca de ti que te pueda ayudar. Aun mejor, inscríbete en un curso presencial o en línea. Visita <http://maxl.ug/TGLresources> para más sugerencias sobre esto último.

Para empezar una meditación sencilla, apaga cualquier fuente de música y silencia tu teléfono. El ruido durante la meditación no arruinará todo, pero es preferible evitar distracciones innecesarias lo más que puedas. Encuentra un lugar donde puedas sentarte cómodamente. Puedes tener apoyo en tu espalda. Respira profundo y acomódate. Asegúrate de no cruzar los brazos. Con los ojos cerrados, enfócate en tu respiración, las suaves inhalaciones y exhalaciones.

Conforme lleves tu conciencia hacia tu respiración, tus pensamientos querrán divagar… a tu lista del supermercado, a preguntarte dónde están tus hijos, a los correos que no has leído y los mensajes de texto que te esperan. *Está bien y es completamente normal.* Todo lo que debes hacer cuando esto suceda —sin regañarte— es redirigir tu atención de vuelta a la respiración. Los pensamientos son normales. Como siempre dice mi amiga Emily Fletcher, una maestra de meditación reconocida a nivel mundial, intentar que tu mente deje de pensar es como intentar evitar que lata tu corazón.

Ya que los pensamientos surgen de manera natural, el objetivo de la meditación no es evitarlos. De hecho, es *permitir* que tus pensamientos surjan, quizá incluso reconocerlos, y luego devolver tu conciencia suave y gentilmente hacia tu respiración (algunas prácticas usan un mantra en lugar de la respiración, pero la idea es la misma). Imagina decir, "Hola, pensamientos, los amo pero, ¡nos vemos luego!". Este acto relajará y fortalecerá tu mente, permitiéndote un espacio más amplio entre la conciencia y la reactividad, muy útil en la vida.

Intenta meditar 10 o 15 minutos al día, y haz el compromiso de hacerlo durante ocho semanas. Un experimento de la Universidad de Nueva York descubrió que este mismo protocolo disminuye la ansiedad y los estados de ánimo negativos, mientras estimula la atención, la memoria funcional, el reconocimiento y la regulación emocional en meditadores no experimentados, comparado con un grupo de controles.[31] En términos de la hora del día, la mayoría cree que la mejor es temprano en la mañana (antes de consumir cafeína o comida).

Recuerda: nadie es bueno o malo para meditar, es una práctica, y entre más lo hagas, más beneficios podrás extraer.

Evita los muebles inestables

Alguien dijo una vez: "Es más fácil actuar hasta crear una nueva forma de pensar, que pensar hasta crear una nueva forma de actuar", aludiendo a la capacidad que tienen nuestros actos para moldear el pensamiento. Esta idea tiene un sustento científico, con estudios que muestran claramente cómo el mero acto de sonreír puede invocar sentimientos de felicidad y reducir los efectos fisiológicos del estrés. Aun cuando la mente parezca funcionar en nuestra contra, podemos llevarla a un estado más manejable.

Nuestro espacio también moldea el pensamiento. En el capítulo 3 descubriste los beneficios de la exposición a la naturaleza en la salud mental y física. En ningún lugar se aprecian más las consecuencias de la falta de exposición a la naturaleza que en las ciudades. De acuerdo con la Asociación Nacional de Parques y Recreación de Estados Unidos, la depresión diagnosticada por un médico fue 33% más alta en las zonas residenciales con menos espacios verdes, en comparación con los vecindarios que más tenían. La ansiedad diagnosticada por un médico tenía índices 44% más altos.

Vivas en el campo o en la ciudad, tu entorno más próximo —incluyendo tus muebles— tiene dominio sobre tus pensamientos también. Los practicantes del antiguo arte chino del feng shui (traducido como "viento" y "agua") han sabido desde hace milenios que el arreglo y la colocación de los objetos en un espacio puede afectar la salud y el bienestar. Una organización adecuada, que optimice el flujo del espacio como si fuera agua, puede promover sentimientos de armonía interna, mientras que acomodarlos mal puede producir una interrupción de esa sensación de equilibrio. Y así como ha sucedido con la meditación, la ciencia poco a poco se pone al día con la sabiduría ancestral.

En un estudio sin precedentes realizado en la Universidad de Waterloo, en Canadá, los investigadores buscaron descubrir cómo los muebles pueden alterar nuestra vida emocional. Sentaron personas en una o dos mesas: una donde los muebles se tambaleaban y otra donde la mesa y las sillas eran estables. Las personas sentadas en la mesa inestable proyectaron que las parejas eran más propensas a separarse que las personas sentadas con los muebles estables.[32] Los muebles alteraron incluso su sistema de valores: cuando les pidieron que describieran lo que admiraban en una relación, las personas sentadas en los muebles endebles dieron prioridad a los rasgos promotores de estabilidad, como la disponibilidad, mientras que las personas sentadas en muebles estables favorecieron las características promotoras de inestabilidad, como la espontaneidad.

Al pasar 93% de nuestro tiempo en interiores, cuidar nuestro entorno puede ser más importante que nunca.

Principios finales

Tan importante como es la buena salud para tener una vida genial, la forma como la vives es igual de crucial. Es algo en lo que insistía mucho mi mamá, y en la siguiente sección espero inculcarte los principios que dejó como legado.

Trata bien a los animales

Mi madre fue defensora de los animales toda su vida. Tomó la decisión de no comer carne excepto en raras ocasiones, e incluso entonces sólo comía carne magra de aves o pescado. Ser testigo de su sacrificio me hizo comprender que nuestra primera responsabilidad moral debería ser hacia nosotros mismos y nuestros seres queridos, y esto debe incluir cuidarnos con la nutrición que ofrecen los animales.

¿Puedes comer carne y de todas maneras defender el derecho de los animales a recibir un trato digno y respetuoso? Por supuesto, y deberías hacerlo. Cada que puedas, vota a su favor con tu cartera, pidiendo un sistema de crianza que trate a los animales y al medioambiente con más gentileza: busca las etiquetas "de libre pastoreo", "100% de libre pastoreo" o "de crianza compasiva" en los paquetes (considera que "orgánico" simplemente puede implicar que los animales en hacinamiento se alimentaron con granos orgánicos y, por ende, no es suficiente para sugerir que recibieron un tratamiento humano). Evita los alimentos que promuevan el sufrimiento innecesario de los animales, como el paté de hígado o la ternera alimentada con leche o fórmula.

En lo referente a cosméticos y productos de limpieza del hogar, siempre apoya las marcas libres de crueldad que no hacen pruebas en animales (suele estar indicado en la etiqueta del producto). No necesitas una crema facial que rociaron en los ojos de conejos para determinar si era "segura"; quédate con las opciones más humanas, ya que hay bastantes. (Ya aprendiste sobre otros controles de seguridad en el capítulo 5.)

Finalmente, dale un hogar a una mascota. Hay incontables perros y gatos sin hogar que necesitan un lugar donde vivir. Nunca compres un animal. No es sólo que hay animales dignos en perfectas condiciones en los albergues locales, sino que comprar cachorros apoya la existencia de criaderos. Son operaciones inhumanas por muchas razones. Además, es más probable que adoptes perros mestizos, los cuales son más interesantes y tienden a presentar menos problemas de salud asociados con los purasangres.

Sé amable con las personas

La amabilidad causa amabilidad. La vida es un remolino, y deja a muchos traumados. Incluso los más "afortunados" entre nosotros tienen que ver a sus seres queridos envejecer, enfermarse y morir. Sé empático con el sufrimiento de otros e intenta aliviar su carga cuando tengas oportunidad. Si alguien es descortés contigo, considera que quizá surja de un profundo sufrimiento, y tal vez más hondo de lo que imaginas. Responde con amabilidad.

Ofrece tu amistad a los solitarios

La soledad predomina hoy en día. Una encuesta de la aseguradora Cigna en 2018 encontró que casi la mitad de todas las personas en Estados Unidos se siente sola, y los jóvenes cargan la peor parte.[33] No sólo nos entristece. Investigaciones recientes presentadas en una conferencia de la Fundación Americana de Psicología descubrieron que la gente con vínculos sociales débiles tenía un riesgo 50% mayor de morir a temprana edad.[34] Mi mamá siempre me animó a hacerme amigo de los solitarios. Busca a esa persona excluida y salúdala. Harás un nuevo amigo y quizá salves una vida mientras tanto.

Plántales cara a los bravucones

La fortaleza es una virtud, pero no todos están en la posición de ser fuertes. Ni siquiera los fuertes son *siempre* fuertes. Si ves que alguien está abusando de su poder, molestando a alguien o aprovechándose de esa persona, defiéndela. Si eres padre, educa a tus hijos para que hagan lo mismo. El acoso o *bullying* en la infancia va en aumento: más de uno de cada cinco estudiantes reportó sufrir acoso, de acuerdo con el Centro Nacional de Estadísticas Educativas de Estados Unidos.

Sé generoso con los que tienen menos que tú

En una ocasión estaba sentado en un vagón del metro de la ciudad de Nueva York cuando escuché abrirse la puerta que conecta los vagones. Sin mirar, pensé insensiblemente, *otro mendigo*. Cuando levanté la vista, era un hombre con quemaduras tan severas, que no tenía nariz ni orejas. Usaba sus manos para asir el tubo del vagón en movimiento, pero no tenía dedos. Llevaba una lata atada al cuello y estaba pidiendo caridad.

En ese momento me quedé estupefacto por el estado lamentable del hombre. Sólo tenía billetes de 20 dólares en mi cartera y nunca le había dado una denominación tan alta a un mendigo. Me quedé paralizado y era fácil no darle nada, así que eso hice. Pasó de largo hacia el siguiente vagón. Perdí la oportunidad de actuar caritativamente y me he arrepentido desde entonces.

Sé caritativo. Ya sea que eso implique dar dinero, tiempo o cosas, a los menos afortunados siempre les servirá lo que tú tienes. Cada otoño o primavera revisa tus cajones y tu clóset, saca la ropa que ya no te sirve y dónala a una caridad local. Haz lo mismo en tu cocina.

Nunca mientas

En su libro *Los cuatro acuerdos*, Miguel Ruiz invita a los lectores a ser impecables con su palabra. La deshonestidad de cualquier clase, de acuerdo con su filosofía, crea sufrimiento y limitaciones en la vida. No creo que mi madre leyera la obra de Ruiz, pero nos crio a mis hermanos y a mí para ser honestos.

Siempre haz el esfuerzo de decir la verdad, aun si duele. Y sé honesto contigo mismo. El autoengaño es una herramienta que solemos usar para ocultar nuestros problemas, pero te lastimará a la larga. Como escribió Dr. Seuss, el famoso autor de libros infantiles: "Conócete y di lo que sientas, porque a los que les importa no importan, y a los que importan no les importa". Siempre di la verdad.

Si puedes enseñar, enseña

Todos adquirimos diferentes habilidades que podrían tener valor para otros. Las secuestramos con mucha frecuencia, empleando una mentalidad de carencia, como si compartir nuestros dones de alguna manera minimizara su potencia o su valía. Disfruta las oportunidades de enseñar lo que sabes a otros. Tiene el beneficio añadido de profundizar tu propio dominio. Como dicen, ¡la mejor forma de aprender es enseñar!

Nunca te aproveches de otros (ni permitas que otros se aprovechen de ti)

Mi familia siempre soltaba términos en yiddish (es lo que pasa cuando creces como judío en Nueva York). Y aunque no recuerdo gran parte de la terminología, siempre recuerdo: "No seas un *schnorrer*". Esencialmente significa *No seas una esponja*. La generosidad es maravillosa, pero cuando estés del lado del receptor, no te aproveches. De la misma manera, sé generoso, pero no permitas que nadie se aproveche de ti. Establece límites claros. Respétate lo suficiente para saber cuándo decir no.

Reconoce cuando te equivocas

Está bien equivocarse. Nadie está en lo cierto 100% de las veces. Pero hay pocas características peores que necear cuando estás mal. Si cometiste un error, ya sea profesional o personalmente, acéptalo.

Sé valiente

El valor era una virtud en mi casa. Puede adoptar muchas formas: hacerte unos estudios o un procedimiento médico que has estado evitando, dar esa presentación o compartir una verdad incómoda con alguien que necesita escucharla. Mi madre siempre aplaudió el valor en todas sus formas. Ten valor, y motívalo y alábalo cuando lo veas en otros.

Expresa gratitud

Mi mamá nunca sintió lástima de sí misma en los ocho años de batalla con su extraña manifestación de demencia. Y si lo hizo, nunca me lo dijo. De hecho, en una ocasión me dijo: "Me da gusto haber llegado tan lejos, tan lejos". Estar agradecido por lo que tienes no quiere decir que no puedes aspirar a algo mejor. Pero, sin importar dónde te encuentres en relación con donde quieras estar, expresa agradecimiento por lo que tienes. Muchos tienen menos que eso.

Sé humilde

Sé que eres grandioso, pero mantén los pies en la tierra. No vivimos en un vacío, y cada uno depende de otros para cubrir diversas necesidades en distintos momentos de la vida. Además, todos tenemos habilidades y talentos distintos. Tal vez te salga mejor que a nadie "Purple Rain" en el karaoke, pero la persona que carece de oído musical parada junto a ti podría hacer una declaración de impuestos como si nada. ¿Quién puede asegurar que uno es mejor o más virtuoso que el otro?

Cambia tu pensamiento

Obtener los resultados que quieres —se trate de un cuerpo más fuerte, un cerebro más activo o una relación más sana con la comida— suele necesitar un cambio de comportamiento, pero la mayoría de la gente entra en acción sin cambiar las convicciones que los han llevado en primer lugar hasta esos comportamientos indeseables. Es una tontería ilustrada por los propósitos de Año Nuevo: la mayoría de la gente promete cambiar su comportamiento (al unirse a un gimnasio o empezar una dieta nueva), pero la tendencia es un éxito sólo a corto plazo. Para que los cambios importantes en el comportamiento sean sostenidos, debemos preceder la acción con un cambio de mentalidad. Es el concepto del "noble propósito" mencionado antes, pero aplicado a tu estilo de vida. En lugar de intentar comer más sano (la acción), enfócate en la convicción de que *mereces* sentirte extraordinario y que hacerlo es fácil y asequible. Cambia tus creencias, revisa tu discurso, sé consciente del momento presente y los resultados se darán por sí solos.

Así como no hay una dieta para todos, no hay una prescripción del estilo de vida óptimo que aplique para todos. Cada uno incluye en su agenda obligaciones sociales, profesionales y personales. Pero con los lineamientos anteriores, muchos de los desafíos más apremiantes para la salud mental deberían quedar a nuestro alcance.

En el siguiente capítulo integraré todas las piezas de este libro en un plan global, además de añadir una guía para comprar los alimentos que sustenten tu mejor vida hasta ahora.

Notas de campo

✓ El sueño es un regulador poderoso de muchos aspectos de tu salud. Puede influir en tu estado de ánimo, tu peso y hasta tu vida social. ¡No dejes de dormir!

✓ Toma descansos periódicos de la tecnología. Los estudios demuestran que puede perpetuar la depresión, en particular si nos volvemos adictos.

✓ Busca tu vocación, tu noble propósito, para ser feliz en tu vida profesional. Esto te permite eliminar tu ego y perseguir en cambio tu propósito.

✓ Viaja seguido. Estimula tu salud y puede revitalizarte sentimental e intelectualmente.

✓ Busca experiencias que dejen a tu ego en el asiento trasero, lo que puede traer recompensas a tu salud mental.

√ Ten cuidado con la exposición al ruido excesivo. No puedes desconectar tus oídos, volviéndote susceptible al estrés inducido por éste.

√ Medita con regularidad, o al menos aprende *cómo* meditar para que entonces puedas hacerlo cuando sea necesario.

√ Sé consciente de la capacidad que tiene tu entorno para moldear tus pensamientos. Lo que quizá parezca ansiedad o depresión, podría ser un mero reflejo mental de un ambiente angustiante.

7

Unir las piezas

Hemos ahondado en la ciencia de la alimentación saludable, la biología circadiana, la exposición a la naturaleza, el ejercicio, los químicos tóxicos comunes y el sueño, una guía integral para disfrutar una vida genial. En cuanto comiences a integrar estos hallazgos notarás inmediatamente ciertas cosas: un aumento de energía, menos niebla mental y un estado de ánimo más feliz y menos ansioso.

Pero integrar todos los conceptos en un periodo de 24 horas puede ser intimidante para los principiantes. A lo largo de las siguientes páginas te mostraré cómo incorporar cada principio a tu día. Tendrás una lista de compras actualizada para que puedas provisionar tu cocina con alimentos enteros, deliciosos y nutritivos, y te daré un marco para establecer tu "Puntaje personalizado de carbohidratos" y que puedas determinar tu tolerancia a los alimentos almidonados. Después daré un ejemplo de "24 horas geniales".

El primer paso hacia una vida genial es reestructurar tu ambiente para apoyar tu éxito. Lo llamo "Sentar las bases".

Semana 1: sentar las bases

En la primera semana vas a organizar tu entorno próximo para sustentar la regulación saludable de las hormonas y el estrés, lo que te ayudará a sentirte mejor, a la vez que promueve la fortaleza mental que necesitarás para hacer los cambios alimentarios en la semana 2. Esto incluye limpiar los químicos alteradores endocrinos, optimizar tu sueño y eliminar el estrés.

Limpiar los químicos alteradores endocrinos

En el capítulo 5 descubriste la perniciosa naturaleza de muchos de los químicos con que interactuamos todos los días, incluyendo químicos plastificantes, como ftalatos y bisfenol A, junto con retardantes de llama y parabenos. Recuerda que estos químicos pueden interferir con las hormonas, las cuales guían *todo*. Somos particularmente vulnerables siendo jóvenes y todavía en desarrollo, pero la alteración hormonal más adelante en la vida también puede venir con consecuencias potenciales: piensa en los niveles elevados de hambre, una predilección por la reserva de grasa, enfermedad y cáncer metabólicos, baja libido y fertilidad reducida, por mencionar algunos.

Si bien es imposible eliminar todas las fuentes potenciales de exposición, los siguientes puntos deberían minimizar tu exposición diaria. Empieza descartando todo en la lista de abajo (te diré con qué reemplazarlo a continuación):

√ *Contenedores de plástico para comida o bebidas.* Los Tupperware de plástico, las botellas de plástico, los aparatos de plástico para hervir agua, las cafeteras con canastillas de plástico para el filtro, el plástico autoadherible para cocina y cualquier cosa de plástico que entre en contacto directo con bebidas o alimentos calientes.

✓ *Retardantes de llama.* Los muebles resistentes al fuego, la ropa con retardantes de llama (la ropa de los niños por lo general incluye una advertencia de que no es resistente al fuego).

✓ *Utensilios de cocina.* Las ollas y sartenes con coberturas antiadherentes, sobre todo si están viejas y gastadas.

✓ *Productos de cuidado personal.* Cinta dental, cosméticos con químicos que terminen en "-paraben", los bloqueadores solares químicos.

✓ *Productos con fragancias sintéticas.* Cualquier cosa con "fragancia" que no especifique de qué planta se deriva. Esto incluye cosméticos, detergentes, soluciones limpiadoras y suavizantes de ropa.

✓ *Recibos.* Evita manipular los recibos en las tiendas. Suelen estar cubiertos con bisfenol A. Si es necesario, lava tus manos muy bien después de tocarlos.

Además de deshacerte de los elementos anteriores, vuelve parte de tu rutina normal aspirar y sacudir con trapo húmedo regularmente (es cuestión de sacudir con algo húmedo en lugar de un plumero seco, el cual sólo redistribuye el peligroso polvo cargado de químicos).

Utiliza productos que sean seguros para el sistema endocrino

Al reemplazar los elementos anteriores con los de abajo dejas de arriesgar que tu sistema de hormonas se salga de sincronía. Y una vez que hayas hecho la inversión inicial, las ganancias para tu salud serán invaluables.

✓ *Contenedores de vidrio para comida y bebidas.* Puedes comprar un juego de Pyrex barato (vidrio templado), el cual durará años. Si te preocupa que se rompan, elige contenedores de acero inoxidable. No te preocupes por las tapas de plástico si no entran en contacto con alimentos o bebidas calientes.

✓ *Muebles y ropa sin retardantes de llama.* Mientras tengas un detector de incendios en tu hogar, estarás seguro de incendios.

✓ *Usa un purificador de agua por ósmosis inversa.* Si te preocupa la calidad de tu agua, un purificador por ósmosis inversa puede disminuir enormemente la exposición a los contaminantes.

✓ *Usa productos con fragancias naturales.* Puedes seguir disfrutando de fragancias agradables, sólo asegúrate de que sea un aceite esencial (derivado de la palabra *esencia*) vegetal.

✓ *Usa una botella reutilizable de vidrio o acero inoxidable cuando vayas a salir.* Muchos lugares públicos, incluyendo los aeropuertos, ahora ofrecen estaciones para rellenar tu botella con agua filtrada.

✓ *Ten plantas en tu hogar.* Sólo corrobora que sean seguras para tus mascotas. Relee la página 193 para algunas sugerencias.

Optimiza tu sueño

En *Juego de tronos*, no es hasta que asesinan al Rey de la Noche que derrotan a todos los Caminantes Blancos. Mejorar tu sueño puede considerarse como matar al Rey de la Noche porque es lo único que ayudará a optimizar todas las demás áreas de tu vida. Puedes releer la página 205 para una guía más completa, pero los fundamentos son:

✓ *Practica el aseo al dormir.* Que tu recámara sea un santuario para el sueño. Asegúrate de que esté fría, oscura y libre de ruidos estridentes.

✓ *Evita la luz azul brillante en la noche.* Los lentes para bloquear la luz azul pueden ayudar, o sólo apaga tus aparatos y atenúa las luces alrededor de tu hogar en las horas antes de acostarte.

✓ *Intenta ser consistente en tus horas de sueño.* Si te desvelas dos o tres horas más allá de tu tiempo normal de sueño cada viernes y jueves, es el equivalente de cruzar zonas horarias todos los fines de semana. ¿Y te preguntas por qué los lunes son tan difíciles?

Básicamente estás empezando la semana, *todas* las semanas, ¡con *jet lag*!

✓ *Optimiza tu día para dormir*. La luz brillante de la mañana, el ejercicio y la actividad física sin ejercicio facilitan un sueño saludable a la noche siguiente.

Practica la limpieza de estrés

Poder evitar y diluir tu estrés es crucial para tener una vida genial. El estrés crónico —distinto del tipo de estrés temporal que te impones durante un entrenamiento— puede perjudicar tu sistema inmunológico y tu memoria, a la vez que te vuelve menos creativo. También puede afectar negativamente tu cintura. El estrés hace que muchas personas coman en exceso, pero dificulta la absorción de nutrientes de igual manera. Y comer estresado produce un efecto negativo en la digestión, ocasionando síntomas desagradables, como inflamación y diarrea (muchas personas experimentan esto precisamente antes de dar discursos en público por la misma razón).

Éstas son algunas formas efectivas para practicar la limpieza de estrés:

✓ *Haz ejercicio*. ¡El ejercicio es medicina! Disminuye las hormonas de estrés e incrementa los químicos llamados endorfinas (también liberados durante las sesiones de sauna), las cuales mejoran tu estado de ánimo y actúan como analgésicos naturales.

✓ *Toma el control y di no a ciertas cosas*. Verifica tus verdaderos deseos y necesidades, y no tengas miedo de decir que no cuando alguien necesite tu tiempo y vaya en contra de tu salud y tu bienestar. No te esfuerces demasiado o asumas más de lo que puedas manejar. Dale prioridad al tiempo contigo.

✓ *Limita tu tiempo ante pantallas*. La tecnología puede ser estresante. Establece suspensiones de tu tiempo ante pantallas y participa en actividades que requieran dejar de lado tus dispositivos.

Algunos ejemplos pueden ser andar en bicicleta o dejar tu teléfono en el casillero cuando estés en el gimnasio.

✓ *Reduce tu consumo de noticias.* Las "noticias" hoy en día son intencionalmente alarmistas para llamar tu atención, que entonces manipulan los anuncios comerciales. Disminuye tu consumo de noticias en televisión y redes sociales.

✓ *Crea el ambiente.* ¿Quién dijo que *tú mismo* no puedes preparar el ambiente? Limpia tu casa como si fueras a recibir a alguien, pero hazlo por ti mismo. Usa aromaterapia con aceites esenciales (*no* fragancias sintéticas de farmacia), los cuales pueden minimizar la ansiedad,[1] y crea una lista de reproducción con música relajante e inspiradora.

✓ *Desarrolla una práctica de meditación.* Relee la página 219 para ver una meditación sencilla. Meditar se usa con regularidad o en "dosis", conforme la necesites.

✓ *Respira.* Simplemente respirar algunas veces, lenta y profundamente, puede relajar tu sistema nervioso, llevándote a una fase de "descanso y digestión". Es útil antes de las comidas o en cualquier momento que necesites traer tu atención al tiempo presente.

Semanas 2 y 3: enfócate en la comida

Limpia tu cocina

Hay buenas razones para minimizar el consumo de granos y los productos de grano hechos con trigo, maíz y arroz. Estos alimentos, que ahora suman más de la mitad de las calorías que ingerimos diario, son densos en calorías y pobres en nutrientes, es decir, son combustible para la crisis de obesidad y de nuestra deficiencia nutricional generalizada. ¿Qué significa esto para ti? Más dificultad para perder o para no volver a subir, y defensas más bajas contra el estrés y el envejecimiento.

Muchos granos en la actualidad se procesan en *productos* de grano, los cuales comprenden la categoría más amplia de alimentos empaquetados y procesados, de fácil acceso e *hiperpalatables*. Pero son terreno peligroso y difíciles de consumir con moderación. Muchas veces vienen junto con químicos alteradores endocrinos (filtrados por el empaque), residuos de glifosato (que a veces se usa como desecante en la agricultura de granos) y metales pesados. Además de ser pésimas opciones desde una perspectiva de salud dental. Aunque podrías disfrutar alguna guarnición ocasional de granos enteros, la cantidad óptima de productos de granos *refinados* es cero. Ésta es una lista de los productos de grano a evitar:

✓ *Productos de granos procesados.* Panes, pastas, tortillas de harina, cereales, productos horneados, tallarines, salsa de soya, papas fritas, galletas saladas, galletas dulces, avena (excepto cortada sin gluten), bizcochos, panqués, masa para pizza, donas, barritas de granola, pasteles, harinas y mezclas de harina para pan, jugos, alimentos fritos y comidas congeladas empaquetadas. Cualquier cosa con harina de arroz, harina de trigo, harina de trigo enriquecido, harina de trigo entero o harina multigrano entre sus ingredientes.

Pan: un terreno escabroso

El pan puede ser uno de los alimentos procesados más antiguos y más reverenciados de la humanidad, pero sigue siendo un alimento procesado. La mayoría de los panes comerciales son calorías vacías, salvo por las vitaminas sintéticas que les añaden. También están cargados de sal refinada, lo que los hace la principal fuente alimentaria de sodio en Estados Unidos, y gluten, la proteína que se encuentra en el trigo, el centeno y la cebada. Muchas variedades de trigo se crean para contener altos niveles de gluten por su agradable textura pastosa, y algunos *productos* de trigo (como las tortillas de harina) tienen todavía más. Ahora se añade gluten a una plétora de alimentos procesados, incluyendo salsa de soya y gravy.

Desafortunadamente ningún humano puede digerir por completo esta proteína; sin embargo, el mundo moderno permite que sea abundante en nuestra dieta. Esto presenta una serie de dificultades digestivas para una porción sustanciosa de la población. Por ejemplo, en las personas con enfermedad celiaca se estimula una respuesta inmunológica violenta, que incluye permeabilidad de la barrera intestinal, lo que puede permitir que toxinas bacterianas inflamatorias entren al torrente sanguíneo. ¿Y para los no celiacos? Ocurre una forma más leve del mismo proceso.[2]

¿Esto significa que no puedo comer pan *nunca más*? Si no tienes enfermedad celiaca o alergia al trigo, puedes incluirlo con moderación, aunque te sugiero evitarlo por completo si tienes cualquier clase de condición autoinmune o inflamatoria. En términos de un "mejor" tipo de pan, los granos germinados son los mejores en general, junto con la masa madre fermentada y, por ende, con menos gluten. En lo personal, cuando se me antoja comer pan, prefiero optar por el ocasional pan libre de granos (a veces etiquetado como pan "paleo"). Ya hay muchas marcas comerciales y se hacen con harinas de almendra o coco, densas en nutrientes. Sólo recuerda que el pan de cualquier tipo es como una bola de nieve y casi siempre se consume en exceso.

....

Las botanas con azúcar añadida y las bebidas endulzadas con azúcar son una gran fuente de calorías vacías en la dieta occidental. Pero las calorías vacías no son buenas. Estimulan las deficiencias nutricionales y expanden nuestra cintura siempre en crecimiento, junto con las enfermedades asociadas con la obesidad. Una investigación impactante publicada en la revista *Circulation* estima que casi 200 000 personas mueren al año por condiciones derivadas de las bebidas azucaradas, entre éstas, cáncer y cardiopatía.[3] Dejar esta comida chatarra (además de los productos de granos refinados que mencioné antes) puede encontrarse entre los pasos más efectivos que puedes tomar hacia una cintura más delgada.

✓ *Alimentos y bebidas azucarados.* Dulces, barritas energéticas, barritas de granola, avena instantánea, helado y yogurt congelado, mermeladas/jaleas/conservas, gravy, cátsup, aderezos comerciales para ensalada, jugo de fruta, yogurts con fruta, refrescos, licuados comerciales de fruta, bebidas isotónicas, fruta seca endulzada con azúcar o jugo.

✓ *Todos los endulzantes concentrados.* Miel de abeja, miel de maple, jarabe de maíz, miel o néctar de agave, almíbar, azúcar blanca y azúcar morena.

Aunque el campo de investigación de los aditivos químicos sigue evolucionando, estudios con animales sugieren que ciertos emulsionantes sintéticos que ayudan a darles una textura cremosa a los alimentos procesados pueden degradarse en el hábitat intestinal y modificarlo hacia un estado proinflamatorio. La inflamación intestinal no se queda en el intestino; afecta a todos tus demás órganos, incluyendo el cerebro.

✓ *Fuentes de emulsionantes de grado industrial.* Cualquier cosa con polisorbato 80 o carboximetilcelulosa en su lista de ingredientes. Los transgresores más comunes son el helado, las cremas para café, las leches de nueces y los aderezos para ensalada.

Con la carne y los lácteos, la calidad manda. Por otra parte, las carnes y los quesos procesados suelen contener asquerosos aditivos químicos y metabolitos. Un ejemplo es el nitrito de sodio, un conservador utilizado para curar las carnes frías. El nitrito de sodio puede transformarse en químicos llamados nitrosaminas, las cuales promueven la disfunción metabólica, además de ser carcinógenas (cabe mencionar que la vitamina C, encontrada en frutas y verduras, suprime de manera efectiva la formación de nitrosamina).

✓ *Carnes y quesos industriales y procesados.* Carne roja de animales alimentados con granos, pollo de fábrica y quesos duros y untables procesados.

Evitar los aceites de cocina comunes te ayudará a minimizar el consumo excesivo de ácidos grasos omega-6. Estas grasas, comentadas en el capítulo 1, también son precursores de inflamación debido a su naturaleza tan delicada y propensa al daño. Asimismo contienen grasas trans hechas por el hombre, grasas mutantes con ningún nivel seguro de consumo. Ten en mente que estas grasas suelen estar ocultas en los productos de grano mencionados antes, junto con una miríada de untables, aderezos y aceites en atomizador.

✓ *Aceites de cocina comerciales.* La margarina, los untables de mantequilla, los aceites en atomizador y los aceites de canola, soya (a veces etiquetado "aceite vegetal"), semilla de algodón, cártamo, semilla de uva, arroz integral, germen de trigo y maíz. Son aceites que se incluyen muy seguido en varias salsas, mayonesas y aderezos para ensalada. (Incluso si son orgánicos, tíralos.)

✓ *Productos de soya que no estén fermentados y no sean orgánicos.* Tofu.

✓ *Endulzantes sintéticos.* Aspartame, sacarina, sucralosa, acesulfamo-K (también conocido como acesulfamo de potasio).

Una nota sobre los aceites

Como mencioné en el capítulo 1, el aceite básico de tu cocina debería ser de oliva extra virgen, el cual combina un arreglo saludable de grasas buenas para el corazón y fitoquímicos poderosos y promotores de la salud. De hecho, un compuesto en el aceite de oliva extra virgen ha demostrado poseer un potencial antiinflamatorio a la par con una dosis baja de ibuprofeno, sin el potencial de algún efecto secundario negativo. Elige orgánico si puedes costearlo, ya que contiene 30% más de estos químicos antiinflamatorios que el aceite de oliva extra virgen convencional.[4]

Numerosos estudios han confirmado que el aceite de oliva extra virgen es saludable para cocinar. En el peor de los casos, algunos de sus beneficios para la salud se neutralizarán, pero la grasa sigue siendo muy estable y resistente al daño. No obstante, para temperaturas más altas, es mejor buscar grasas con un nivel más elevado de saturación, lo que implica que es sólido a temperatura ambiente. Entre ellos se encuentra la mantequilla, el ghee, el aceite de coco y la manteca. Conforme comiences a incorporar grasas saludables a tu mesa, ten en mente que los aceites son ricos en calorías y poseen más del doble de calorías por gramo que la proteína o los carbohidratos, ¡así que no te excedas! Úsalos para cocinar (una cucharada suele ser adecuada) y disfruta una o dos cucharadas opcionales de aceite de oliva extra virgen "crudo" (120 a 240 calorías), ya sea como aderezo para tu ensalada o añadido a tus huevos o verduras.

Alimentos de siempre

Es momento de llenarte con los alimentos que te van a ayudar. Muchos de estos alimentos se encuentran en la lista de alimentos geniales, capaces de armar tu cerebro con los nutrientes (como grasa DHA) que necesita para generar nuevas células cerebrales sanas a lo largo de tu vida, y para armar a tu cerebro con la artillería defensiva que lo proteja de los numerosos estresantes que se den a lo largo del camino.

- ✓ *Aceites y grasas.* Aceite de oliva extra virgen, aceite de aguacate, aceite de coco, manteca de libre pastoreo, mantequilla y ghee orgánicos o de libre pastoreo.
- ✓ *Proteína.* Carne de res, aves, cerdo, cordero, búfalo y alce, todos de libre pastoreo; huevos pasteurizados o con omega-3; salmón salvaje; sardinas; anchoas; mariscos y moluscos (camarones, cangrejo, langosta, almejas, ostiones, almejas).
- ✓ *Nueces y semillas.* Almendras y mantequilla de almendra, nueces de Brasil, nueces de la India, macadamias, pistaches, nueces pe-

canas, nueces de Castilla, linaza, semillas de girasol, semillas de calabaza, semillas de ajonjolí, semillas de chía.

✓ *Verduras.* Mezcla de hojas verdes, kale, espinacas, acelgas, hojas de mostaza, brócoli, col berza, col blanca, cebolla, hongos, coliflor, coles de Bruselas, chucrut, kimchi, pepinillos, alcachofas, germen de brócoli, ejotes, apio, bok choy, berros, espárragos, ajo, poro, hinojo, chalotes, cebollitas de cambray, jengibre, jícama, perejil, castañas de agua, nori, kelp, algas dulse.

✓ *Verduras no almidonadas.* Betabeles, zanahorias, rábanos, nabos y colinabos.

✓ *Frutos bajos en azúcar.* Aguacate, coco, aceitunas, moras azules, zarzamoras, frambuesas, toronja, kiwi, pimiento morrón, pepino, jitomate, calabacita, calabaza, berenjena, limón amarillo, limón verde, cacao en trozo, okra.

✓ *Hierbas, sazonadores y condimentos.* Perejil, romero, tomillo, cilantro, salvia, cúrcuma, canela, comino, pimienta gorda, cardamomo, jengibre, pimienta cayena, cilantro, orégano, fenogreco, paprika, sal, pimienta negra, vinagre (de manzana, blanco, balsámico), mostaza, rábano picante, tapenade, salsa picante, levadura nutricional.

✓ *Soya orgánica fermentada.* Natto, miso, tempeh, salsa tamari orgánica, sin gluten.

✓ *Chocolate amargo.* Con un contenido de cacao de 80% por lo menos (idealmente, 85% o más).

✓ *Bebidas.* Agua filtrada, café, té, leche de almendra/linaza/coco/nuez de la India sin endulzar.

Evita los "botanaincidentes" con proteína

Recordarás del capítulo 1 que la proteína puede ser una poderosa herramienta en tu lucha por tener un cuerpo más resistente y en mejores condiciones. Ayuda a mantener e incrementar la masa magra, mientras te mantiene saciado. Como alguien propenso a los "botanaincidentes" —comer una cantidad excesiva de calorías de baja calidad en forma de botanas—, comprendo la necesidad de comer mejores colaciones que te sacien mientras te sientes genial también. Éstas son algunas buenas opciones:

✓ Carne seca de res, pavo o salmón, baja en azúcar.
✓ Biltong (un estilo de carne seca africana que se seca al aire libre).
✓ Rebanadas de carnes sin curar.
✓ Yogurt entero o sin grasa (ve abajo).
✓ Chicharrón de cerdo de libre pastoreo, espolvoreado con un poco de levadura nutricional.
✓ Huevos cocidos.

Alimentos ocasionales

✓ *Lácteos.* Yogurt y quesos de libre pastoreo, sin hormonas ni antibióticos.

✓ *Leguminosas.* Frijoles, lentejas, chícharos, garbanzos, hummus, cacahuates.

✓ *Extractos de fibra.* Productos hechos con extracto de raíz de achicoria, fibra de tapioca, fibra de maíz soluble, inulina. Estos ingredientes ahora se utilizan como endulzantes sin azúcar y fuentes de fibra. Aunque está bien consumirlos con moderación, demasiado puede provocar gas e inflamación, y el jurado sigue deliberando si todas funcionan como verdaderas fibras resistentes a la digestión.

✓ *Endulzantes.* Stevia, alcoholes de azúcar sin OGM (es mejor usar eritritol, seguido de xilitol, que se cultiva naturalmente de abedules), fruto del monje (*luo han guo*), alulosa.

Preguntas frecuentes

P: ¿Debería comer lácteos enteros o sin grasa?

R: Los lácteos no son esenciales para los adultos. Pero si eliges disfrutarlos (asumiendo que no eres parte del 75% de los adultos intolerantes a la lactosa), el asunto es éste: la gente que consume lácteos enteros parece estar protegida desde el punto de vista de la salud cardiaca y metabólica, mientras que no se observa protección de los lácteos bajos o libres de grasa.[5] En general, si vas a consumir lácteos, elige enteros, los cuales traen consigo una serie de compuestos beneficiosos particularmente concentrados en los lácteos, como la vitamina K_2, o el ácido linoleico conjugado (ALC), que combate potencialmente el cáncer. Dicho lo cual, ¿los lácteos bajos o libres de grasa tienen un lugar en la vida genial? ¡Sí! El yogurt griego sin grasa puede ser una colación excelente y saciante, con más proteína y menos calorías que su contraparte entera. Sólo asegúrate de elegir variedades sin azúcares añadidos, y añade fruta o cualquier otro complemento (moras, kiwi, cacao en trozos) tú mismo.

Dale prioridad a la proteína para perder peso y tener mejor salud

Esto quizá te sorprenda: el orden en que consumes alimentos no sólo puede estimular tu salud, sino ayudarte a perder o conservar tu peso. En cualquier comida, dale prioridad a la proteína, seguida de las verduras fibrosas, con tu "carbohidrato" de elección al final. ¿Por qué funciona este truco? La proteína es altamente saciante, y al comer tu pollo (o carne o pescado) primero, te aseguras de cubrir tus necesidades de proteína. Siguen las verduras fibrosas porque la fibra absorbe agua, con lo cual se expande tu estómago. Ese estiramiento mecánico ayuda a apagar las hormonas derivadas del estómago que le dicen a tu cerebro "aliméntame". Más adelante los alimentos almidonados y menos densos en nutrientes, como el arroz (o incluso el postre ocasional), pueden encargarse del resto de tu hambre. Nuevas investigaciones muestran que al seguir este método con exactitud (consumir los carbohidratos al final de una comida) reduces el hambre resultante *después de la comida*.[6] En otras palabras, es menos probable que te dé hambre después. ¡Deja el pan en la canasta y come tus carbohidratos al último!

Semana 4: determina tu puntaje personalizado de carbohidratos

Un "periodo de inducción" de dos semanas comiendo menos carbohidratos y más proteína cumple dos funciones: te ayuda a provisionar nutrición vital de alimentos enteros densos en nutrientes, y te permite recuperar tu flexibilidad metabólica, que es la capacidad de explotar tu propia grasa corporal para tener combustible sin experimentar un hambre excesiva. Al reducir tus niveles de insulina con una dieta baja en carbohidratos y añadir un poco de ejercicio de alta intensidad con entrenamiento de resistencia, te *adaptas a la grasa*. ¿Cuál es la mejor parte? Después de la segunda semana puedes volver a añadir esas fuentes concentradas de carbohidratos para apoyar tu estilo de vida.

¿Cuántas porciones de camote y arroz puedes comer a la semana? Desafortunadamente no hay una recomendación que sirva para todos, pero seguir un *continuum* con el puntaje de carbohidratos debería servir como guía general para optimizar tu consumo de este macronutriente. Comienza con cero y añade el número de puntos de cada casilla que señales. La cifra total de puntos corresponderá a la cantidad de porciones que puedes consumir a la semana de la siguiente lista de alimentos altos en carbohidratos.

Menor tolerancia (0-4 porciones a la semana)		Mayor tolerancia (8-14 porciones a la semana)	
←		→	
Prediabético o diabético tipo 2*	(0)	Ni prediabético ni diabético tipo 2	(+4)
Cintura prominente	(0)	Cintura delgada	(+2)
Estilo de vida sedentario	(0)	Estilo de vida activo	(+4)
Ejercicio poco frecuente	(0)	Entrenamiento en intervalos de alta intensidad o de resistencia, cotidianamente (3-5 veces a la semana)	(+4)

*Si eres una persona prediabética o diabética tipo 2, ya desarrollaste una intolerancia a los carbohidratos y deberías enfocarte en cambio en la lista de "Alimentos de siempre". Si tomas cualquier tipo de medicamento para la diabetes, consulta con tu médico, ya que una restricción repentina de carbohidratos podría requerir que ajustes tu dosis o te arriesgarás a una condición peligrosa llamada cetoacidosis diabética.

Si tu puntaje fue 10, esto significa que puedes comer hasta 10 porciones de la lista siguiente cada semana. Finalmente, la autoexperimentación, la sustentabilidad y cómo te sientes serán los principales determinantes. Si tienes hambre con frecuencia, puedes reducir tu consumo de carbohidratos, y si tu hambre está bien controlada, puedes añadir más.

Ahora que conoces tu puntaje de carbohidratos puedes disfrutar los siguientes alimentos altos en este macronutriente. Ten en mente que el tamaño de una porción de fruta entera es de 170 gramos, que equivale más o menos a una fruta entera en el caso de una manzana o una naranja. Y el momento ideal para consumirlos es durante el día o después de un entrenamiento.

√ *Verduras almidonadas.* Papa blanca, camote.

√ *Granos no procesados que no contengan gluten.* Trigo sarraceno, arroz (blanco, integral, salvaje), mijo, quinoa, sorgo, teff, avena sin gluten, maíz no OGM o maíz palomero. La avena no suele contener gluten, pero con frecuencia se contamina porque se procesa en fábricas que también manipulan trigo. Por tanto, busca avena que explícitamente indique libre de gluten en el empaque.

√ *Fruta dulce entera.* La manzana, el chabacano, el mango, el melón, la piña, la granada y el plátano aportan varios nutrientes y distintos tipos de fibra. Ten cuidado con la fruta seca, ya que se eliminó el agua y el azúcar está concentrada, por lo que es fácil excederse.

¿Por qué recomiendo limitar los granos?

Si tienes sobrepeso, sobrepeso alrededor de tu abdomen (llamada grasa visceral), es razonable asumir que tienes resistencia a la insulina en cierto grado y, por ende, poco control sobre tu glucosa. Si es así, probablemente deberías dejar los granos y en cambio enfocarte en verduras fibrosas y proteína. Ten en mente que no hay un requerimiento humano para los granos, y éstos no proveen ningún nutriente que no se pueda obtener con mayor facilidad (ya sea por una concentración más alta o una forma más biodisponible) de otras fuentes. Si no tienes grasa visceral y haces ejercicio con regularidad, no tengas miedo de consumir elote orgánico o un tazón pequeño de arroz. Sólo considera que la proteína y las verduras (en particular las no almidonadas) *siempre* van a ser la opción de mayor contenido nutricional.

24 horas geniales

Al despertar

Una mañana genial involucra despertarte naturalmente, sin una alarma. Sí, es impráctico para la mayoría de la gente, pero irte a dormir más temprano, si es posible, puede ayudar. Si debes despertarte a cierta hora, prueba con una alarma que facilite la transición hacia la vigilia.

Sugiero la aplicación Sleep Cycle. No tengo afiliación con la empresa, pero aprecio que use el micrófono de tu teléfono para determinar cuándo entraste en una fase más ligera de sueño antes de despertarte. El único inconveniente de usar la aplicación es que necesitas tener tu teléfono cerca de la cama, lo que incrementa la tentación de usarlo cuando deberías estar dormido. Por este motivo, recomiendo dejar tu teléfono en modo avión antes de acostarte.

En la mañana

Ahora que ya despertaste, tu prioridad —después de orinar, tal vez— debe ser ir por un vaso de agua. Doscientos cincuenta mililitros están bien. En ocasiones le agrego una pizca de sal mineral a mi agua para reabastecer electrolitos. Te deshidratas durante el sueño. A qué grado depende de diversos factores, incluyendo la humedad del cuarto, la temperatura y si sudas o no en la noche. Asimismo, las dietas bajas en carbohidratos tienden a provocar una pérdida de sodio. Añadir una pizca de sal de alta calidad a tu agua te puede hacer sentir de maravilla, sobre todo si sueles sentirte mareado al despertar.

Preguntas frecuentes

P: ¿Cuánta agua debo tomar todos los días?
R: Incluso la deshidratación leve puede provocar una reducción en la función cognitiva y un estado de ánimo decaído, así que es importante estar hidratado.[7] Tampoco hay un criterio que aplique a todos sobre la cantidad de agua que necesites tomar para llegar a una meta, aunque un lineamiento general es tomar una taza al despertar y seguirte hidratando a lo largo del día hasta asegurar que tu orina sea clara o ligeramente amarillenta cuando mucho. También puedes disminuir tu necesidad de

beber agua al consumir alimentos con base de agua, como sopas, caldos y tés descafeinados, o comiendo frutas y verduras, los cuales aportan bastante agua. Las actividades que incrementan tu necesidad de fluidos incluyen el consumo de cafeína, así como cualquier actividad que te haga sudar (también puedes perder agua sin sudar, algo que ocurre en climas muy secos).

Después de hidratarte, el siguiente paso es el entrenamiento circadiano, cuya importancia aprendiste en el capítulo 2. Puedes anclar el reloj de 24 horas de tu cerebro al exponer tus ojos a la luz ambiental. Si no tienes una terraza o un patio, o si el clima no lo permite, es suficiente con abrir ventanas grandes. Intenta pasar al menos media hora de tu mañana en este ambiente con luz natural.

En lugar de revisar tu teléfono en este tiempo, toma un momento para practicar algunos estiramientos, respiraciones profundas o meditar. Si eliges meditar, hazlo *antes* de tomar café o cualquier otra bebida con cafeína. La meditación matutina es una gran forma de despejar tu mente, llevar tu atención al presente y establecer tus intenciones del día. Relee la página 219 para una práctica sencilla que puedes aplicar.

Ahora que ya pasó cierto tiempo desde que despertaste, ¡ve por esa taza de café si tienes ganas! El retraso tiene un propósito, ya que poco después de despertar viene tu pico natural de cortisol, la hormona que te despierta. Como parte de tu ritmo circadiano natural, decrece entre 30 y 45 minutos después de abrir los ojos, momento en que un café es un complemento maravilloso.

Café: sano o no

El café contiene cafeína, la cual, incluso en pequeñas dosis, puede darte una ventaja mental. También puede estimular el desempeño físico y la fuerza. Sin embargo, demasiado de algo bueno se puede volver algo malo. La cafeína funciona bloqueando químicos cerebrales que de otra manera te harían sentir fatigado. Pero el café no crea energía de la nada, la toma prestada para usarla después. Con el tiempo, la dependencia puede *mermar* tu desempeño, y cada nueva taza simplemente trata la sensación de abstinencia de la última.

Para dejarlo claro, el café puede ser bueno para ti. La literatura sobre el tema parece inclinarse a su favor, o al menos para la población en general. En un estudio amplio, las personas que tomaban una taza al día (incluso descafeinado) eran 12% menos propensas a morir de cardiopatía, cáncer, infarto, diabetes y enfermedades respiratorias y renales a lo largo de 16 años, en comparación con quienes no lo tomaban. Y quienes bebían dos o tres tazas al día eran 18% menos propensas.[8] No obstante, todos tenemos tolerancias diferentes, determinadas por el estrés y los genes, entre otras cosas. Además, nuestro café cada vez se hace más grande y fuerte, y 500 mililitros de café frío te da unos impactantes 200 mililitros de cafeína, el doble de lo que esperaríamos de una taza hecha en casa. ¿Conclusión? No todos se van a sentir fabulosos con el café.

Si te encuentras atrapado en un círculo vicioso de dependencia a la cafeína y abuso (que suele delatar esa sensación ambigua de *energía y cansancio*), intenta dejarlo una o dos semanas cada ciertos meses para volver a sensibilizarte. (En los primeros días puedes usar descafeinado como herramienta para dejarlo.) Después de tres o cuatro días difíciles, probablemente ya no necesites el café. Si decides retomarlo, intenta que tu consumo esté dentro de la mínima dosis efectiva —una taza pequeña cuando sea necesario— y considera no tomar nada uno o dos días a la semana, para que la cafeína te sirva y *no* tú a ella.

Muchas personas disfrutan hacer ejercicio en la mañana. Puedes hacerlo o no; ¡depende de ti! Yo disfruto mis entrenamientos matutinos, pero recuerda que la hora del día no presenta una diferencia significativa en los beneficios que extraes del ejercicio. Sin importar cuándo eliges programar tu ejercicio, asegúrate de combinar entrenamiento de resistencia con entrenamiento en intervalos de alta intensidad. Y si has estado sedentario casi todo el día (o planeas estarlo), no te haría daño incluir un poco de cardio también. Relee el capítulo 4 para un desglose de cada tipo de ejercicio y algunas rutinas.

El terrible caso del inodoro demasiado alto

Asegúrate de que tu inodoro cotidiano esté cerca del suelo o te espera un desastre digestivo. Un día, sin previo aviso, el administrador del edificio donde rento en Los Ángeles instaló un inodoro en cumplimiento con la nueva acta de estadounidenses con discapacidades, el cual era mucho más alto que el anterior (quizá es más fácil sentarse y levantarse de estos inodoros, pero son terribles para la eliminación). Después de la instalación, mi digestión estaba muy mal: nunca sentí que estaba evacuando por completo y vivía perpetuamente inflamado. ¿La peor parte? No podía entender por qué. Mi dieta no había cambiado después de todo. Meses después lo entendí: ¡era el inodoro!

Los humanos se han acuclillado para evacuar durante la mayor parte de la historia, y al menos 1.2 mil millones de personas en el mundo aún lo hacen. Yo tuve que aprender a la mala que sentarme en un inodoro alto constriñe el músculo puborrectal, el cual envuelve el recto. Esto acorta el ángulo anorrectal, el cual debería estar casi vertical durante la evacuación. Si tu inodoro es alto, haz lo que yo hice: invierte en un banco para inodoro donde puedas colocar los pies, permitiendo que tus rodillas se eleven más allá de tu cadera. Te sorprenderá lo que una pequeña inversión puede hacer por tu digestión, tu salud y, sí, ¡tu estado de ánimo!

Más tarde en la mañana

Es un momento fantástico para consumir tu primera comida del día, aunque puedes disfrutarla a la hora que sea mejor para ti. Como idea general, busca que tu primera comida sea entre una y tres horas después de despertar, y deja de comer dos o tres horas antes de acostarte. Piensa que esta primera comida establece tus intenciones del día.

Cuando decidas comer, construye tu plato con la mitad de tu proteína de elección y la mitad de las verduras. Puedes elegir una ensalada "con grasa", grande y colorida, uno de mis platillos favoritos ("con grasa" implica que está acompañada de una porción saludable de aceite de oliva extra virgen, lo que ayuda a la absorción de nutrientes). O come tu proteína con verduras cocidas. ¡Elige la variedad y revuelve! No te puedes equivocar con este modelo, destinado a saciarte y nutrirte ampliamente.

Ejemplos de primeras comidas

• Carne de res de libre pastoreo (170 g)
 • Hojas verdes oscuras (280 g)
 • Aderezo:
   ◆ 1-2 cucharadas de aceite de oliva extra virgen
   ◆ 1-2 cucharadas de vinagre balsámico
   ◆ Sal
   ◆ Pimienta
   ◆ Ajo
	• Pechuga de pollo (170 g)
	 • Brócoli salteado (280 g)
	 • Complementos:
	   ◆ Jugo de limón
	   ◆ Aceite de oliva extra virgen
	   ◆ Hojuelas de chile de árbol
	   ◆ Semillas de mostaza en polvo
	   ◆ Sal
		• Huevos (3 enteros, medianos)
		 Revueltos con:
		   ◆ Espinacas (60 g)
		   ◆ Pimiento morrón picado (60 g)
		   ◆ ½ aguacate
		 • Complementos:
		   ◆ 1 cucharada de aceite de oliva extra virgen
		   ◆ 2 cucharadas de pico de gallo

Una vez que hayas encontrado una rutina que te funcione, quédate con ella. Las investigaciones sugieren que saltarse el desayuno puede disminuir la eficiencia del manejo de glucosa, pero *sólo* para los que desayunan cotidianamente.[9] Esto implica que, sin importar si tu primera comida es a las 9:00 a. m. o al mediodía, lo importante es tratar de ser más o menos consistente.

Recuerda que la vida genial incorpora las últimas investigaciones sobre biología circadiana, lo que estipula que la comida se debe consumir durante un marco de tiempo biológicamente adecuado. En otras palabras, come a lo largo del día y no demasiado tarde en la noche. Restringir tu ventana de alimentación a una cantidad establecida de horas puede impartir una serie de beneficios potenciales, incluyendo menor glucosa, presión y estrés oxidativo, precursor de la inflamación.[10] (Para quienes les gusta botanear, esto también tiene la ventaja adicional de que sea más fácil consumir menos calorías en general.)

A la hora que decidas comer, siempre ten la conciencia de tus alimentos y permanece presente. Deja tu teléfono y no comas viendo la televisión. Los estudios demuestran que las personas que comen distraídas —ya sea con un material impreso o un teléfono— consumen un promedio de 15% más calorías.[11] Incrementar la conciencia al comer y eliminar los distractores (como el teléfono, la televisión y hasta una revista de chismes jugosos) puede ser un método sencillo y sin privación para recortar calorías... y bajar de peso.

Temprano en la noche

Es el momento ideal para cenar, ya que es muy probable que tus ancestros se reunieran a esa hora alrededor del fuego para cocinar y contar historias (más tarde en la noche, cuando los niveles de melatonina comienzan a elevarse, el sueño se vuelve cada vez más una prioridad). Para la cena, llega a la mesa y toma unas cuantas respiraciones lentas y profundas para conectar con tu sistema nervioso parasimpático. Se le conoce comúnmente como nuestro estado de "descanso y digestión": facilita la óptima absorción de nutrientes y minimiza las posibilidades de digerir mal.

La cena debería ser una porción abundante de proteína y verduras; siéntete libre de experimentar. Cuando comes alimentos suculentos y nutritivos, es innecesario en gran medida moderar las porciones o contar calorías, aunque hacerlo puede ser útil para brincar un estancamiento en tu peso. Enfócate en las verduras crucíferas salteadas o rostizadas, como el brócoli, la coliflor y las coles de Bruselas.

A muchos chefs les gusta enfocarse en la calidad de los ingredientes por encima de la cantidad, y es una filosofía que apoyo por completo.

Hace que cocinar platillos de estilo mediterráneo, deliciosos y saludables, ¡sea fácil y nada caro! Éstos son algunos ingredientes de cocina que siempre deberías tener a la mano:

INGREDIENTES MEDITERRÁNEOS PARA LA COCINA FÁCIL

Huevos	Aceite de oliva extra virgen
Sal	Mantequilla de libre pastoreo
Pimienta	Vinagre de manzana
Ajo en polvo	Limón verde y amarillo
Semillas de mostaza en polvo	Vinagre balsámico

Con estos sencillos ingredientes harás que cualquier carne o verdura sepa deliciosa. Ten en mente que el aceite de oliva extra virgen está bien para cocinar a temperaturas bajas o medias, pero si necesitas fuego alto, mejor usa mantequilla o ghee (este último es un tipo de mantequilla clarificada, y aún más resistente a temperaturas elevadas). Siéntete libre de colocar una botella de aceite de oliva extra virgen en la mesa como aderezo.

Come despacio, masticando tus alimentos con cuidado. Recuerda que la digestión comienza en la boca. El mero acto de masticar no sólo prepara el ácido estomacal y las enzimas para descomponer y absorber nutrientes, sino que estimula la formación de compuestos únicos y beneficiosos en tus alimentos. Uno de ellos, el sulforafano, se forma durante la masticación de verduras crucíferas crudas (o añadiendo semillas de mostaza en polvo a las verduras cocidas). El sulforafano, mencionado en la página 195, ayuda a la desintoxicación de varios contaminantes ambientales.

Expresa tu gratitud hacia los alimentos y, si consumes carne, al animal que sacrificó su vida en favor de tu nutrición. Y come hasta que estés totalmente satisfecho, pero no más. Sé consciente de que después de terminar de cenar se "cierra la cocina" y ya terminó tu oportunidad de comer ese día. Tu cuerpo comienza a hacer la digestión y a prepararse para dormir. En otras palabras, ¡no te prives durante tu cena!

Salir

Socializar es una parte importante de tener una vida genial porque las conexiones sociales nos ayudan a incrementar la longevidad y disfrutar más nuestra existencia. (¡No tiene ningún caso tener una vida genial como ermitaño!) Desafortunadamente las obligaciones sociales muchas veces pueden estar peleadas con nuestras metas de salud, por lo general en forma de presión para beber alcohol o permitirte alimentos no saludables. Cuando planees salidas sociales, intenta elegir restaurantes saludables o actividades que no involucren alcohol. Si eliges beber, considera estos simples pasos para garantizar un daño mínimo:

- ✓ *Siempre elige licores o destilados en lugar de cerveza.* El vodka y el tequila son buenas opciones, y olvídate de las combinaciones azucaradas (un chorrito de algún amargo o un twist de limón están bien). El vino también es buena opción, pero asegúrate de pedir una variedad seca para reducir el consumo de azúcar.
- ✓ *Toma un vaso de agua entre cada bebida alcohólica.* Si empiezas a notar que estás orinando mucho (el alcohol puede actuar como diurético), añade un poco de sal de mesa y unas gotas de limón a tu agua para improvisar un coctel de electrolitos.
- ✓ *Bebe con el estómago vacío.* La creencia popular de no beber con el estómago vacío pretende amortiguar el efecto del alcohol. Pero si lo que pretendes es ser responsable para que no se te suba, tu mínima dosis efectiva será más pequeña con menos comida en tu estómago. Esto aligera la carga de procesamiento en tu hígado, el cual le dará prioridad a purgar la toxina (el alcohol) por encima de las demás tareas, incluyendo digerir adecuadamente tu comida.
- ✓ *Acuéstate sobrio.* El alcohol perturba el sueño. Intenta recuperar tu sobriedad antes de dormirte, para asegurar que obtengas todos los beneficios reparadores de tu descanso.

Sobre todas las cosas, recuerda: ¡la moderación es la clave! Esto significa una copa al día para las mujeres y entre una y dos para los hombres. Te permitirá extraer los beneficios potenciales del consumo de alcohol (es decir, socialización, alivio del estrés), mientras mantienes el daño en un mínimo absoluto.

El cuasicoctel genial

¿Quién dice que la abstinencia tiene que ser aburrida? En 2019 estuve en Bogotá, Colombia, cuando descubrí una bebida fenomenal que disfrutan los lugareños. La llaman una "michelada con agua mineral". Una michelada es una bebida alcohólica mexicana con cerveza y jugo de tomate, servida en un vaso con borde escarchado con sal. La versión colombiana, sin embargo, no tiene alcohol ni jugo de tomate ni calorías. Es refrescante, saludable, fácil de preparar y barata. ¡Y la mejor parte es que es tan divertido como cualquier coctel que pudieras disfrutar en un bar o un restaurante!

Ingredientes:

½ -1 limón verde
350 mililitros de agua mineral o carbonatada
6 cubos de hielo
2 cucharadas de sal gruesa
1 vaso alto
1 plato

Preparación:

Esparce la sal por el plato y distribúyela uniformemente.
Rebana el limón y pásalo por el borde del vaso.
Como si fueras a preparar una margarita, pasa el vaso, con el borde hacia abajo, por la sal. Escarcha uniformemente.

Llena el vaso con hielo.

Exprime la mitad de un limón en el vaso (o más, dependiendo del tamaño del vaso).

Vierte el agua mineral.

¡Siéntete libre de beberlo en cualquier momento! Contiene casi cero calorías, pero te aporta la vitamina C del limón y los electrolitos de la sal. Te verás tan elegante como si tuvieras un coctel, ¡pero sin la falta de energía por el alcohol!

Antes de acostarte

Después de cenar, empieza a preparar tu cuerpo para dormir. Puedes escoger entre mirar una película o un programa de televisión, o leer un libro. Si eliges lo primero, asegúrate de tomar el tiempo de la película (o del programa) para que todavía puedas relajarte después. Si tiendes a esperar hasta el momento de dormir, puede ser útil usar tus lentes para bloquear la luz azul para mitigar la supresión de melatonina inducida por la luz. Deberías usarlos dos o tres horas antes de la hora en que planeas acostarte.

Notas finales

Espero que los lineamientos que te compartí a lo largo de este libro te confieran buena salud en cuerpo y mente. Ten la libertad de tomar estas ideas y permitir que sean puntos de partida para tu propia investigación y experimentación. En la salud, hay pocas respuestas concretas porque todos tenemos genes, hábitos, hábitats y predilecciones diferentes. De hecho, la respuesta a la mayoría de las preguntas es "¡Depende!" Todos tenemos necesidades distintas y éstas cambian con el tiempo; tus necesidades de ahora no serán las mismas dentro de 10 años.

No podemos negar el resquebrajamiento de nuestro ambiente moderno, y las especificidades incluidas en este libro tienen el potencial de mejorar radicalmente tu salud y bienestar. La ciencia sigue evolucionando y lo que asumimos como verdadero hoy puede refutarse en el futuro. No obstante, necesitamos ser proactivos con la salud. Me horrorizó darme cuenta de qué tan limitadas eran las opciones para cada una de las raras condiciones médicas de mi mamá. Me hizo ver la importancia de hacer todo lo que podamos para permanecer sanos *antes* de que se produzcan tales problemas.

El mundo cambió. Los dispositivos llegaron para quedarse. La iluminación artificial y el control del clima no se van a ir a ninguna parte. Tampoco los alimentos procesados ni los plásticos. Pero al armarnos con conocimiento y compartirlo con nuestros seres queridos podemos tomar decisiones que nos compren días, meses o años extra de salud. Mereces más que vivir enfermo y morir joven. Mereces una vida larga y sana… una vida genial. Haz el esfuerzo de ser fuerte en cuerpo y mente, de comer los alimentos adecuados y ser consciente de tu entorno. Quizá puedas gozar de un destino diferente del de mi madre y tantos otros como ella.

Agradecimientos

Escribir un libro no es fácil, sobre todo en medio de una tragedia familiar. Doy gracias por estar rodeado de gente que me animó a mantener la mente en algo y continuar. Primero, me gustaría agradecer a mi agente, Giles Anderson, por ser indispensable en el proceso, al igual que mi editora, Karen Rinaldi, y a todos en Harper Wave, por seguir creyendo en mi misión.

Quiero agradecer a mis hermanos, Ben y Andrew, y a mi papá, Bruce. También a mi gata, Delilah. La culpo por cualquier dedazo que puedas encontrar.

Mis brillantes y cariñosos amigos Sarah Anne Stewart y Craig Clemens. Los quiero muchísimo a los dos.

A mi buen amigo y pionero en la prevención del Alzheimer Richard Isaacson. Eres una leyenda. Gracias por toda la inspiración y por siempre estar ahí para mí, para ayudarme a pulir mi mensaje.

A mis amigos Mark Hyman, David Perlmutter, Dhru Purohit y Andrew Luer.

Otros genios que me han ayudado inmensamente: Kristin Loberg, Sal Di Stefano, Chris Masterjohn, Kate Adams y Carol Kwiatkowski.

A todos mis seguidores de Instagram, Facebook, YouTube y Twitter, y a los escuchas del podcast "The Genius Life", gracias por el increíble apoyo que me dan a cada paso del camino.

A cada promotor de mi documental, *Bread Head*, gracias por su paciencia y por creer en mi capacidad para contar esta historia en película.

A todos los investigadores cuyo trabajo cité, gracias por ayudar a iluminar los misterios de nuestros increíblemente elegantes y a la vez vulnerables cuerpos y cerebros. Tengo una deuda de gratitud con ustedes por su trabajo en las trincheras.

Y a ti, por comprar mi libro. No podría haberlo hecho sin tu apoyo, así que, gracias.

Notas

Prefacio

1. Max Lugavere, Alon Seifan y Richard S. Isaacson, "Prevention of Cognitive Decline", en Lisa Ravdin y Heather Katzen (eds.), *Handbook on the Neuropsychology of Aging and Dementia*, Cham, Springer, 2019, pp. 205-229.
2. Hugh C. Hendrie *et al.*, "APOE ε4 and the Risk for Alzheimer's Disease and Cognitive Decline in African Americans and Yoruba", *International Psychogeriatrics*, vol. 26, núm. 6, 2014, pp. 977-985.
3. A. M. Noone *et al.*, "SEER Cancer Statistics Review, 1975-2015", Instituto Nacional de Cáncer, Bethesda, <https://seer.cancer.gov/csr/1975_2015/>, basado en información presentada en noviembre de 2017, publicada en la página en abril de 2018.
4. Sala de Prensa de los Centros para el Control y la Prevención de Enfermedades, "Cancers Associated with Overweight and Obesity Make Up 40 Percent of Cancers Diagnosed in the United States", Centros para el Control y la Prevención de Enfermedades, 3 de octubre de 2017, <www.cdc.gov/media/releases/2017/p1003-vs-cancer-obesity.html>.
5. Ashkan Afshin *et al.*, "Health Effects of Dietary Risks in 195 Countries, 1990-2017: A Systematic Analysis for the Global Burden of Disease Study 2017", *The Lancet*, vol. 393, núm. 10184, 2019, pp. 1958-1972.
6. George DeMaagd y Ashok Philip, "Parkinson's Disease and Its Management:

Part 1: Disease Entity, Risk Factors, Pathophysiology, Clinical Presentation, and Diagnosis", *P & T: A Peer-Reviewed Journal for Managed Care and Hospital Formulary Management*, vol. 40, núm. 8, 2015, pp. 504-532.

Introducción

1. Joana Araujo, Jianwen Cai y June Stevens, "Prevalence of Optimal Metabolic Health in American Adults: National Health and Nutrition Examination Survey 2009-2016", *Metabolic Syndrome and Related Disorders*, vol. 17, núm. 1, 2019, pp. 46-52.
2. Jeffrey Gassen *et al.*, "Inflammation Predicts Decision-Making Characterized by Impulsivity, Present Focus, and an Inability to Delay Gratification", *Scientific Reports*, vol. 9, 2019; Leonie J. T. Balter *et al.*, "Selective Effects of Acute Low-Grade Inflammation on Human Visual Attention", *NeuroImage*, vol. 202, 2019, p. 116098; Jennifer C. Felger, "Imaging the Role of Inflammation in Mood and Anxiety-Related Disorders", *Current Neuropharmacology*, vol. 16, núm. 5, 2018, pp. 533-558.
3. Ole Kohler-Forsberg *et al.*, "Efficacy of Anti-Inflammatory Treatment on Major Depressive Disorder or Depressive Symptoms: Meta-Analysis of Clinical Trials", *Acta Psychiatrica Scandinavica*, vol. 139, núm. 5, 2019, pp. 404-419.

1. No juegues con la comida

1. Christopher D. Gardner *et al.*, "Effect of Low-Fat Vs. Low-Carbohydrate Diet on 12-Month Weight Loss in Overweight Adults and the Association with Genotype Pattern or Insulin Secretion: The DIETFITS Randomized Clinical Trial", *JAMA*, vol. 319, núm. 7, 2018, pp. 667-679.
2. Isaac Abel, "Was I Actually 'Addicted' to Internet Pornography?", *Atlantic*, 7 de junio de 2013, <www.theatlantic.com/health/archive/2013/06/was-i-actually-addicted-to-internet-pornography/276619/>.
3. Kevin D. Hall *et al.*, "Ultra-Processed Diets Cause Excess Calorie Intake and Weight Gain: An Inpatient Randomized Controlled Trial of Ad Libitum Food Intake", *Cell Metabolism*, vol. 30, 2019, pp. 67-77.
4. Sadie B. Barr y Jonathan C. Wright, "Postprandial Energy Expenditure in Whole-Food and Processed-Food Meals: Implications for Daily Energy Expenditure", *Food & Nutrition Research*, vol. 54, 2010.
5. Gloria González Saldívar *et al.*, "Skin Manifestations of Insulin Resistance: From a Biochemical Stance to a Clinical Diagnosis and Management", *Dermatology and Therapy*, vol. 7, núm. 1, 2016, pp. 37-51.

6. W. J. Lossow e I. L. Chaikoff, "Carbohydrate Sparing of Fatty Acid Oxidation. I. The Relation of Fatty Acid Chain Length to the Degree of Sparing. II. The Mechanism by Which Carbohydrate Spares the Oxidation of Palmitic Acid", *Archives of Biochemistry and Biophysics*, vol. 57, núm. 1, 1955, pp. 23-40.

7. Andrew A. Gibb y Bradford G. Hill, "Metabolic Coordination of Physiological and Pathological Cardiac Remodeling", *Circulation Research*, vol. 123, núm. 1, 2018, pp. 107-128.

8. Deniz Senyilmaz-Tiebe *et al.*, "Dietary Stearic Acid Regulates Mitochondria in Vivo in Humans", *Nature Communications*, vol. 9, núm. 1, 2018, p. 3129.

9. P. W. Siri-Tarino *et al.*, "Saturated Fat, Carbohydrate, and Cardiovascular Disease", *American Journal of Clinical Nutrition*, vol. 91, núm. 3, 2010, pp. 502-509.

10. Christopher E. Ramsden *et al.*, "Re-Evaluation of the Traditional Diet-Heart Hypothesis: Analysis of Recovered Data from Minnesota Coronary Experiment (1968-1973)", *British Medical Journal*, vol. 353, 2016, p. i1246.

11. Stephan J. Guyenet y Susan E. Carlson, "Increase in Adipose Tissue Linoleic Acid of US Adults in the Last Half Century", *Advances in Nutrition*, vol. 6, núm. 6, 2015, pp. 660-664.

12. Manish Mittal *et al.*, "Reactive Oxygen Species in Inflammation and Tissue Injury", *Antioxidants & Redox Signaling*, vol. 20, núm. 7, 2014, pp. 1126-1167.

13. Karen S. Bishop *et al.*, "An Investigation into the Association Between DNA Damage and Dietary Fatty Acid in Men with Prostate Cancer", *Nutrients*, vol. 7, núm. 1, 2015, pp. 405-422.

14. H. Lodish *et al.*, *Molecular Cell Biology*, 4ª edición, Nueva York, W. H. Freeman, 2000, sección 12.4, "DNA Damage and Repair and Their Role in Carcinogenesis", disponible en <https://www.ncbi.nlm.nih.gov/books/NBK21554/>.

15. Shosuke Kawanishi *et al.*, "Crosstalk Between DNA Damage and Inflammation in the Multiple Steps of Carcinogenesis", *International Journal of Molecular Sciences*, vol. 18, núm. 8, 2017, pp. 1808.

16. Bruce N. Ames, "Prolonging Healthy Aging: Longevity Vitamins and Proteins", *Proceedings of the National Academy of Sciences*, vol. 115, núm. 43, 2018, pp. 10836-10844.

17. Somdat Mahabir *et al.*, "Dietary Magnesium and DNA Repair Capacity as Risk Factors for Lung Cancer", *Carcinogenesis*, vol. 29, núm. 5, 2008, pp. 949-956.

18. Takanori Honda *et al.*, "Serum Elaidic Acid Concentration and Risk of Dementia: The Hisayama Study", *Neurology*, 2019.

19. Jessica E. Saraceni, "8,000-Year-Old Olive Oil Found in Israel", *Archaeology*, <www.archaeology.org/news/2833-141217-israel-galilee-olive-oil>.
20. Felice N. Jacka *et al.*, "A Randomized Controlled Trial of Dietary Improvement for Adults with Major Depression (the 'SMILES' trial)", *BMC Medicine*, vol. 15, núm. 1, 2017, p. 23.
21. Marta Czarnowska y Elzbieta Gujska, "Effect of Freezing Technology and Storage Conditions on Folate Content in Selected Vegetables", *Plant Foods for Human Nutrition*, vol. 67, núm. 4, 2012, pp. 401-406.
22. Kristen L. Nowak *et al.*, "Serum Sodium and Cognition in Older Community-Dwelling Men", *Clinical Journal of the American Society of Nephrology*, vol. 1, núm. 3, 2018, pp. 366-374.
23. Andrew Mente *et al.*, "Urinary Sodium Excretion, Blood Pressure, Cardiovascular Disease, and Mortality: A Community-Level Prospective Epidemiological Cohort Study", *The Lancet*, vol. 392, núm. 10146, 2018, pp. 496-506.
24. Loren Cordain *et al.*, "Origins and Evolution of the Western Diet: Health Implications for the 21st Century", *American Journal of Clinical Nutrition*, vol. 81, núm. 2, 2005, pp. 341-354.
25. Robert R. Wolfe *et al.*, "Optimizing Protein Intake in Adults: Interpretation and Application of the Recommended Dietary Allowance Compared with the Acceptable Macronutrient Distribution Range", *Advances in Nutrition*, vol. 8, núm. 2, 2017, pp. 266-275.
26. Robert W. Morton *et al.*, "A Systematic Review, Meta-Analysis and Meta-Regression of the Effect of Protein Supplementation on Resistance Training-Induced Gains in Muscle Mass and Strength in Healthy Adults", *British Journal of Sports Medicine*, vol. 52, núm. 6, 2017, pp. 376-384.
27. Michaela C. Devries *et al.*, "Changes in Kidney Function Do Not Differ Between Healthy Adults Consuming Higher- Compared with Lower- or Normal-Protein Diets: A Systematic Review and Meta-Analysis", *Journal of Nutrition*, vol. 148, núm. 11, 2018, pp. 1760-1775.
28. Stuart M. Phillips, Stephanie Chevalier y Heather J. Leidy, "Protein 'Requirements' Beyond the RDA: Implications for Optimizing Health", *Applied Physiology, Nutrition, and Metabolism*, vol. 41, núm. 5, 2016, pp. 565-572.
29. Claudia Martínez Cordero *et al.*, "Testing the Protein Leverage Hypothesis in a Free-Living Human Population", *Appetite*, vol. 59, núm. 2, 2012, pp. 312-315.
30. David S. Weigle *et al.*, "A High-Protein Diet Induces Sustained Reductions in Appetite, Ad Libitum Caloric Intake, and Body Weight Despite Compensatory Changes in Diurnal Plasma Leptin and Ghrelin Concentrations", *American Journal of Clinical Nutrition*, vol. 82, núm. 1, 2005, pp. 41-48; S. J. Long, A. R. Jeffcoat y D. J. Millward, "Effect of Habitual

Dietary-Protein Intake on Appetite and Satiety", *Appetite*, vol. 35, núm. 1, 2000, pp. 79-88.

31. Klaas R. Westerterp, "Diet Induced Thermogenesis", *Nutrition & Metabolism*, vol. 1, núm. 1, 2004, p. 5.

32. Claire Fromentin *et al.*, "Dietary Proteins Contribute Little to Glucose Production, Even Under Optimal Gluconeogenic Conditions in Healthy Humans", *Diabetes*, vol. 62, núm. 5, 2013, pp. 1435-1442.

33. W. M. A. D. Fernando *et al.*, "Associations of Dietary Protein and Fiber Intake with Brain and Blood Amyloid-β", *Journal of Alzheimer's Disease*, vol. 61, núm. 4, 2018, pp. 1589-1598.

34. Joel Brind *et al.*, "Dietary Glycine Supplementation Mimics Lifespan Extension by Dietary Methionine Restriction in Fisher 344 Rats", *FASEB Journal*, vol. 25, núm. 1, 2011.

35. Richard A. Miller *et al.*, "Glycine Supplementation Extends Lifespan of Male and Female Mice", *Aging Cell*, vol. 18, núm. 3, 2019, p. e12953.

36. Enrique Meléndez Hevia *et al.*, "A Weak Link in Metabolism: The Metabolic Capacity for Glycine Biosynthesis Does Not Satisfy the Need for Collagen Synthesis", *Journal of Biosciences*, vol. 34, núm. 6, 2009, pp. 853-872.

37. Joseph Firth *et al.*, "The Effects of Dietary Improvement on Symptoms of Depression and Anxiety: A Meta-Analysis of Randomized Controlled Trials", *Psychosomatic Medicine*, vol. 81, núm. 3, 2019, pp. 265-280.

38. Donald R. Davis, Melvin D. Epp y Hugh D. Riordan, "Changes in USDA Food Composition Data for 43 Garden Crops, 1950 to 1999", *Journal of the American College of Nutrition*, vol. 23, núm. 6, 2004, pp. 669-682.

39. Irakli Loladze, "Hidden Shift of the Ionome of Plants Exposed to Elevated CO_2 Depletes Minerals at the Base of Human Nutrition", *eLife*, vol. 3, 2014, p. e02245.

40. Donald R. Davis, "Trade-Offs in Agriculture and Nutrition", *Food Technology*, vol. 59, núm. 3, 2005, p. 120.

41. Marcin Baranski *et al.*, "Higher Antioxidant Concentrations, and Less Cadmium and Pesticide Residues in Organically Grown Crops: A Systematic Literature Review and Meta-Analyses", *British Journal of Nutrition*, vol. 5, núm. 112, 2014, pp. 794-811.

42. Zhi-Yong Zhang, Xian-Jin Liu y Xiao-Yue Hong, "Effects of Home Preparation on Pesticide Residues in Cabbage", *Food Control*, vol. 18, núm. 12, 2007, pp. 1484-1487; Tianxi Yang *et al.*, "Effectiveness of Commercial and Homemade Washing Agents in Removing Pesticide Residues on and in Apples", *Journal of Agricultural and Food Chemistry*, vol. 65, núm. 44, 2017, pp. 9744-9752.

43. Martha Clare Morris *et al.*, "Nutrients and Bioactives in Green Leafy Vegetables and Cognitive Decline: Prospective Study", *Neurology*, vol. 90, núm. 3, 2018, pp. e214-e222.

44. Emily R. Bovier y Billy R. Hammond, "A Randomized Placebo-Controlled Study on the Effects of Lutein and Zeaxanthin on Visual Processing Speed in Young Healthy Subjects", *Archives of Biochemistry and Biophysics*, vol. 572, 2015, pp. 54-57; Lisa M. Renzi-Hammond *et al.*, "Effects of a Lutein and Zeaxanthin Intervention on Cognitive Function: A Randomized, Double-Masked, Placebo-Controlled Trial of Younger Healthy Adults", *Nutrients*, vol. 9, núm. 11, 2017, p. 1246.

45. Marcia C. de Oliveira Otto *et al.*, "Everything in Moderation—Dietary Diversity and Quality, Central Obesity and Risk of Diabetes", *Plos One*, vol. 10, núm. 10, 2015, p. e0141341.

46. Bernard P. Kok *et al.*, "Intestinal Bitter Taste Receptor Activation Alters Hormone Secretion and Imparts Metabolic Benefits", *Molecular Metabolism*, vol. 16, 2018, pp. 76-87.

2. El tiempo es todo

1. Valter D. Longo y Satchidananda Panda, "Fasting, Circadian Rhythms, and Time-Restricted Feeding in Healthy Lifespan", *Cell Metabolism*, vol. 23, núm. 6, 2016, pp. 1048-1059.

2. Patricia L. Turner y Martin A. Mainster, "Circadian Photoreception: Ageing and the Eye's Important Role in Systemic Health", *British Journal of Ophthalmology*, vol. 92, núm. 11, 2008, pp. 1439-1444.

3. Neil E. Klepeis *et al.*, "The National Human Activity Pattern Survey (NHAPS): A Resource for Assessing Exposure to Environmental Pollutants", *Journal of Exposure Science and Environmental Epidemiology*, vol. 11, núm. 3, 2001, p. 231.

4. David Montaigne *et al.*, "Daytime Variation of Perioperative Myocardial Injury in Cardiac Surgery and Its Prevention by Rev-Erb Antagonism: A Single-Centre Propensity-Matched Cohort Study and a Randomized Study", *The Lancet*, vol. 391, núm. 10115, 2018, pp. 59-69.

5. Fariba Raygan *et al.*, "Melatonin Administration Lowers Biomarkers of Oxidative Stress and Cardio-Metabolic Risk in Type 2 Diabetic Patients with Coronary Heart Disease: A Randomized, Double-Blind, Placebo-Controlled Trial", *Clinical Nutrition*, vol. 38, núm. 1, 2017, pp. 191-196.

6. D. X. Tan *et al.*, "Significance and Application of Melatonin in the Regulation of Brown Adipose Tissue Metabolism: Relation to Human Obesity", *Obesity Reviews*, vol. 12, núm. 3, 2011, pp. 167-188.

7. Ran Liu *et al.*, "Melatonin Enhances DNA Repair Capacity Possibly by Affecting Genes Involved in DNA Damage Responsive Pathways", *BMC Cell Biology*, vol. 14, núm. 1, 2013, p. 1.

8. Leonard A. Sauer, Robert T. Dauchy y David E. Blask, "Polyunsaturated

Fatty Acids, Melatonin, and Cancer Prevention", *Biochemical Pharmacology*, vol. 61, núm. 12, 2001, pp. 1455-1462.

9. M. Nathaniel Mead, "Benefits of Sunlight: A Bright Spot for Human Health", *Environmental Health Perspectives*, vol. 116, núm. 4, 2008, pp. A160-A167.

10. Tina M. Burke *et al.*, "Effects of Caffeine on the Human Circadian Clock in Vivo and in Vitro", *Science Translational Medicine*, vol. 7, núm. 305, 2015, p. 305ra146.

11. Lisa A. Ostrin, Kaleb S. Abbott y Hope M. Queener, "Attenuation of Short Wavelengths Alters Sleep and the ipRGC Pupil Response", *Ophthalmic and Physiological Optics*, vol. 37, núm. 4, 2017, pp. 440-450.

12. James Stringham, Nicole Stringham y Kevin O'Brien, "Macular Carotenoid Supplementation Improves Visual Performance, Sleep Quality, and Adverse Physical Symptoms in Those with High Screen Time Exposure", *Foods*, vol. 6, núm. 7, 2017, p. 47.

13. Shawn D. Youngstedt, Jeffrey A. Elliott y Daniel F. Kripke, "Human Circadian Phase-Response Curves for Exercise", *Journal of Physiology*, vol. 597, núm. 8, 2019, pp. 2253-2268.

14. Katri Peuhkuri, Nora Sihvola y Riitta Korpela, "Dietary Factors and Fluctuating Levels of Melatonin", *Food & Nutrition Research*, vol. 56, núm. 1, 2012, p. 17252.

15. Kazunori Ohkawara *et al.*, "Effects of Increased Meal Frequency on Fat Oxidation and Perceived Hunger", *Obesity*, vol. 21, núm. 2, 2013, pp. 336-343; Hana Kahleova *et al.*, "Meal Frequency and Timing Are Associated with Changes in Body Mass Index in Adventist Health Study 2", *Journal of Nutrition*, vol. 147, núm. 9, 2017, pp. 1722-1728.

16. Eve Van Cauter, Kenneth S. Polonsky y Andre J. Scheen, "Roles of Circadian Rhythmicity and Sleep in Human Glucose Regulation", *Endocrine Reviews*, vol. 18, núm. 5, 1997, pp. 716-738.

17. Frank A. J. L. Scheer *et al.*, "Adverse Metabolic and Cardiovascular Consequences of Circadian Misalignment", *Proceedings of the National Academy of Sciences*, vol. 106, núm. 11, 2009, pp. 4453-4458; Yukie Tsuchida, Sawa Hata y Yoshiaki Sone, "Effects of a Late Supper on Digestion and the Absorption of Dietary Carbohydrates in the Following Morning", *Journal of Physiological Anthropology*, vol. 32, núm. 1, 2013, p. 9.

18. Megumi Hatori *et al.*, "Time-Restricted Feeding Without Reducing Caloric Intake Prevents Metabolic Diseases in Mice Fed a High-Fat Diet", *Cell Metabolism*, vol. 15, núm. 6, 2012, pp. 848-860.

19. Kelsey Gabel *et al.*, "Effects of 8-Hour Time-Restricted Feeding on Body Weight and Metabolic Disease Risk Factors in Obese Adults: A Pilot Study", *Nutrition and Healthy Aging*, preprensa, 2018, pp. 1-9; Elizabeth F. Sutton *et al.*, "Early Time-Restricted Feeding Improves Insulin Sensi-

tivity, Blood Pressure, and Oxidative Stress Even Without Weight Loss in Men with Prediabetes", *Cell Metabolism*, vol. 27, núm. 6, 2018, pp. 1212-1221.

20. Manolis Kogevinas *et al.*, "Effect of Mistimed Eating Patterns on Breast and Prostate Cancer Risk (MCC-Spain Study)", *International Journal of Cancer*, vol. 143, núm. 10, 2018, pp. 2380-2389.

21. Catherine R. Marinac *et al.*, "Prolonged Nightly Fasting and Breast Cancer Prognosis", *JAMA Oncology*, vol. 2, núm. 8, 2016, pp. 1049-1055.

22. Patricia Rubio Sastre *et al.*, "Acute Melatonin Administration in Humans Impairs Glucose Tolerance in Both the Morning and Evening", *Sleep*, vol. 37, núm. 10, 2014, pp. 1715-1719.

23. David Lehigh Allen *et al.*, "Acute Daily Psychological Stress Causes Increased Atrophic Gene Expression and Myostatin-Dependent Muscle Atrophy", *American Journal of Physiology-Heart and Circulatory Physiology*, vol. 299, núm. 3, 2010, pp. R889-R898.

24. Javier T. González *et al.*, "Breakfast and Exercise Contingently Affect Postprandial Metabolism and Energy Balance in Physically Active Males", *British Journal of Nutrition*, vol. 110, núm. 4, 2013, pp. 721-732.

25. Elizabeth A. Thomas *et al.*, "Usual Breakfast Eating Habits Affect Response to Breakfast Skipping in Overweight Women", *Obesity*, vol. 23, núm. 4, 2015, pp. 750-759.

26. Ricki J. Colman *et al.*, "Caloric Restriction Reduces Age-Related and All-Cause Mortality in Rhesus Monkeys", *Nature Communications*, vol. 5, 2014, p. 3557.

27. Rai Ajit K. Srivastava *et al.*, "AMP-Activated Protein Kinase: An Emerging Drug Target to Regulate Imbalances in Lipid and Carbohydrate Metabolism to Treat Cardio-Metabolic Diseases", Serie de revisiones temáticas: nuevos objetivos de lípidos y lipoproteínas para el tratamiento de enfermedades cardiometabólicas, *Journal of Lipid Research*, vol. 53, núm. 12, 2012, pp. 2490-2514.

28. Belinda Seto, "Rapamycin and mTOR: A Serendipitous Discovery and Implications for Breast Cancer", *Clinical and Translational Medicine*, vol. 1, núm. 1, 2012, p. 29.

29. Francesca LiCausi y Nathaniel W. Hartman, "Role of mTOR Complexes in Neurogenesis", *International Journal of Molecular Sciences*, vol. 19, núm. 5, 2018, p. 1544.

30. Alessandro Bitto *et al.*, "Transient Rapamycin Treatment Can Increase Lifespan and Healthspan in Middle-Aged Mice", *eLife*, vol. 5, 2016, p. e16351.

31. Sebastian Brandhorst *et al.*, "A Periodic Diet That Mimics Fasting Promotes Multi-System Regeneration, Enhanced Cognitive Performance, and Health Span", *Cell Metabolism*, vol. 22, núm. 1, 2015, pp. 86-99.

32. *Idem.*
33. Sushil Kumar y Gurcharan Kaur, "Intermittent Fasting Dietary Restriction Regimen Negatively Influences Reproduction in Young Rats: A Study of Hypothalamo-Hypophysial-Gonadal Axis", *Plos One*, vol. 8, núm. 1, 2013, p. e52416.

3. El detonante de tu fuerza

1. Thomas J. Littlejohns *et al.*, "Vitamin D and the Risk of Dementia and Alzheimer's Disease", *Neurology*, vol. 83, núm. 10, 2014, pp. 920-928.
2. Lewis O. J. Killin *et al.*, "Environmental Risk Factors for Dementia: A Systematic Review", *BMC Geriatrics*, vol. 16, núm. 1, 2016, p. 175.
3. Joshua W. Miller *et al.*, "Vitamin D Status and Rates of Cognitive Decline in a Multiethnic Cohort of Older Adults", *JAMA Neurology*, vol. 72, núm. 11, 2015, pp. 1295-1303.
4. Jingya Jia *et al.*, "Effects of Vitamin D Supplementation on Cognitive Function and Blood Aβ-Related Biomarkers in Older Adults with Alzheimer's Disease: A Randomized, Double-Blind, Placebo-Controlled Trial", *Journal of Neurology, Neurosurgery, and Psychiatry*, 2019.
5. Robert Briggs *et al.*, "Vitamin D Deficiency Is Associated with an Increased Likelihood of Incident Depression in Community-Dwelling Older Adults", *Journal of the American Medical Directors Association*, vol. 20, núm. 5, 2019, pp. 517-523.
6. Daniel A. Nation *et al.*, "Blood-Brain Barrier Breakdown Is an Early Biomarker of Human Cognitive Dysfunction", *Nature Medicine*, vol. 25, núm. 2, 2019, pp. 270-276.
7. Peter Brondum-Jacobsen *et al.*, "25-Hydroxyvitamin D and Symptomatic Ischemic Stroke: An Original Study and Meta-Analysis", *Annals of Neurology*, vol. 73, núm. 1, 2013, pp. 38-47.
8. Pauline Maillard *et al.*, "Effects of Arterial Stiffness on Brain Integrity in Young Adults from the Framingham Heart Study", *Stroke*, vol. 47, núm. 4, 2016, pp. 1030-1036; Joel Singer *et al.*, "Arterial Stiffness, the Brain and Cognition: A Systematic Review", *Ageing Research Reviews*, vol. 15, 2014, pp. 16-27.
9. Angela L. Jefferson *et al.*, "Higher Aortic Stiffness Is Related to Lower Cerebral Blood Flow and Preserved Cerebrovascular Reactivity in Older Adults", *Circulation*, vol. 138, núm. 18, 2018, pp. 1951-1962.
10. Noel T. Mueller *et al.*, "Association of Age with Blood Pressure Across the Lifespan in Isolated Yanomami and Yekwana Villages", *JAMA Cardiology*, vol. 3, núm. 12, 2018, pp. 1247-1249.
11. Daniel Lemogoum *et al.*, "Effects of Hunter-Gatherer Subsistence Mode

on Arterial Distensibility in Cameroonian Pygmies", *Hypertension*, vol. 60, núm. 1, 2012, pp. 123-128.

12. Ibhar Al Mheid *et al.*, "Vitamin D Status Is Associated with Arterial Stiffness and Vascular Dysfunction in Healthy Humans", *Journal of the American College of Cardiology*, vol. 58, núm. 2, 2011, pp. 186-192.

13. Cedric F. Garland *et al.*, "Meta-Analysis of All-Cause Mortality According to Serum 25-Hydroxyvitamin D", *American Journal of Public Health*, vol. 104, núm. 8, 2014, pp. e43-e50; Jacqueline A. Pettersen, "Vitamin D and Executive Functioning: Are Higher Levels Better?", *Journal of Clinical and Experimental Neuropsychology*, vol. 38, núm. 4, 2016, pp. 467-477.

14. Heike A. Bischoff-Ferrari *et al.*, "Estimation of Optimal Serum Concentrations of 25-Hydroxyvitamin D for Multiple Health Outcomes", *American Journal of Clinical Nutrition*, vol. 84, núm. 1, 2006, pp. 18-28.

15. John Paul Ekwaru *et al.*, "The Importance of Body Weight for the Dose Response Relationship of Oral Vitamin D Supplementation and Serum 25-Hydroxyvitamin D in Healthy Volunteers", *Plos One*, vol. 9, núm. 11, 2014, p. e111265.

16. Anas Raed *et al.*, "Dose Responses of Vitamin D_3 Supplementation on Arterial Stiffness in Overweight African Americans with Vitamin D Deficiency: A Placebo Controlled Randomized Trial", *Plos One*, vol. 12, núm. 12, 2017, p. e0188424.

17. Donald Liu *et al.*, "uva Irradiation of Human Skin Vasodilates Arterial Vasculature and Lowers Blood Pressure Independently of Nitric Oxide Synthase", *Journal of Investigative Dermatology*, vol. 134, núm. 7, 2014, pp. 1839-1846.

18. Yong Zhang *et al.*, "Vitamin D Inhibits Monocyte/Macrophage Proinflammatory Cytokine Production by Targeting mapk Phosphatase-1", *Journal of Immunology*, vol. 188, núm. 5, 2012, pp. 2127-2135.

19. Kai Yin y Devendra K. Agrawal, "Vitamin D and Inflammatory Diseases", *Journal of Inflammation Research*, vol. 7, 2014, p. 69.

20. JoAnn E. Manson *et al.*, "Vitamin D Supplements and Prevention of Cancer and Cardiovascular Disease", *New England Journal of Medicine*, vol. 380, núm. 1, 2019, pp. 33-44.

21. Aaron Lerner, Patricia Jeremias y Torsten Matthias, "The World Incidence and Prevalence of Autoimmune Diseases Is Increasing", *International Journal of Celiac Disease*, vol. 3, núm. 4, 2015, pp. 151-155.

22. Wendy Dankers *et al.*, "Vitamin D in Autoimmunity: Molecular Mechanisms and Therapeutic Potential", *Frontiers in Immunology*, vol. 697, núm. 7, 2017.

23. Ruth Dobson, Gavin Giovannoni y Sreeram Ramagopalan, "The Month of Birth Effect in Multiple Sclerosis: Systematic Review, Meta-Analysis and Effect of Latitude", *Journal of Neurology, Neurosurgery, and Psychiatry*, vol. 84, núm. 4, 2013, pp. 427-432.

24. Emily Evans, Laura Piccio y Anne H. Cross, "Use of Vitamins and Dietary Supplements by Patients with Multiple Sclerosis: A Review", *JAMA Neurology*, vol. 75, núm. 8, 2018, pp. 1013-1021.

25. Barbara Prietl *et al.*, "Vitamin D Supplementation and Regulatory T Cells in Apparently Healthy Subjects: Vitamin D Treatment for Autoimmune Diseases?", *Israel Medical Association Journal: IMAJ*, vol. 12, núm. 3, 2010, pp. 136-139.

26. Tara Raftery *et al.*, "Effects of Vitamin D Supplementation on Intestinal Permeability, Cathelicidin and Disease Markers in Crohn's Disease: Results from a Randomized Double-Blind Placebo-Controlled Study", *United European Gastroenterology Journal*, vol. 3, núm. 3, 2015, pp. 294-302.

27. Danilo C. Finamor *et al.*, "A Pilot Study Assessing the Effect of Prolonged Administration of High Daily Doses of Vitamin D on the Clinical Course of Vitiligo and Psoriasis", *Dermato-Endocrinology*, vol. 5, núm. 1, 2013, pp. 222-234.

28. Yasumichi Arai *et al.*, "Inflammation, but Not Telomere Length, Predicts Successful Ageing at Extreme Old Age: A Longitudinal Study of Semi-Supercentenarians", *EBio- Medicine*, vol. 2, núm. 10, 2015, pp. 1549-1558.

29. Adam Kaplin y Laura Anzaldi, "New Movement in Neuroscience: A Purpose-Driven Life", *Cerebrum: The Dana Forum on Brain Science*, Fundación Dana, vol. 2015.

30. J. Brent Richards *et al.*, "Higher Serum Vitamin D Concentrations Are Associated with Longer Leukocyte Telomere Length in Women", *American Journal of Clinical Nutrition*, vol. 86, núm. 5, 2007, pp. 1420-1425.

31. Karla A. Mark *et al.*, "Vitamin D Promotes Protein Homeostasis and Longevity via the Stress Response Pathway Genes skn-1, ire-1, and xbp-1", *Cell Reports*, vol. 17, núm. 5, 2016, pp. 1227-1237.

32. Angela Carrelli *et al.*, "Vitamin D Storage in Adipose Tissue of Obese and Normal Weight Women", *Journal of Bone and Mineral Research*, vol. 32, núm. 2, 2016, pp. 237-242.

33. John Paul Ekwaru *et al.*, "The Importance of Body Weight for the Dose Response Relationship of Oral Vitamin D Supplementation and Serum 25-Hydroxyvitamin D in Healthy Volunteers", *Plos One*, vol. 9, núm. 11, 2014, p. e111265.

34. Elizabet Saes da Silva *et al.*, "Use of Sunscreen and Risk of Melanoma and Non-Melanoma Skin Cancer: A Systematic Review and Meta-Analysis", *European Journal of Dermatology*, vol. 28, núm. 2, 2018, pp. 186-201; Leslie K. Dennis, Laura E. Beane Freeman y Marta J. Van Beek, "Sunscreen Use and the Risk for Melanoma: A Quantitative Review", *Annals of Internal Medicine*, vol. 139, núm. 12, 2003, pp. 966-978; Michael Huncharek y Bruce Kupelnick, "Use of Topical Sunscreens and the Risk of Malignant Melanoma: A Meta-Analysis of 9067 Patients from 11 Case-Control Studies", *American Journal of Public Health*, vol. 92, núm. 7, 2002, pp. 1173-1177.

35. J. MacLaughlin y M. F. Holick, "Aging Decreases the Capacity of Human Skin to Produce Vitamin D_3", *Journal of Clinical Investigation*, vol. 76, núm. 4, 1985, pp. 1536-1538.
36. J. Christopher Gallagher, "Vitamin D and Aging", *Endocrinology and Metabolism Clinics of North America*, vol. 42, núm. 2, 2013, pp. 319-332.
37. Fahad Alshahrani y Naji Aljohani, "Vitamin D: Deficiency, Sufficiency and Toxicity", *Nutrients*, vol. 5, núm. 9, 2013, pp. 3605-3616.
38. Emma Childs y Harriet de Wit, "Regular Exercise Is Associated with Emotional Resilience to Acute Stress in Healthy Adults", *Frontiers in Physiology*, vol. 5, núm. 161, 2014.
39. Bruce S. McEwen y John C. Wingfield, "The Concept of Allostasis in Biology and Biomedicine", *Hormones and Behavior*, vol. 43, núm. 1, 2003, pp. 2-15.
40. Michael T. Heneka, "Locus Coeruleus Controls Alzheimer's Disease Pathology by Modulating Microglial Functions Through Norepinephrine", *Proceedings of the National Academy of Sciences of the United States of America*, vol. 107, núm 13, 2010, pp. 6058-6063.
41. Joanna Rymaszewska *et al.*, "Whole-Body Cryotherapy as Adjunct Treatment of Depressive and Anxiety Disorders", *Archivum Immunologiae et Therapiae Experimentalis*, vol. 56, núm. 1, 2008, pp. 63-68.
42. Christoffer van Tulleken *et al.*, "Open Water Swimming as a Treatment for Major Depressive Disorder", *BMJ Case Reports*, 2018.
43. P. Šramek *et al.*, "Human Physiological Responses to Immersion into Water of Different Temperatures", *European Journal of Applied Physiology*, vol. 81, núm. 5, 2000, pp. 436-442.
44. Wouter van Marken Lichtenbelt y Patrick Schrauwen, "Implications of Non-Shivering Thermogenesis for Energy Balance Regulation in Humans", *American Journal of Physiology-Regulatory, Integrative and Comparative Physiology*, vol. 301, núm. 2, 2011, pp. R285-R296.
45. P. Šramek *et al.*, "Human Physiological Responses to Immersion into Water of Different Temperatures", *European Journal of Applied Physiology*, vol. 81, núm. 5, 2000, pp. 436-442.
46. Wouter van Marken Lichtenbelt *et al.*, "Healthy Excursions Outside the Thermal Comfort Zone", *Building Research & Information*, vol. 45, núm. 7, 2017, pp. 819-827; Mark J. W. Hanssen *et al.*, "Short-Term Cold Acclimation Improves Insulin Sensitivity in Patients with Type 2 Diabetes Mellitus", *Nature Medicine*, vol. 21, núm. 8, 2015, p. 863.
47. Gregory N. Bratman *et al.*, "Nature Experience Reduces Rumination and Subgenual Prefrontal Cortex Activation", *Proceedings of the National Academy of Sciences*, vol. 112, núm. 28, 2015, pp. 8567-8572.
48. Tatsuo Watanabe *et al.*, "Green Odor and Depressive-Like State in Rats: Toward an Evidence-Based Alternative Medicine?", *Behavioural Brain Research*, vol. 224, núm. 2, 2011, pp. 290-296.

49. MaryCarol Rossiter Hunter, "Urban Nature Experiences Reduce Stress in the Context of Daily Life Based on Salivary Biomarkers", *Frontiers in Psychology*, vol. 10, 2019, p. 722.

50. Pascal Imbeault, Isabelle Dépault y François Haman, "Cold Exposure Increases Adiponectin Levels in Men", *Metabolism*, vol. 58, núm. 4, 2009, pp. 552-559.

51. Arnav Katira y Peng H. Tan, "Evolving Role of Adiponectin in Cancer-Controversies and Update", *Cancer Biology & Medicine*, vol. 13, núm. 1, 2016, p. 101.

52. Juhyun Song y Jong Eun Lee, "Adiponectin as a New Paradigm for Approaching Alzheimer's Disease", *Anatomy & Cell Biology*, vol. 46, núm. 4, 2013, pp. 229-234.

53. Tanjaniina Laukkanen *et al.*, "Sauna Bathing Is Inversely Associated with Dementia and Alzheimer's Disease in Middle-Aged Finnish Men", *Age and Ageing*, vol. 46, núm. 2, 2016, pp. 245-249.

54. Vienna E. Brunt *et al.*, "Passive Heat Therapy Improves Endothelial Function, Arterial Stiffness and Blood Pressure in Sedentary Humans", *Journal of Physiology*, vol. 594, núm. 18, 2016, pp. 5329-5342.

55. Joy Hussain y Marc Cohen, "Clinical Effects of Regular Dry Sauna Bathing: A Systematic Review", *Evidence-Based Complementary and Alternative Medicine*, 2018, p. 1857413.

56. Małgorzata Żychowska *et al.*, "Effects of Sauna Bathing on Stress-Related Genes Expression in Athletes and Non-Athletes", *Annals of Agricultural and Environmental Medicine*, vol. 24, núm. 1, 2017, pp. 104-107.

57. Minoru Narita *et al.*, "Heterologous μ-Opioid Receptor Adaptation by Repeated Stimulation of κ-Opioid Receptor: Up-Regulation of G-Protein Activation and Antinociception", *Journal of Neurochemistry*, vol. 85, núm. 5, 2003, pp. 1171-1179.

58. Barbara A. Maher *et al.*, "Magnetite Pollution Nanoparticles in the Human Brain", *Proceedings of the National Academy of Sciences*, vol. 113, núm. 39, 2016, pp. 10797-10801.

59. Xin Zhang, Xi Chen y Xiaobo Zhang, "The Impact of Exposure to Air Pollution on Cognitive Performance", *Proceedings of the National Academy of Sciences*, vol. 115, núm. 37, 2018, pp. 9193-9197.

60. Mafalda Cacciottolo *et al.*, "Particulate Air Pollutants, APOE Alleles and Their Contributions to Cognitive Impairment in Older Women and to Amyloidogenesis in Experimental Models", *Translational Psychiatry*, vol. 7, núm. 1, 2017, p. e1022.

61. Jia Zhong *et al.*, "B-Vitamin Supplementation Mitigates Effects of Fine Particles on Cardiac Autonomic Dysfunction and Inflammation: A Pilot Human Intervention Trial", *Scientific Reports*, vol. 7, 2017, p. 45322.

62. Xiang-Yong Li *et al.*, "Protection Against Fine Particle-Induced Pulmonary and Systemic Inflammation by Omega-3 Polyunsaturated Fatty Acids", *Biochimica et Biophysica Acta (BBA)—General Subjects*, vol. 1861, núm. 3, 2017, pp. 577-584.

63. Isabelle Romieu *et al.*, "The Effect of Supplementation with Omega-3 Polyunsaturated Fatty Acids on Markers of Oxidative Stress in Elderly Exposed to PM(2.5)", *Environmental Health Perspectives*, vol. 116, núm. 9, 2008, pp. 1237-1242.

64. David Heber *et al.*, "Sulforaphane-Rich Broccoli Sprout Extract Attenuates Nasal Allergic Response to Diesel Exhaust Particles", *Food & Function*, vol. 5, núm. 1, 2014, pp. 35-41.

65. Patricia A. Egner *et al.*, "Rapid and Sustainable Detoxication of Airborne Pollutants by Broccoli Sprout Beverage: Results of a Randomized Clinical Trial in China", *Cancer Prevention Research*, vol. 7, núm. 8, 2014, pp. 813-823.

66. Fabricio Pagani Possamai *et al.*, "Antioxidant Intervention Compensates Oxidative Stress in Blood of Subjects Exposed to Emissions from a Coal Electric-Power Plant in South Brazil", *Environmental Toxicology and Pharmacology*, vol. 30, núm. 2, 2010, pp. 175-180.

4. Levanta tu trasero

1. Steven F. Lewis y Charles H. Hennekens, "Regular Physical Activity: Forgotten Benefits", *American Journal of Medicine*, vol. 129, núm. 2, 2016, pp. 137-138.

2. Christian von Loeffelholz y Andreas Birkenfeld, "The Role of Non-exercise Activity Thermogenesis in Human Obesity", *Endotext*, MDText.com, 2018.

3. Theodore B. Vanltallie, "Resistance to Weight Gain During Overfeeding: A NEAT Explanation", *Nutrition Reviews*, vol. 59, núm. 2, 2001, pp. 48-51.

4. James A. Levine, Norman L. Eberhardt y Michael D. Jensen, "Role of Non-Exercise Activity Thermogenesis in Resistance to Fat Gain in Humans", *Science*, vol. 283, núm. 5399, 1999, pp. 212-214.

5. Lionel Bey y Marc T. Hamilton, "Suppression of Skeletal Muscle Lipoprotein Lipase Activity During Physical Inactivity: A Molecular Reason to Maintain Daily Low-Intensity Activity", *Journal of Physiology*, vol. 551, segunda parte, 2003, pp. 673-682.

6. M. R. Taskinen y E. A. Nikkila, "Effect of Acute Vigorous Exercise on Lipoprotein Lipase Activity of Adipose Tissue and Skeletal Muscle in Physically Active Men", *Artery*, vol. 6, núm. 6, 1980, pp. 471-483.

7. Sophie E. Carter *et al.*, "Regular Walking Breaks Prevent the Decline in Cerebral Blood Flow Associated with Prolonged Sitting", *Journal of Applied Physiology*, vol. 125, núm. 3, 2018, pp. 790-798.

8. Ira J. Goldberg *et al.*, "Regulation of Fatty Acid Uptake into Tissues: Lipoprotein Lipase and CD36-Mediated Pathways", *Journal of Lipid Research*, vol. 50, suplemento, 2009, pp. S86-S90.

9. Justin R. Trombold *et al.*, "Acute High-Intensity Endurance Exercise Is More Effective Than Moderate-Intensity Exercise for Attenuation of Postprandial Triglyceride Elevation", *Journal of Applied Physiology*, vol. 114, núm. 6, 2013, pp. 792-800.

10. Francesco Zurlo *et al.*, "Low Ratio of Fat to Carbohydrate Oxidation as Predictor of Weight Gain: Study of 24-h RQ", *American Journal of Physiology-Endocrinology and Metabolism*, vol. 259, núm. 5, 1990, pp. E650-E657.

11. Joana Araujo, Jianwen Cai y June Stevens, "Prevalence of Optimal Metabolic Health in American Adults: National Health and Nutrition Examination Survey 2009-2016", *Metabolic Syndrome and Related Disorders*, vol. 17, núm. 1, 2019, pp. 46-52.

12. Gian Paolo Fadini *et al.*, "At the Crossroads of Longevity and Metabolism: The Metabolic Syndrome and Lifespan Determinant Pathways", *Aging Cell*, vol. 10, núm. 1, 2011, pp. 10-17.

13. Hidetaka Hamasaki *et al.*, "Daily Physical Activity Assessed by a Triaxial Accelerometer Is Beneficially Associated with Waist Circumference, Serum Triglycerides, and Insulin Resistance in Japanese Patients with Prediabetes or Untreated Early Type 2 Diabetes", *Journal of Diabetes Research*, 2015.

14. Elin Ekblom-Bak *et al.*, "The Importance of Non-Exercise Physical Activity for Cardiovascular Health and Longevity", *British Journal of Sports Medicine*, vol. 48, núm. 3, 2014, pp. 233-238.

15. Bernard M. F. M. Duvivier *et al.*, "Minimal Intensity Physical Activity (Standing and Walking) of Longer Duration Improves Insulin Action and Plasma Lipids More Than Shorter Periods of Moderate to Vigorous Exercise (Cycling) in Sedentary Subjects When Energy Expenditure Is Comparable", *Plos One*, vol. 8, núm. 2, 2013, p. e55542.

16. Carter *et al.*, "Regular Walking Breaks".

17. Ernest R. Greene, Kushum Shrestha y Analyssa García, "Acute Effects of Walking on Human Internal Carotid Blood Flow", *FASEB Journal*, vol. 31, núm. 1, suplemento, 2017, pp. 840-823.

18. Chun Liang Hsu *et al.*, "Aerobic Exercise Promotes Executive Functions and Impacts Functional Neural Activity Among Older Adults with Vascular Cognitive Impairment", *British Journal of Sports Medicine*, vol. 52, núm. 3, 2018, pp. 184-191.

19. Aron S. Buchman *et al.*, "Physical Activity, Common Brain Pathologies, and Cognition in Community-Dwelling Older Adults", *Neurology*, vol. 92, núm. 8, 2019, pp. e811-e822.

20. Mark A. Hearris *et al.*, "Regulation of Muscle Glycogen Metabolism During Exercise: Implications for Endurance Performance and Training Adaptations", *Nutrients*, vol. 10, núm. 3, 2018, p. 298.

21. Brad Jon Schoenfeld y Alan Albert Aragon, "How Much Protein Can the Body Use in a Single Meal for Muscle-Building? Implications for Daily Protein Distribution", *Journal of the International Society of Sports Nutrition*, vol. 15, núm. 1, 2018, pp. 10.

22. Alan Albert Aragon y Brad Jon Schoenfeld, "Nutrient Timing Revisited: Is There a Post-exercise Anabolic Window?", *Journal of the International Society of Sports Nutrition*, vol. 10, núm. 1, 2013, p. 5.

23. *Idem.*

24. George A. Brooks, "Cell-Cell and Intracellular Lactate Shuttles", *Journal of Physiology*, vol. 587, parte 23, 2009, pp. 5591-5600.

25. Patrizia Proia *et al.*, "Lactate as a Metabolite and a Regulator in the Central Nervous System", *International Journal of Molecular Sciences*, vol. 17, núm. 9, 2016, p. 1450.

26. Laurel Riske *et al.*, "Lactate in the Brain: An Update on Its Relevance to Brain Energy, Neurons, Glia and Panic Disorder", *Therapeutic Advances in Psychopharmacology*, vol. 7, núm. 2, 2016, pp. 85-89.

27. Proia *et al.*, "Lactate as a Metabolite".

28. Margaret Schenkman *et al.*, "Effect of High-Intensity Treadmill Exercise on Motor Symptoms in Patients with de Novo Parkinson's Disease: A Phase 2 Randomized Clinical Trial", *JAMA Neurology*, vol. 75, núm. 2, 2018, pp. 219-226.

29. Jenna B. Gillen *et al.*, "Twelve Weeks of Sprint Interval Training Improves Indices of Cardiometabolic Health Similar to Traditional Endurance Training Despite a Fivefold Lower Exercise Volume and Time Commitment", *Plos One*, vol. 11, núm. 4, 2016, p. e0154075.

30. Robert Acton Jacobs *et al.*, "Improvements in Exercise Performance with High-Intensity Interval Training Coincide with an Increase in Skeletal Muscle Mitochondrial Content and Function", *Journal of Applied Physiology*, vol. 115, núm. 6, 2013, pp. 785-793.

31. Masahiro Banno *et al.*, "Exercise Can Improve Sleep Quality: A Systematic Review and Meta-Analysis", *PeerJ*, vol. 6, 2018, p. e5172.

32. Joseph T. Flynn *et al.*, "Clinical Practice Guideline for Screening and Management of High Blood Pressure in Children and Adolescents", *Pediatrics*, vol. 140, núm. 3, 2017, p. e20171904.

33. Jeff D. Williamson *et al.*, "Effect of Intensive Vs. Standard Blood Pressure Control on Probable Dementia: A Randomized Clinical Trial", *JAMA*, vol. 321, núm. 6, 2019, pp. 553-561.

34. Lisa A. Te Morenga *et al.*, "Dietary Sugars and Cardiometabolic Risk: Systematic Review and Meta-Analyses of Randomized Controlled Trials of

the Effects on Blood Pressure and Lipids", *American Journal of Clinical Nutrition*, vol. 100, núm. 1, 2014, pp. 65-79.

35. Tessio Rebello, Robert E. Hodges y Jack L. Smith, "Short-Term Effects of Various Sugars on Antinatriuresis and Blood Pressure Changes in Normotensive Young Men", *American Journal of Clinical Nutrition*, vol. 38, núm. 1, 1983, pp. 84-94.

36. Huseyin Naci *et al.*, "How Does Exercise Treatment Compare with Antihypertensive Medications? A Network Meta-Analysis of 391 Randomized Controlled Trials Assessing Exercise and Medication Effects on Systolic Blood Pressure", *British Journal of Sports Medicine*, vol. 53, 2018, pp. 859-869.

37. Eric D. Vidoni *et al.*, "Dose-Response of Aerobic Exercise on Cognition: A Community- Based, Pilot Randomized Controlled Trial", *Plos One*, vol. 10, núm. 7, 2015, p. e0131647.

38. Lin Li *et al.*, "Acute Aerobic Exercise Increases Cortical Activity During Working Memory: A Functional MRI Study in Female College Students", *Plos One*, vol. 9, núm. 6, 2014, p. e99222.

39. Fengqin Liu *et al.*, "It Takes Biking to Learn: Physical Activity Improves Learning a Second Language", *Plos One*, vol. 12, núm. 5, 2017, p. e0177624.

40. Felipe B. Schuch *et al.*, "Are Lower Levels of Cardiorespiratory Fitness Associated with Incident Depression? A Systematic Review of Prospective Cohort Studies", *Preventive Medicine*, vol. 93, 2016, pp. 159-165.

41. Ioannis D. Morres *et al.*, "Aerobic Exercise for Adult Patients with Major Depressive Disorder in Mental Health Services: A Systematic Review and Meta-Analysis", *Depression and Anxiety*, vol. 36, núm. 1, 2019, pp. 39-53.

42. Brett R. Gordon *et al.*, "Association of Efficacy of Resistance Exercise Training with Depressive Symptoms: Meta-Analysis and Meta-Regression Analysis of Randomized Clinical Trials", *JAMA Psychiatry*, vol. 75, núm. 6, 2018, pp. 566-576.

43. Brett R. Gordon *et al.*, "The Effects of Resistance Exercise Training on Anxiety: A Meta-Analysis and Meta-Regression Analysis of Randomized Controlled Trials", *Sports Medicine*, vol. 47, núm. 12, 2017, pp. 2521-2532.

44. Friederike Klempin *et al.*, "Serotonin Is Required for Exercise-Induced Adult Hippocampal Neurogenesis", *Journal of Neuroscience*, vol. 33, núm. 19, 2013, pp. 8270-8275.

45. Kristen M. Beavers *et al.*, "Effect of Exercise Type During Intentional Weight Loss on Body Composition in Older Adults with Obesity", *Obesity*, vol. 25, núm. 11, 2017, pp. 1823-1829.

46. Emmanuel Stamatakis *et al.*, "Does Strength-Promoting Exercise Confer Unique Health Benefits? A Pooled Analysis of Data on 11 Population Co-

horts with All-Cause, Cancer, and Cardiovascular Mortality Endpoints", *American Journal of Epidemiology*, vol. 187, núm. 5, 2017, pp. 1102-1112.

47. Yorgi Mavros *et al.*, "Mediation of Cognitive Function Improvements by Strength Gains After Resistance Training in Older Adults with Mild Cognitive Impairment: Outcomes of the Study of Mental and Resistance Training", *Journal of the American Geriatrics Society*, vol. 65, núm. 3, 2017, pp. 550-559.

48. Ivan Bautmans, Katrien van Puyvelde y Tony Mets, "Sarcopenia and Functional Decline: Pathophysiology, Prevention and Therapy", *Acta Clinica Belgica*, vol. 64, núm. 4, 2009, pp. 303-316.

49. Monique E. François *et al.*, "'Exercise Snacks' Before Meals: A Novel Strategy to Improve Glycemic Control in Individuals with Insulin Resistance", *Diabetologia*, vol. 57, núm. 7, 2014, pp. 1437-1445.

50. Brad J. Schoenfeld *et al.*, "Influence of Resistance Training Frequency on Muscular Adaptations in Well-Trained Men", *Journal of Strength & Conditioning Research*, vol. 29, núm. 7, 2015, pp. 1821-1829.

51. Laura D. Baker *et al.*, "Effects of Growth Hormone-Releasing Hormone on Cognitive Function in Adults with Mild Cognitive Impairment and Healthy Older Adults: Results of a Controlled Trial", *Archives of Neurology*, vol. 69, núm. 11, 2012, pp. 1420-1429.

52. Gabrielle Brandenberger *et al.*, "Effect of Sleep Deprivation on Overall 24 h Growth-Hormone Secretion", *The Lancet*, vol. 356, núm. 9239, 2000, p. 1408.

53. Johanna A. Pallotta y Patricia J. Kennedy, "Response of Plasma Insulin and Growth Hormone to Carbohydrate and Protein Feeding", *Metabolism*, vol. 17, núm. 10, 1968, pp. 901-908.

54. Helene Norrelund, "The Metabolic Role of Growth Hormone in Humans with Particular Reference to Fasting", *Growth Hormone & IGF Research*, vol. 15, núm. 2, 2005, pp. 95-122.

55. Rachel Leproult y Eve Van Cauter, "Effect of 1 Week of Sleep Restriction on Testosterone Levels in Young Healthy Men", *JAMA*, vol. 305, núm. 21, 2011, pp. 2173-2174.

56. Flavio A. Cadegiani y Claudio E. Kater, "Hormonal Aspects of Overtraining Syndrome: A Systematic Review", *BMC Sports Science, Medicine & Rehabilitation*, vol. 9, núm. 14, 2017.

57. Nathaniel D. M. Jenkins *et al.*, "Greater Neural Adaptations Following High- Vs. Low-Load Resistance Training", *Frontiers in Physiology*, vol. 8, 2017, p. 331.

5. Mundo tóxico

1. Robert Dales *et al.*, "Quality of Indoor Residential Air and Health", *CMAJ: Canadian Medical Association Journal*, vol. 179, núm. 2, 2008, pp. 147-152.

2. "Bisphenol A (BPA)", *National Institute of Environmental Health Sciences*, Departamento de Salud y Servicios Humanos de Estados Unidos, <www. niehs.nih.gov/health/topics/agents/sya-bpa/index.cfm>; Buyun Liu *et al.*, "Bisphenol A Substitutes and Obesity in US Adults: Analysis of a Population-Based, Cross-Sectional Study", *The Lancet, Planetary Health*, vol. 1, núm. 3, 2017, pp. e114-e122.

3. Rachael Beairsto, "Is BPA Safe? Endocrine Society Addresses FDA Position on Commercial BPA Use", *Endocrinology Advisor*, 24 de octubre de 2018, <www. endocrinologyadvisor.com/home/topics/general-endocrinology/is-bpa-safe-endocrine-society-addresses-fda-position-on-commercial-bpa-use/>.

4. Subhrangsu S. Mandal (ed.), *Gene Regulation, Epigenetics and Hormone Signaling*, vol. 1, John Wiley & Sons, 2017.

5. Julia R. Varshavsky *et al.*, "Dietary Sources of Cumulative Phthalates Exposure Among the US General Population in NHANES 2005-2014", *Environment International*, vol. 115, 2018, pp. 417-429.

6. Kristen M. Rappazzo *et al.*, "Exposure to Perfluorinated Alkyl Substances and Health Outcomes in Children: A Systematic Review of the Epidemiologic Literature", *International Journal of Environmental Research and Public Health*, vol. 14, núm. 7, 2017, p. 691; Gang Liu *et al.*, "Perfluoroalkyl Substances and Changes in Body Weight and Resting Metabolic Rate in Response to Weight-Loss Diets: A Prospective Study", *Plos Medicine*, vol. 15, núm. 2, 2018, p. e1002502.

7. Ying Li *et al.*, "Half-Lives of PFOS, PFHxS and PFOA After End of Exposure to Contaminated Drinking Water", *Occupational and Environmental Medicine*, vol. 75, núm. 1, 2018, pp. 46-51.

8. Katherine E. Boronow *et al.*, "Serum Concentrations of PFASS and Exposure-Related Behaviors in African American and Non-Hispanic White Women", *Journal of Exposure Science & Environmental Epidemiology*, vol. 29, núm. 2, 2019, p. 206.

9. Patricia Callahan y Sam Roe, "Big Tobacco Wins Fire Marshals as Allies in Flame Retardant Push", Chicagotribune.com, 21 de marzo de 2019, <www.chicagotribune.com/ct-met-flames-tobacco-20120508-story. html>.

10. Julie B. Herbstman *et al.*, "Prenatal Exposure to PBDES and Neurodevelopment", *Environmental Health Perspectives*, vol. 118, núm. 5, 2010, pp. 712-719.

11. Carla A. Ng *et al.*, "Polybrominated Diphenyl Ether (PBDE) Accumulation in Farmed Salmon Evaluated Using a Dynamic Sea-Cage Production Model", *Environmental Science & Technology*, vol. 52, núm. 12, 2018, pp. 6965-6973.

12. Sumedha M. Joshi, "The Sick Building Syndrome", *Indian Journal of Occupational and Environmental Medicine*, vol. 12, núm. 2, 2008, pp. 61-64.

13. P. D. Darbre *et al.*, "Concentrations of Parabens in Human Breast Tumours", *Journal of Applied Toxicology*, vol. 24, núm. 1, 2004, pp. 5-13.

14. Damian Maseda *et al.*, "Nonsteroidal Anti-inflammatory Drugs Alter the Microbiota and Exacerbate *Clostridium difficile* Colitis While Dysregulating the Inflammatory Response", *mBio*, vol. 10, núm. 1, 2019, p. e02282-18.

15. Mats Lilja *et al.*, "High Doses of Anti-inflammatory Drugs Compromise Muscle Strength and Hypertrophic Adaptations to Resistance Training in Young Adults", *Acta Physiologica*, vol. 222, núm. 2, 2018, p. e12948.

16. Dominik Mischkowski, Jennifer Crocker y Baldwin M. Way, "From Painkiller to Empathy Killer: Acetaminophen (Paracetamol) Reduces Empathy for Pain", *Social Cognitive and Affective Neuroscience*, vol. 11, núm. 9, 2016, pp. 1345-1353.

17. Claudia B. Avella García *et al.*, "Acetaminophen Use in Pregnancy and Neurodevelopment: Attention Function and Autism Spectrum Symptoms", *International Journal of Epidemiology*, vol. 45, núm. 6, 2016, pp. 1987-1996.

18. C. G. Bornehag *et al.*, "Prenatal Exposure to Acetaminophen and Children's Language Development at 30 Months", *European Psychiatry*, vol. 51, 2018, pp. 98-103.

19. John T. Slattery *et al.*, "Dose-Dependent Pharmacokinetics of Acetaminophen: Evidence of Glutathione Depletion in Humans", *Clinical Pharmacology & Therapeutics*, vol. 41, núm. 4, 1987, pp. 413-418.

20. Xueya Cai *et al.*, "Long-Term Anticholinergic Use and the Aging Brain", *Alzheimer's Dementia*, vol. 9, núm. 4, 2013, pp. 377-385.

21. Shelly L. Gray *et al.*, "Cumulative Use of Strong Anticholinergics and Incident Dementia: A Prospective Cohort Study", *JAMA Internal Medicine*, vol. 175, núm. 3, 2015, pp. 401-407.

22. Ghada Bassioni *et al.*, "Risk Assessment of Using Aluminum Foil in Food Preparation", *International Journal of Electrochemical Science*, vol. 7, núm. 5, 2012, pp. 4498-4509.

23. Clare Minshall, Jodie Nadal y Christopher Exley, "Aluminum in Human Sweat", *Journal of Trace Elements in Medicine and Biology*, vol. 28, núm. 1, 2014, pp. 87-88.

24. Pranita D. Tamma y Sara E. Cosgrove, "Addressing the Appropriateness of Outpatient Antibiotic Prescribing in the United States: An Important First Step", *JAMA*, vol. 315, núm. 17, 2016, pp. 1839-1841.

25. Jordan E. Bisanz *et al.*, "Randomized Open-Label Pilot Study of the Influence of Probiotics and the Gut Microbiome on Toxic Metal Levels in Tanzanian Pregnant Women and School Children", *mBio*, vol. 5, núm. 5, 2014, p. e01580-14.

26. Les Dethlefsen *et al.*, "The Pervasive Effects of an Antibiotic on the Human Gut Microbiota, as Revealed by Deep 16S rRNA Sequencing", *Plos Biology*, vol. 6, núm. 11, 2008, p. e280.

27. Tsepo Ramatla *et al.*, "Evaluation of Antibiotic Residues in Raw Meat Using Different Analytical Methods", *Antibiotics*, vol. 6, núm. 4, 2017, p. 34; Khurram Muaz *et al.*, "Antibiotic Residues in Chicken Meat: Global Prevalence, Threats, and Decontamination Strategies: A Review", *Journal of Food Protection*, vol. 81, núm. 4, 2018, pp. 619-627.

28. Marcin Barański *et al.*, "Higher Antioxidant and Lower Cadmium Concentrations and Lower Incidence of Pesticide Residues in Organically Grown Crops: A Systematic Literature Review and Meta-Analyses", *British Journal of Nutrition*, vol. 112, núm. 5, 2014, pp. 794-811.

29. Jotham Suez *et al.*, "Post-Antibiotic Gut Mucosal Microbiome Reconstitution Is Impaired by Probiotics and Improved by Autologous FMT", *Cell*, vol. 174, núm. 6, 2018, pp. 1406-1423.

30. Ruth E. Brown *et al.*, "Secular Differences in the Association Between Caloric Intake, Macronutrient Intake, and Physical Activity with Obesity", *Obesity Research & Clinical Practice*, vol. 10, núm. 3, 2016, pp. 243-255.

31. Tetsuhide Ito y Robert T. Jensen, "Association of Long-Term Proton Pump Inhibitor Therapy with Bone Fractures and Effects on Absorption of Calcium, Vitamin B_{12}, Iron, and Magnesium", *Current Gastroenterology Reports*, vol. 12, núm. 6, 2010, pp. 448-457.

32. Elizabet Saes da Silva *et al.*, "Use of Sunscreen and Risk of Melanoma and Non-Melanoma Skin Cancer: A Systematic Review and Meta-Analysis", *European Journal of Dermatology*, vol. 28, núm. 2, 2018, pp. 186-201; Leslie K. Dennis, Laura E. Beane Freeman y Marta J. Van Beek, "Sunscreen Use and the Risk for Melanoma: A Quantitative Review", *Annals of Internal Medicine*, vol. 139, núm. 12, 2003, pp. 966-978; Michael Huncharek y Bruce Kupelnick, "Use of Topical Sunscreens and the Risk of Malignant Melanoma: A Meta-Analysis of 9067 Patients from 11 Case-Control Studies", *American Journal of Public Health*, vol. 92, núm. 7, 2002, pp. 1173-1177.

33. Cheng Wang *et al.*, "Stability and Removal of Selected Avobenzone's Chlorination Products", *Chemosphere*, vol. 182, 2017, pp. 238-244.

34. Murali K. Matta *et al.*, "Effect of Sunscreen Application Under Maximal Use Conditions on Plasma Concentration of Sunscreen Active Ingredients: A Randomized Clinical Trial", *JAMA*, vol. 321, núm. 21, 2019, pp. 2082-2091.

35. Naoki Ito *et al.*, "The Protective Role of Astaxanthin for UV-Induced Skin Deterioration in Healthy People—A Randomized, Double-Blind, Placebo-Controlled Trial", *Nutrients*, vol. 10, núm. 7, 2018, p. 817.

36. Rui Li *et al.*, "Mercury Pollution in Vegetables, Grains and Soils from Areas Surrounding Coal-Fired Power Plants", *Scientific Reports*, vol. 7, núm. 46545, 2017.

37. Nicholas V. C. Ralston *et al.*, "Dietary Selenium's Protective Effects Against Methylmercury Toxicity", *Toxicology*, vol. 278, núm. 1, 2010, pp. 112-123.

38. Philippe Grandjean *et al.*, "Cognitive Deficit in 7-Year-Old Children with Prenatal Exposure to Methylmercury", *Neurotoxicology and Teratology*, vol. 19, núm. 6, 1997, pp. 417-428.

39. Ondine van de Rest *et al.*, "APOE ε4 and the Associations of Seafood and Long-Chain Omega-3 Fatty Acids with Cognitive Decline", *Neurology*, vol. 86, núm. 22, 2016, pp. 2063-2070.

40. Martha Clare Morris *et al.*, "Association of Seafood Consumption, Brain Mercury Level, and APOE ε4 Status with Brain Neuropathology in Older Adults", *JAMA*, vol. 315, núm. 5, 2016, pp. 489-497.

41. Jianghong Liu *et al.*, "The Mediating Role of Sleep in the Fish Consumption-Cognitive Functioning Relationship: A Cohort Study", *Scientific Reports*, vol. 7, núm. 1, 2017, p. 17961; Joseph R. Hibbeln *et al.*, "Maternal Seafood Consumption in Pregnancy and Neurodevelopmental Outcomes in Childhood (ALSPAC Study): An Observational Cohort Study", *The Lancet*, vol. 369, núm. 9561, 2007, pp. 578-585.

42. Maria A. I. Aberg *et al.*, "Fish Intake of Swedish Male Adolescents Is a Predictor of Cognitive Performance", *Acta Paediatrica*, vol. 98, núm. 3, 2009, pp. 555-560.

43. Margaret E. Sears *et al.*, "Arsenic, Cadmium, Lead, and Mercury in Sweat: A Systematic Review", *Journal of Environmental and Public Health*, vol. 184745, 2012.

44. T. T. Sjursen *et al.*, "Changes in Health Complaints After Removal of Amalgam Fillings", *Journal of Oral Rehabilitation*, vol. 38, núm. 11, 2011, pp. 835-848.

45. R. C. Kaltreider *et al.*, "Arsenic Alters the Function of the Glucocorticoid Receptor as a Transcription Factor", *Environmental Health Perspectives*, vol. 109, núm. 3, 2001, pp. 245-251.

46. Frederick M. Fishel, *Pesticide Use Trends in the United States: Agricultural Pesticides*, Universidad de Florida, extensión del Instituto de Ciencias de la Alimentación y la Agricultura, <http://edis.ifas.ufl.edu/pi176>.

47. Isioma Tongo y Lawrence Ezemonye, "Human Health Risks Associated with Residual Pesticide Levels in Edible Tissues of Slaughtered Cattle in Benin City, Southern Nigeria", *Toxicology Reports*, vol. 3, núm. 2, 2015, pp. 1117-1135.

48. Wissem Mnif *et al.*, "Effect of Endocrine Disruptor Pesticides: A Review", *International Journal of Environmental Research and Public Health*, vol. 8, núm. 6, 2011, pp. 2265-2303.

49. Carly Hyland *et al.*, "Organic Diet Intervention Significantly Reduces Urinary Pesticide Levels in U.S. Children and Adults", *Environmental Research*, vol. 171, 2019, pp. 568-575.

50. Julia Baudry *et al.*, "Association of Frequency of Organic Food Consumption with Cancer Risk: Findings from the NutriNet-Sante Prospective Cohort Study", *JAMA Internal Medicine*, vol. 178, núm. 12, 2018, pp. 1597-1606; Luoping Zhang *et al.*, "Exposure to Glyphosate-Based Herbicides and Risk for Non-Hodgkin Lymphoma: A Meta-analysis and Supporting Evidence", *Mutation Research/Reviews in Mutation Research*, 2019.

51. Timothy Ciesielski *et al.*, "Cadmium Exposure and Neurodevelopmental Outcomes in U.S. Children", *Environmental Health Perspectives*, vol. 120, núm. 5, 2012, pp. 758-763.

52. Marcin Barański *et al.*, "Higher Antioxidant and Lower Cadmium Concentrations and Lower Incidence of Pesticide Residues in Organically Grown Crops: A Systematic Literature Review and Meta-analyses", *British Journal of Nutrition*, vol. 112, núm. 5, 2014, pp. 794-811.

53. Rodjana Chunhabundit, "Cadmium Exposure and Potential Health Risk from Foods in Contaminated Area, Thailand", *Toxicological Research*, vol. 32, núm. 1, 2016, pp. 65-72.

54. "New Study Finds Lead Levels in a Majority of Paints Exceed Chinese Regulation and Should Not Be on Store Shelves", *IPEN*, <ipen.org/news/new-study-finds-lead-levels-majority-paints-exceed-chinese-regulation-and-should-not-be-store>.

55. "Lead in Food: A Hidden Health Threat", Fondo de la Defensa Ambiental, Health, 15 de junio de 2017.

56. "Health Effects of Low-Level Lead Evaluation", Programa Nacional de Toxicología, Instituto Nacional de Ciencias de la Salud Medioambiental, Departamento de Salud y Servicios Humanos de Estados Unidos, <ntp.niehs.nih.gov/pubhealth/hat/noms/lead/index.html>.

57. Olukayode Okunade *et al.*, "Supplementation of the Diet by Exogenous Myrosinase via Mustard Seeds to Increase the Bioavailability of Sulforaphane in Healthy Human Subjects After the Consumption of Cooked Broccoli", *Molecular Nutrition & Food Research*, vol. 62, núm. 18, 2018, p. 1700980.

58. J. W. Fahey *et al.*, "Broccoli Sprouts: An Exceptionally Rich Source of Inducers of Enzymes That Protect Against Chemical Carcinogens", *Proceedings of the National Academy of Sciences of the United States of America*, vol. 94, núm. 19, 1997, pp. 10367-10372.

59. Michael C. Petriello *et al.*, "Modulation of Persistent Organic Pollutant Toxicity Through Nutritional Intervention: Emerging Opportunities in Biomedicine and Environmental Remediation", *Science of the Total Environment*, vols. 491-492, 2014, pp. 11-16.

60. K. D. Kent, W. J. Harper y J. A. Bomser, "Effect of Whey Protein Isolate on Intracellular Glutathione and Oxidant-Induced Cell Death in Human Prostate Epithelial Cells", *Toxicology in Vitro*, vol. 17, núm. 1, 2003, pp. 27-33.

6. Paz mental

1. Michael G. Gottschalk y Katharina Domschke, "Genetics of Generalized Anxiety Disorder and Related Traits", *Dialogues in Clinical Neuroscience*, vol. 19, núm. 2, 2017, pp. 159-168; Falk W. Lohoff, "Overview of the Genetics of Major Depressive Disorder", *Current Psychiatry Reports*, vol. 12, núm. 6, 2010, pp. 539-546.
2. Andrea H. Weinberger *et al.*, "Trends in Depression Prevalence in the USA from 2005 to 2015: Widening Disparities in Vulnerable Groups", *Psychological Medicine*, vol. 48, núm. 8, 2018, pp. 1308-1315.
3. Conor J. Wild *et al.*, "Dissociable Effects of Self-Reported Daily Sleep Duration on High-Level Cognitive Abilities", *Sleep*, vol. 41, núm. 12, 2018.
4. Esther Donga *et al.*, "A Single Night of Partial Sleep Deprivation Induces Insulin Resistance in Multiple Metabolic Pathways in Healthy Subjects", *Journal of Clinical Endocrinology & Metabolism*, vol. 95, núm. 6, 2010, pp. 2963-2968.
5. Jerrah K. Holth *et al.*, "The Sleep-Wake Cycle Regulates Brain Interstitial Fluid Tau in Mice and CSF Tau in Humans", *Science*, vol. 363, núm. 6429, 2019, pp. 880-884.
6. Thomas J. Moore y Donald R. Mattison, "Adult Utilization of Psychiatric Drugs and Differences by Sex, Age, and Race", *JAMA Internal Medicine*, vol. 177, núm. 2, 2017, pp. 274-275.
7. Seung-Schik Yoo *et al.*, "The Human Emotional Brain without Sleep—A Prefrontal Amygdala Disconnect", *Current Biology*, vol. 17, núm. 20, 2007, pp. R877-R878.
8. Haya Al Khatib, S. V. Harding, J. Darzi y G. K. Pot, "The Effects of Partial Sleep Deprivation on Energy Balance: A Systematic Review and Meta-Analysis", *European Journal of Clinical Nutrition*, vol. 71, núm. 5, 2017, p. 614; Jenny Theorell-Haglow *et al.*, "Sleep Duration is Associated with Healthy Diet Scores and Meal Patterns: Results from the Population-Based EpiHealth Study", *Journal of Clinical Sleep Medicine*, 2019.
9. Tony T. Yang *et al.*, "Adolescents with Major Depression Demonstrate Increased Amygdala Activation", *Journal of the American Academy of Child and Adolescent Psychiatry*, vol. 49, núm. 1, 2010, pp. 42-51.
10. Yoo *et al.*, "The Human Emotional Brain Without Sleep".
11. Eti Ben Simon y Matthew P. Walker, "Sleep Loss Causes Social Withdrawal and Loneliness", *Nature Communications*, vol. 9, núm. 3146, 2018.
12. Seung-Gul Kang *et al.*, "Decrease in fMRI Brain Activation During Working Memory Performed after Sleeping Under 10 Lux Light", *Scientific Reports*, vol. 6, núm. 36731, 2016.

13. Brendan M. Gabriel y Juleen R. Zierath, "Circadian Rhythms and Exercise—Re-Setting the Clock in Metabolic Disease", *Nature Reviews Endocrinology*, vol. 15, núm. 4, 2019, pp. 197-206.

14. Behnood Abbasi *et al.*, "The Effect of Magnesium Supplementation on Primary Insomnia in Elderly: A Double-Blind Placebo-Controlled Clinical Trial", *Journal of Research in Medical Sciences: The Official Journal of Isfahan University of Medical Sciences*, vol. 17, núm. 12, 2012, pp. 1161-1169.

15. Cibele Aparecida Crispim *et al.*, "Relationship Between Food Intake and Sleep Pattern in Healthy Individuals", *Journal of Clinical Sleep Medicine*, vol. 7, núm. 6, 2011, pp. 659-664.

16. Adrian F. Ward *et al.*, "Brain Drain: The Mere Presence of One's Own Smartphone Reduces Available Cognitive Capacity", *Journal of the Association for Consumer Research*, vol. 2, núm. 2, 2017, pp. 140-154.

17. Ji-Won Chun *et al.*, "Role of Frontostriatal Connectivity in Adolescents with Excessive Smartphone Use", *Frontiers in Psychiatry*, vol. 9, núm. 437, 2018.

18. Melissa G. Hunt *et al.*, "No More FOMO: Limiting Social Media Decreases Loneliness and Depression", *Journal of Social and Clinical Psychology*, vol. 37, núm. 10, 2018, pp. 751-768.

19. Matteo Bergami *et al.*, "A Critical Period for Experience-Dependent Remodeling of Adult-Born Neuron Connectivity", *Neuron*, vol. 85, núm. 4, 2015, pp. 710-717.

20. Jennifer E. Stellar *et al.*, "Positive Affect and Markers of Inflammation: Discrete Positive Emotions Predict Lower Levels of Inflammatory Cytokines", *Emotion*, vol. 1, núm. 2, 2015, p. 129.

21. Norman C. Reynolds, Jr. y Robert Montgomery, "Using the Argonne Diet in Jet Lag Prevention: Deployment of Troops Across Nine Time Zones", *Military Medicine*, vol. 167, núm. 6, 2002, pp. 451-453.

22. Andrew Herxheimer y Keith J. Petrie, "Melatonin for the Prevention and Treatment of Jet Lag", *Cochrane Database of Systematic Reviews*, vol. 2, 2002.

23. Enzo Tagliazucchi *et al.*, "Increased Global Functional Connectivity Correlates with LSD-Induced Ego Dissolution", *Current Biology*, vol. 26, núm. 8, 2016, pp. 1043-1050.

24. Julie Scharper, "Crash Course in the Nature of Mind", *Hub*, 1º de septiembre de 2017, <hub.jhu.edu/magazine/2017/fall/roland-griffiths-magic-mushrooms-experiment-psilocybin-depression/>.

25. Tanja Miller y Laila Nielsen, "Measure of Significance of Holotropic Breathwork in the Development of Self-Awareness", *Journal of Alternative and Complementary Medicine*, vol. 21, núm. 12, 2015, pp. 796-803.

26. Mette Sorensen *et al.*, "Long-Term Exposure to Road Traffic Noise and Incident Diabetes: A Cohort Study", *Environmental Health Perspectives*, vol. 121, núm. 2, 2013, pp. 217-222.

27. Manfred E. Beutel *et al.*, "Noise Annoyance Is Associated with Depression and Anxiety in the General Population—The Contribution of Aircraft Noise", *Plos One*, vol. 11, núm. 5, 2016, p. e0155357.
28. Ivana Buric *et al.*, "What Is the Molecular Signature of Mind-Body Interventions? A Systematic Review of Gene Expression Changes Induced by Meditation and Related Practices", *Frontiers in Immunology*, vol. 8, núm. 670, 2017.
29. Nicola S. Schutte y John M. Malouff, "A Meta-Analytic Review of the Effects of Mindfulness Meditation on Telomerase Activity", *Psychoneuroendocrinology*, vol. 42, 2014, pp. 45-48.
30. Julia C. Basso *et al.*, "Brief, Daily Meditation Enhances Attention, Memory, Mood, and Emotional Regulation in Non-Experienced Meditators", *Behavioural Brain Research*, vol. 356, 2019, pp. 208-220.
31. *Idem.*
32. David R. Kille, Amanda L. Forest y Joanne V. Wood, "Tall, Dark, and Stable: Embodiment Motivates Mate Selection Preferences", *Psychological Science*, vol. 24, núm. 1, 2013, pp. 112-114.
33. Cigna, "Cigna's U.S. Loneliness Index", <https://www.multivu.com/players/English/8294451-cigna-us-loneliness-survey/>.
34. Asociación Americana de Psicología, "So Lonely I Could Die", 5 de agosto de 2017, <https://www.apa.org/news/press/releases/2017/08/lonely-die>.

7. Unir las piezas

1. Miao-Chuan Chen, Shu-Hui Fang y Li Fang, "The Effects of Aromatherapy in Relieving Symptoms Related to Job Stress Among Nurses", *International Journal of Nursing Practice*, vol. 21, núm. 1, 2015, pp. 87-93.
2. Alessio Fasano, "Zonulin and Its Regulation of Intestinal Barrier Function: The Biological Door to Inflammation, Autoimmunity, and Cancer", *Physiological Reviews*, vol. 91, núm. 1, 2011, pp. 151-175.
3. Gitanjali M. Singh *et al.*, "Estimated Global, Regional, and National Disease Burdens Related to Sugar-Sweetened Beverage Consumption in 2010", *Circulation*, vol. 132, núm. 8, 2015, pp. 639-666.
4. Anallely López Yerena *et al.*, "Effects of Organic and Conventional Growing Systems on the Phenolic Profile of Extra-Virgin Olive Oil", *Molecules*, vol. 24, núm. 10, 2019, 1986.
5. Michele Drehmer *et al.*, "Total and Full-Fat, but Not Low-Fat, Dairy Product Intakes Are Inversely Associated with Metabolic Syndrome in Adults", *Journal of Nutrition*, vol. 146, núm. 1, 2015, pp. 81-89.
6. Alpana P. Shukla *et al.*, "Effect of Food Order on Ghrelin Suppression", *Diabetes Care*, vol. 41, núm. 5, 2018, pp. e76-e77.

7. Nathalie Pross, "Effects of Dehydration on Brain Functioning: A Life-Span Perspective", *Annals of Nutrition and Metabolism*, vol. 70, suplemento 1, 2017, pp. 30-36.

8. Song Yi Park *et al.*, "Association of Coffee Consumption with Total and Cause-Specific Mortality Among Nonwhite Populations", *Annals of Internal Medicine*, vol. 167, núm. 4, 2017, pp. 228-235.

9. Elizabeth A. Thomas *et al.*, "Usual Breakfast Eating Habits Affect Response to Breakfast Skipping in Overweight Women", *Obesity*, vol. 23, núm. 4, 2015, pp. 750-759.

10. Elizabeth F. Sutton *et al.*, "Early Time-Restricted Feeding Improves Insulin Sensitivity, Blood Pressure, and Oxidative Stress Even Without Weight Loss in Men with Prediabetes", *Cell Metabolism*, vol. 27, núm. 6, 2018, pp. 1212-1221.

11. Renata Fiche da Mata Goncalves *et al.*, "Smartphone Use While Eating Increases Caloric Ingestion", *Physiology & Behavior*, vol. 204, 2019, pp. 93-99.

Recursos

Únete al Córtex, una comunidad de genios en Facebook
http://maxl.ug/thecortex
¿Necesitas claridad? ¿O sólo quieres estar conectado? El primer lugar que
debes visitar es el Córtex. Creé una comunidad privada en Facebook para
que las personas que están atravesando su propio viaje de salud compartan
consejos, trucos, recetas, investigaciones y más. Muchas de ellas ya tienen
experiencia y disfrutan de una vida genial, mientras que otras apenas
comienzan. ¡No olvides presentarte!

Ve mi documental, Bread Head
www.breadheadmovie.com
Mi historia está documentada en mi película, *Bread Head*, el primer y único
documental que trata exclusivamente sobre prevención de la demencia,
porque los cambios se manifiestan en el cerebro décadas antes del primer
síntoma de pérdida de memoria. Visita la página para apoyar la película,
ve el avance, suscríbete para recibir avisos de proyecciones y conviértete
en un activista de *Bread Head*.

Suscríbete a mi boletín

www.maxlugavere.com

¿Quieres recibir directamente en tu bandeja de entrada un desglose de las investigaciones? Mi boletín es donde regularmente comparto artículos de investigación (con resúmenes sencillos), entrevistas improvisadas y otros datos asimilables, diseñados para mejorar tu vida. Jamás recibirás *spam* y puedes cancelar tu suscripción en cualquier momento.

Sugerencias de productos

http://maxl.ug/TGLresources

¿Quieres saber cuáles son mis lentes favoritos para bloquear la luz azul? ¿Qué hay del curso de meditación en línea que recomiendo? ¿Estás buscando un nuevo filtro de aire o de agua? ¿O quizá una mejor opción de sal? (Nada de esto te sorprenderá después de leer este libro.) Con los años he entablado amistad con muchos fabricantes y, como resultado, me han permitido probar varios productos. Aquí puedes revisar mis recomendaciones para los productos a los que hago referencia en este libro (y obtener descuentos exclusivos). Todas mis recomendaciones son cosas que he examinado y uso personalmente.

Recursos de investigación

Una de las principales formas de asegurar que la información que recibas sea verídica es buscar en lugares confiables y tan cercanos a la ciencia como sea posible. Éstas son las únicas fuentes que recomiendo usar para identificar y buscar investigaciones científicas:

Science Daily

www.sciencedaily.com

El sitio comparte los comunicados de prensa universitarios que muchas veces acompañan a las publicaciones de los estudios. Reúne investigaciones de muchas disciplinas diferentes, y a veces puedes encontrar buenas cosas bajando la página hacia la sección "Health News", o escribiendo "salud" en la barra del buscador.

Nota: Los comunicados de prensa de las universidades no son necesariamente perfectos, pero son un gran punto de partida y suelen ofrecer vínculos a las investigaciones comentadas. Leer tanto el comunicado como el artículo del estudio te puede ayudar a aprender cómo interpretar las investigaciones. Y los periodistas suelen usar los comunicados como fuentes para escribir sus artículos, así que, en esencia, ¡este sitio te lleva directo a la fuente!

Medical Xpress

www.medicalxpress.com

Este sitio hace lo mismo que Science Daily, pero trata exclusivamente medicina y salud.

Eurek Alert!

www.eurekalert.org

Es parecido a los dos recursos anteriores —publica comunicados de prensa—, pero lo administra la Asociación Americana para el Avance de la Ciencia, la cual publica la revista *Science*.

PubMed

www.ncbi.nlm.nih.gov/pubmed

En mis investigaciones uso PubMed seguido. Una forma de utilizar Google para consultar PubMed es escribir "site:nih.gov" en la barra del buscador. Por ejemplo, "Insulina en Alzheimer site:nih.gov" buscará en la página de NIH (Institutos Nacionales de Salud de Estados Unidos) —que incluye PubMed— todos los artículos donde se mencionen las palabras insulina y Alzheimer.

Contáctame

Si quieres una consultoría o una conferencia, contáctame. ¡O sólo salúdame!

www.maxlugavere.com

info@maxlugavere.com

instagram.com/maxlugavere

facebook.com/maxlugavere

twitter.com/maxlugavere

Una vida genial de Max Lugavere
se terminó de imprimir en septiembre de 2021
en los talleres de
Litográfica Ingramex S.A. de C.V.,
Centeno 162-1, Col. Granjas Esmeralda, C.P. 09810,
Ciudad de México.